Dr Jean-Claude Houdret

Bien se soigner par homéopathie

Un guide pratique
pour toute la famille

SOLAR

ISBN : 2-263-03049-2
Code éditeur : S03049

SOMMAIRE

1re partie : L'homéopathie aujourd'hui 5

SOMMAIRE

1

L'homéopathie aujourd'hui

L'homéopathie, nom formé à partir de deux mots grecs, *homoios*, semblable, et *pathos*, maladie, est une thérapeutique qui traite les maladies par les semblables : une substance médicinale prescrite à une personne saine provoque chez celle-ci des symptômes identiques à ceux qu'elle soignerait chez un sujet malade. Elle s'oppose à l'allopathie (du grec *allos*, autre, et *pathos*, maladie), qui utilise des substances dont les effets sont contraires à ceux que la maladie provoque (c'est ainsi que procède la médecine occidentale classique, encore appelée médecine allopathique).

Cette base fondamentale, nommée « principe de similitude », est indissociable de deux autres grands principes de l'homéopathie : l'infinitésimalité et la globalité.

L'infinitésimalité est une notion liée aux remèdes – terme que les homéopathes adoptent plus volontiers que « médicament ». Préparés à partir de substances végétales, minérales ou animales présentes dans la nature, ceux-ci sont administrés à des doses infiniment petites : les substances ont été diluées à plusieurs reprises (hautes dilutions) et vigoureusement secouées entre chaque dilution (dynamisation).

Par ailleurs, l'homéopathie élargit la notion de maladie à l'homme qui souffre. C'est donc une médecine globale, où l'individu est pris totalement en compte ; le choix du traitement va dépendre non seulement de l'affection qui l'atteint mais également et surtout de son « terrain », c'est-à-dire de ses caractéristiques les plus personnelles. Ainsi, pour une même maladie, le remède prescrit différera d'un patient à l'autre, contrairement à ce qui est pratiqué en médecine classique.

L'homéopathie a été mise au point par Samuel Hahnemann, il y a quelque 200 ans. Depuis, la pratique de cette thérapeutique a évolué, le corpus des remèdes disponibles s'est considérablement développé. Mais les homéopathes demeurent rigoureusement fidèles à ces trois règles : principe de similitude, infinitésimalité, globalité.

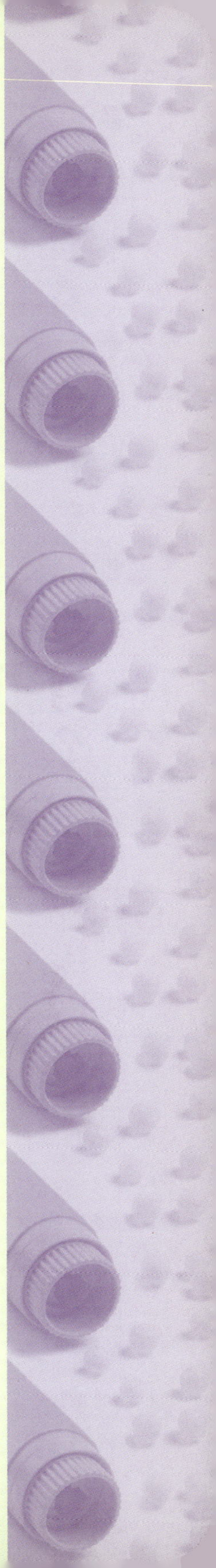

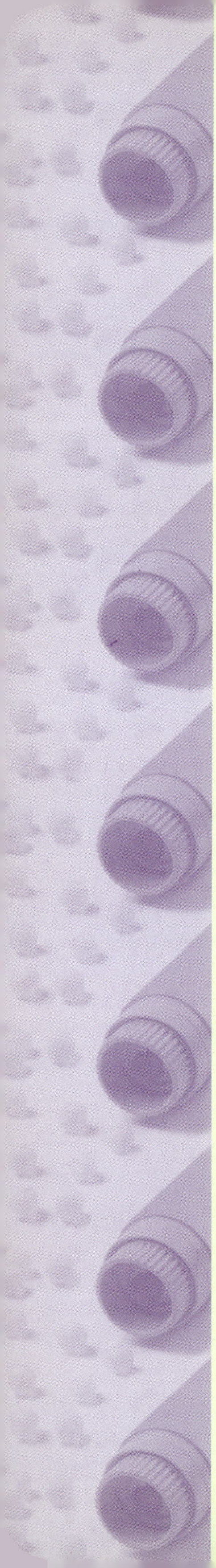

D'hier à aujourd'hui

Samuel Hahnemann et « l'invention » de l'homéopathie

C'est un médecin allemand, Christian Friedrich Samuel Hahnemann (1755-1843), qui est le fondateur de l'homéopathie. Mais le Grec Hippocrate (vers 460-vers 377 av. J.-C.) mentionne déjà un traitement par les semblables : « *Autre procédé : la maladie est produite par des semblables ; et par les semblables que l'on fait prendre, le patient revient de la maladie à la santé. Ainsi, [...] la fièvre est supprimée par ce qui la produit, et produite par ce qui la supprime.* » Il est très probable que Hahnemann connaissait ces écrits et s'en soit inspiré.

Un homme d'expérimentations

En 1790, alors qu'il traduit la *Matière médicale* de l'Écossais William Cullen, lequel attribuait des propriétés antipyrétiques (contre la fièvre) à l'écorce de quinquina – médicament prescrit à l'époque aux personnes souffrant de « fièvres intermittentes » –, Hahnemann a l'idée d'expérimenter sur lui-même, bien qu'il soit en parfaite santé, les effets de cette substance. Il constate qu'elle entraîne des troubles identiques à ceux pour lesquels elle était habituellement prescrite. « *L'écorce péruvienne, qui est utilisée comme remède contre la fièvre intermittente, agit parce qu'elle peut produire des symptômes similaires à ceux de la fièvre intermittente chez l'homme sain.* »

Six ans plus tard, il a acquis la certitude qu'il existe bien un principe de similitude. « *Pour guérir radicalement certaines affections chroniques, on doit chercher des remèdes qui provoquent ordinairement dans l'organisme humain une maladie analogue et le plus analogue possible.* » Hahnemann se met alors à expérimenter différentes substances sur lui-même et son entourage, n'hésitant pas à recourir à des produits très toxiques tels que l'aconit, l'arsenic, la belladone, la jusquiame, le mercure, etc., et n'identifiant leur action spécifique que lorsque les troubles observés se répètent fidèlement chez un nombre suffisant d'expérimentateurs.

Un nouvel acquis, la dilution

Une fois leurs propriétés mises en évidence, Hahnemann utilise ces substances à des doses pondérables – c'est-à-dire en des quantités suffisamment importantes pour être pesées – pour traiter les malades. Il constate qu'il en résulte souvent dans un premier temps, et notamment lorsque les patients sont atteints de maladies aiguës, une forte aggravation. Au fil du temps, il en vient ainsi à diluer les doses initiales, découvrant que plus un remède est dilué, plus il agit, et que de surcroît il peut, selon la dilution, répondre à des usages différents. Enfin, et sans que l'on sache encore aujourd'hui comment il est parvenu à une telle conclusion, Hahnemann soutient qu'une préparation est d'autant plus efficace qu'elle a été énergiquement secouée, ou « dynamisée », entre chaque dilution.

La publication des travaux

En 1810, Hahnemann publie la synthèse de ses travaux dans l'*Organon de la médecine rationnelle*, qui prend à partir de la deuxième édition le titre d'*Organon de l'art de guérir*. Suivent successivement la *Matière médicale pure* et les *Maladies chroniques*, qui contiennent une centaine de pathogénésies (ainsi nomme-t-on l'étude des troubles apparaissant chez un individu sain sous l'effet de l'absorption d'une substance préparée selon les principes de Hahnemann, c'est-à-dire diluée et dynamisée).

Cette *Matière médicale*, aujourd'hui considérablement augmentée et en constante évolution – des pathogénésies continuent d'être pratiquées –, demeure l'ouvrage de référence des médecins homéopathes et leur guide pour choisir le(s) remède(s) d'un traitement.

La diffusion de l'homéopathie dans le monde

Dès le début du XIXe siècle, les théories de Hahnemann connaissent une large diffusion dans le monde entier grâce à ses élèves et disciples, principalement allemands. À partir de 1817, l'homéopathie se propage en Autriche et en Hongrie (1819), puis aux États-Unis (1824), au Brésil (1840)... Elle s'implante en France et en Suisse vers 1830, non sans susciter passions et controverses.

C'est surtout aux États-Unis, sous l'impulsion de Constantin Hering, que cette nouvelle thérapeutique connaît un véritable engouement. L'Ins-

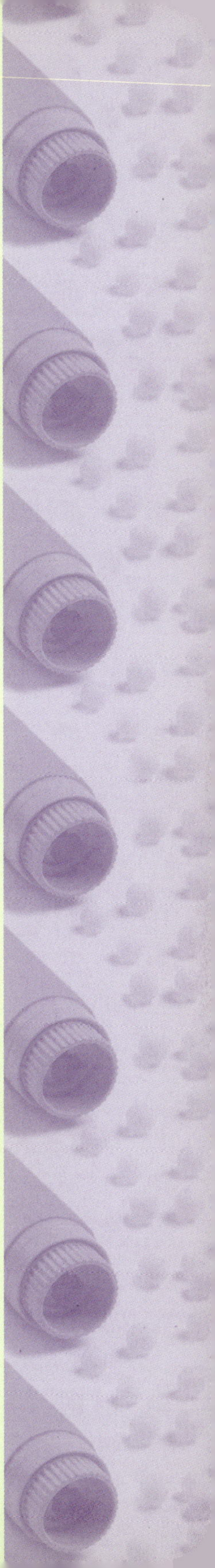

titut américain d'homéopathie, fondé en 1844, va ainsi poursuivre à grande échelle les travaux expérimentaux de Hahnemann ; vers 1860, on dénombre dans tout le pays environ 13 000 médecins homéopathes, 56 hôpitaux homéopathiques, 9 hôpitaux homéopathiques pour femmes et 9 hôpitaux homéopathiques psychiatriques... contre quelques centaines de médecins homéopathes aujourd'hui ! De cette belle époque de l'homéopathie, ne subsistent plus que les dizaines de précieux volumes regroupant les résultats des études et des expérimentations.

En Europe, le succès que connut cette nouvelle méthode dura peu, cédant vite la place à une longue période de désintérêt. Il fallut attendre les années 1970 pour assister à un retour en force de l'homéopathie, parallèlement à l'essor du mouvement écologiste.

Dans certains pays, comme l'Inde, l'homéopathie s'est considérablement développée. Ailleurs, en revanche, elle est en voie de disparition. Les raisons de telles disparités sont complexes, souvent d'ordre économique.

Les médecins homéopathes aujourd'hui

La France

L'homéopathie n'est pas reconnue comme une spécialité mais comme un exercice particulier de la médecine générale ; à ce titre, les consultations auprès d'un médecin homéopathe sont remboursées par la Sécurité sociale selon le barème d'une consultation ordinaire ; les remèdes homéopathiques, disponibles en pharmacie, sont également remboursés.

Les médecins qui pratiquent l'homéopathie ont suivi une formation payante dans des écoles privées sponsorisées par des laboratoires pharmaceutiques homéopathiques. Le cycle d'études dure au minimum 3 ans.

On estime à environ 1 000 le nombre médecins généralistes exclusivement homéopathes, auxquels s'ajoutent quelque 30 000 praticiens y recourant peu ou prou. Chaque année, environ 35 % des Français feraient appel à l'homéopathie pour se soigner.

La Belgique

L'homéopathie est reconnue comme pratique non conventionnelle depuis la loi du 29 avril 1999, et les consultations homéopathiques sont remboursées comme les autres ; les remèdes homéopathiques, uniquement délivrés en pharmacie, ne sont remboursés que par les assurances complémentaires

Comme en France, seuls les médecins sont habilités à pratiquer l'homéopathie. Des cours d'informations concernant cette discipline sont dispensés aux étudiants en fin d'études dans certaines facultés de médecine. Des centres de formation privés proposent également un enseignement sur 3 ans, sanctionné par un certificat.

Quelque 20 % des médecins généralistes belges prescrivent des remèdes homéopathiques, et environ 40 % de la population fait usage de l'homéopathie pour se soigner.

Le Canada

Le statut de l'homéopathie varie selon les provinces : sa pratique est considérée comme illégale au Québec et autorisée pour les seuls médecins au Nouveau-Brunswick ; ailleurs, elle ne fait l'objet d'aucune législation. Il n'existe pas d'enseignement officiel de cette discipline. Les remèdes homéopathiques sont en vente libre. Ni les consultations ni les remèdes ne sont remboursés, sauf par certaines compagnies d'assurances privées.

Le nombre de médecins prescrivant des traitements homéopathiques semble peu élevé comparé au nombre non négligeable de personnes qui y recourent.

La Suisse

La pratique de l'homéopathie est légalement autorisée aux médecins et aux dentistes, et même, dans certains cantons, à des personnes non diplômées en médecine. Une Attestation de formation complémentaire (AFC) en homéopathie est reconnue depuis 1999. Consultations et remèdes (disponibles en pharmacies et drogueries) sont remboursés par l'assurance fédérale s'ils sont prescrits par un médecin titulaire de cette attestation.

La plupart des médecins homéopathes sont formés par la Société suisse des médecins homéopathes (SSMH) – ou d'une organisation qui lui est affiliée –, qui dispense un enseignement de base de 2 ans. D'autres formations sont possibles, dont celle, postuniversitaire, dispensée par la SSMH.

La pratique de l'homéopathie est relativement répandue en Suisse.

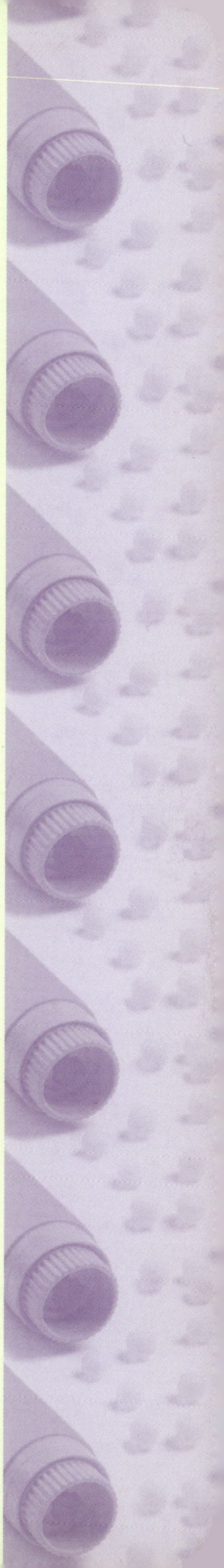

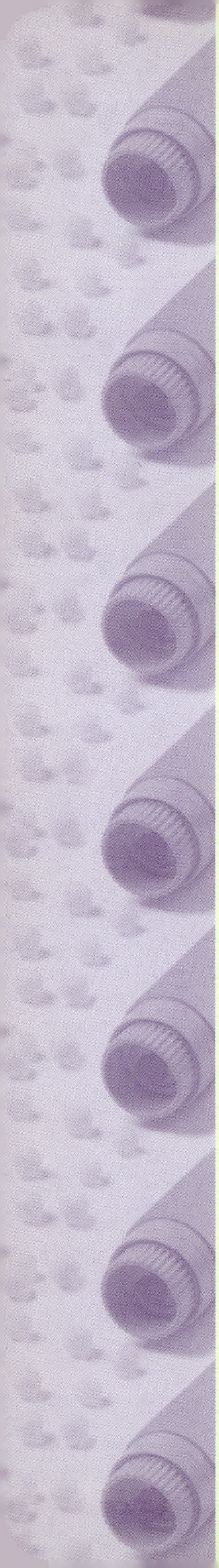

Les trois grandes écoles de prescription

Le mode de prescription varie d'un médecin homéopathe à l'autre. Il existe en effet trois grandes écoles : uniciste, pluraliste ou complexiste.

Les homéopathes unicistes

Ils suivent les règles de prescription préconisées par Hahnemann : un seul remède est donné, celui-ci devant être le plus individualisé possible, c'est-à-dire choisi en fonction des symptômes les plus personnels du patient, son « terrain profond ». Au besoin, le remède peut être administré plusieurs fois de suite, et la dilution (il s'agit généralement d'un remède en haute dilution, c'est-à-dire extrêmement dilué) modifiée. Si le patient présente de nouveaux symptômes, le remède est adapté ou changé en fonction de la réaction de l'organisme. L'unicisme est une technique difficile, car le choix du traitement est très délicat : il est rare en effet qu'un seul remède couvre tous les symptômes. En France, sa pratique demeure minoritaire.

Les unicistes doivent être distingués des kentistes avec lesquels ils sont souvent confondus. Ces derniers, disciples de l'homéopathe anglo-saxon Kent, l'auteur d'un magistral répertoire des signes homéopathiques, basent leur pratique uniciste sur des principes philosophiques sans rapport avec le principe de similitude, mettant en avant des signes psychologiques sans lien avec les symptômes habituellement retenus par les homéopathes ; l'ésotérisme des pratiques kentistes est d'ailleurs l'une des raisons de la quasi-disparition de la médecine homéopathique aux États-Unis.

Les homéopathes pluralistes

Ils prescrivent plusieurs remèdes à la fois, alternativement ou successivement, de façon à « couvrir » tous les symptômes que présente le malade. Cette technique homéopathique est celle qui est la plus largement pratiquée en France.

Les homéopathes complexistes

Ils prescrivent des formules préparées à l'avance et composées de plusieurs remèdes, dans le but d'agir le plus largement possible sur un syndrome ou un organe donné, et les complètent avec des remèdes homéopathiques classiques (choisis en fonction des symptômes caractéristiques du patient). Ces formules se présentent le plus souvent sous forme de gouttes. L'homéopathie complexiste est surtout pratiquée en Allemagne.

Les grands principes de l'homéopathie

La maladie selon le médecin homéopathe

Pour le médecin homéopathe, les maladies et leurs symptômes sont l'expression d'un déséquilibre global de l'organisme et d'une tentative que fait celui-ci pour recouvrer son équilibre.

La notion de guérison

Soigner un patient consiste donc à aider l'organisme de ce dernier à effectuer un travail de rééquilibrage en profondeur et non à faire simplement disparaître les symptômes, comme en médecine allopathique. Car les « gommer », comme le signifie Hahnemann, ne fait que repousser le problème – lequel finira tôt ou tard par se manifester, éventuellement sous une forme différente – sans guérir le déséquilibre. Ainsi, une personne ne sera considérée comme guérie que si son terrain profond est durablement équilibré et qu'elle jouit d'un fonctionnement global satisfaisant, tant physiquement que mentalement.

Cet état de guérison ne met naturellement pas à l'abri d'affections aiguës : même une personne en parfaite santé selon les critères de l'homéopathie peut se fouler une cheville, être prise de diarrhées après avoir mangé des aliments avariés ou avoir un rhume après avoir pris froid ! Malgré tout, elle sera plus à même de combattre et d'endiguer rapidement l'affection, sans que cela ait des conséquences sur son équilibre profond et sa santé.

Des entorses de bon sens aux principes de l'homéopathie

Bien évidemment, lorsque les symptômes sont très pénibles, voire insupportables (douleur violente ou affection très invalidante, par exemple), l'homéopathe s'efforce avant tout de les soulager, quitte parfois à s'en remettre à la médecine classique, avant de proposer un traitement plus en profondeur qui s'attachera à la cause de ces symptômes pour éviter les récidives.

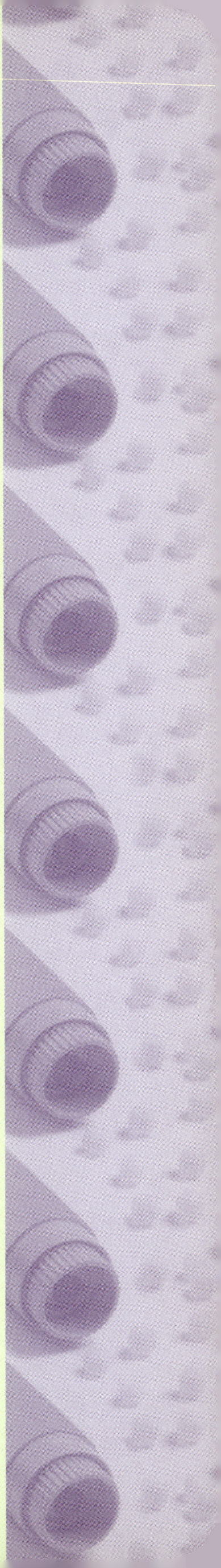

Maladies aiguës, maladies chroniques

En homéopathie, une maladie est considérée comme aiguë lorsque, indépendamment de sa gravité et de son intensité, elle apparaît soudainement, est susceptible de guérir d'elle-même et ne se répète pas : par exemple, des crampes survenant après un effort intense et inhabituel.

À l'inverse, une maladie est considérée comme chronique si elle persiste, prend la forme d'une succession de manifestations aiguës ou évolue en une maladie plus grave : par exemple, une poussée d'herpès survenant régulièrement au moment des règles, ou encore un asthme saisonnier.

Les lois de guérison

La pratique homéopathique se fonde sur des lois de guérison énoncées par Hahnemann. La première stipule que les symptômes disparaissent au fur et à mesure que le patient guérit (c'est-à-dire se rééquilibre en profondeur), les premiers à s'effacer étant les derniers à s'être manifestés. Il arrive ainsi que de « vieux » symptômes ressurgissent brièvement au cours du traitement – ceux d'une affection dont le patient avait été atteint des années auparavant –, d'une gravité bien moindre que lors de leur survenue antérieure ; cela apporte alors au médecin homéopathe la preuve de l'efficacité du remède choisi. Par ailleurs, la même loi énonce que la guérison s'effectue toujours du haut vers le bas (une « vieille » douleur au pied, par exemple, pourra se réveiller passagèrement alors que le traitement a fait disparaître une douleur plus récente au bras), et de l'intérieur vers l'extérieur (une affection cutanée, par exemple, pourra survenir de nouveau après disparition d'une affection respiratoire chronique).

L'autre loi de guérison pose que physique et psychisme ne peuvent être dissociés : un traitement efficace doit donc agir sur les deux niveaux ; un mieux qui se fait sentir au plan psychique signifie que le traitement choisi est le bon même si l'amélioration se fait attendre physiquement.

Similitude, individualisation des symptômes et globalité

La loi de similitude

La guérison est obtenue après la prise, à faibles doses, de substances dont les effets chez une personne saine sont identiques à ceux de la maladie observée. C'est la loi de similitude, l'un des trois grands principes de l'homéopathie, qui repose à la fois sur l'observation expérimentale (celle des symptômes particuliers que la substance testée développe dans l'organisme) et sur l'observation clinique (celle de l'ensemble des symptômes caractérisant la maladie du patient).

L'individualisation des symptômes

Pour le médecin homéopathe, un symptôme ne peut être pris en compte que s'il est précis. Ainsi, le symptôme « nez qui coule » est insuffisant pour prescrire un remède contre le rhume. En effet, y a-t-il écoulement clair ou purulent, abondant ou non, survient-il ou non pendant la nuit, est-il associé ou non à un larmoiement, etc. ? Cette recherche au plus près des symptômes propres à chaque patient est nommée « individualisation » par les homéopathes.

La globalité

De plus, il est impossible de soigner efficacement et durablement un patient sans prendre en compte la totalité de ses symptômes (principe de globalité), même s'il s'agit à l'origine de traiter une affection apparemment localisée. Pour déterminer un remède efficace, l'homéopathe va donc considérer l'individu dans son ensemble, avec tous les symptômes physiques et psychiques qu'il présente, et en tenant compte de la description bien personnelle qu'il en donne.

La conception homéopathique des remèdes

La fabrication des remèdes homéopathiques repose d'une part sur la dilution infinitésimale et d'autre part sur la dynamisation.

De très hautes dilutions

Amené à réduire la toxicité des substances médicinales qu'il administrait en les diluant, Hahnemann avait constaté que les personnes qu'il

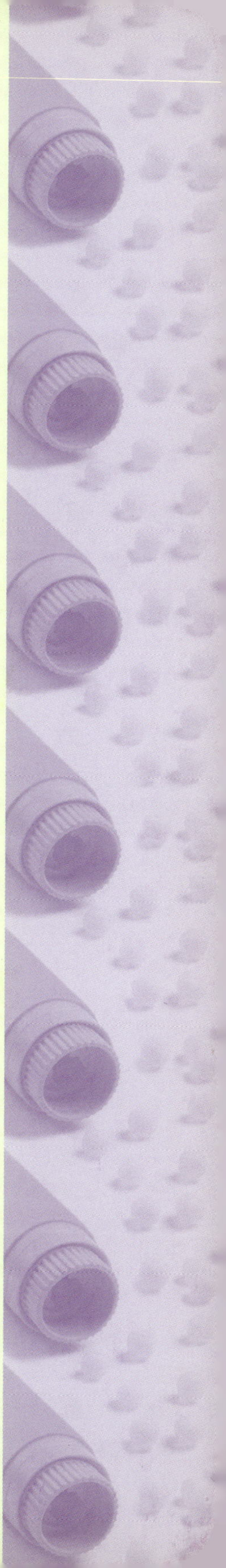

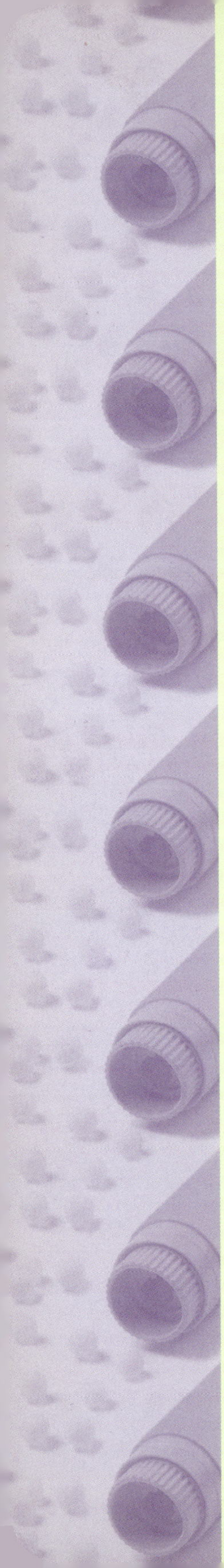

traitait développaient des signes d'autant plus nombreux, significatifs, profonds et durables que le remède était dilué. À l'inverse, une faible dilution coïncidait avec des signes superficiels et de courte durée. Ce constat est toujours à la base de la fabrication des remèdes homéopathiques, qui sont dilués au point de ne plus contenir de molécule active de la substance initiale, et dont l'action est d'autant plus profonde que la dilution est forte.

La dynamisation

Pour être actif, la substance médicinale doit avoir été vigoureusement secouée entre chaque dilution ; ce processus, appelé dynamisation, est aujourd'hui pratiqué mécaniquement. Selon certaines études, c'est lui qui conférerait toutes ses propriétés au remède homéopathique.

Les remèdes homéopathiques

Ils sont commercialisés sous leur nom latin, l'étiquette portant mention de la dilution : par exemple *Bryonia alba* 9 CH (bryone blanche, une variété de vigne, diluée successivement 9 fois au $1/100^{e}$) ou *Calcarea carbonica* 4 CH (carbonate de calcium, dilué successivement 4 fois au $1/100^{e}$).

Les substances de base

Les remèdes homéopathiques sont obtenus à partir de substances végétales, minérales ou animales. Dans un premier temps, la substance de base est mise dans de l'alcool, donnant une solution appelée teinture mère (TM). C'est à partir de celle-ci que seront effectuées les dilutions successives. Lorsque la substance est insoluble, elle est préalablement réduite en poudre dans un mortier et mêlée à du lactose, donnant une « trituration ». Après trois triturations successives au $1/100^{e}$, la préparation est mise en milieu liquide, puis subit, comme les substances solubles, un certain nombre de dilutions.

Les substances d'origine végétale

Les plantes sont recueillies dans leur habitat naturel lorsqu'elles sont sauvages ou cultivées sans engrais ni pesticide, la récolte s'effectuant alors à période déterminée, selon le terrain, le climat, l'altitude, etc. Il existe en France une nomenclature à laquelle se conforment tous les laboratoires spécialisés, qui précise, pour chaque plante, l'espèce botanique et la partie à utiliser.

La préparation de la teinture mère s'effectue généralement à partir de plantes fraîches, récoltées pour la plupart à l'état sauvage, à quelques exceptions près : ainsi, le calendula est cultivé industriellement. Différentes plantes exotiques, impossibles à obtenir fraîches, sont utilisées sèches. La teinture mère est obtenue à partir de la macération dans de l'alcool ; le produit final, résultant de différentes manipulations, est une solution alcoolisée concentrée au 1/10e (c'est-à-dire que la teinture mère renferme le dixième du poids de la plante déshydratée), à l'exception de celle de calendula, concentrée au 1/20e.

Les substances d'origine minérale

Il s'agit de corps chimiques purs simples ou composés (or, argent...), de complexes chimiques d'origine naturelle (nitrate d'argent, tartrate d'antimoine) ou de produits ou mélanges définis par leur mode de préparation (*Causticum*, par exemple, obtenu à partir de la soude caustique). La teinture mère est obtenue par macération de la substance dans l'alcool.

Les substances d'origine animale

Différents remèdes homéopathiques sont fabriqués à partir de reptiles, de mollusques, d'insectes, de coraux ou encore d'éponge (*Spongia tosta*). Selon le cas, le corps entier ou des parties de l'animal sont utilisés, parfois sous forme desséchée, de même que certaines sécrétions (le venin, par exemple, conditionné en produit cristallisé puis desséché sous vide à basse température). La teinture mère est obtenue par macération de la substance animale dans une solution à parties égales d'eau, d'alcool à 95° et de glycérine.

Les autres substances

Ce sont les biothérapiques et les isothérapiques. Les premiers, également appelés nosodes, sont des remèdes obtenus à partir de produit d'origine microbienne, de sécrétion ou excrétion pathologique ou non (expectoration tuberculeuse, par exemple), ou encore de substance allergisante. Les seconds sont une variété de biothérapiques préparés à partir d'une souche (du sang, par exemple) prélevée sur le malade lui-même : c'est l'agent responsable qui est mis à profit pour traiter le trouble.

La dilution et la dynamisation

Une fois la teinture mère réalisée, elle va subir un certain nombre de dilutions et être vigoureusement secouée, ou « dynamisée », à chaque étape. On distingue les dilutions hahnemanniennes et korsakoviennes, qui correspondent à deux techniques différentes de préparation.

Les dilutions hahnemanniennes

Cette méthode, initiée par Hahnemann (d'où son nom), consiste à opérer des dilutions successives au 1/100e (c'est-à-dire à la centésimale, d'où l'appellation de centésimale hahnemannienne, abrégée en CH et couramment employée pour désigner le degré de dilution). Ainsi, 1 goutte de teinture mère d'une substance de base mélangée à 99 gouttes de solvant puis agitée vigoureusement 100 fois donne la première centésimale hahnemannienne : la solution est diluée à 1 CH. En prélevant 1 goutte de cette dilution à 1 CH et en l'ajoutant à 99 gouttes de solvant puis en la dynamisant 100 fois, on obtient la deuxième centésimale hahnemannienne (le remède est dilué à 2 CH), soit une dilution à 1/100e de la dilution 1 CH, soit encore une dilution à 1/10 000e de la substance de base... En France, la législation autorise le remboursement des remèdes homéopathiques par la Sécurité sociale jusqu'à 30 CH inclus.

Les dilutions korsakoviennes

Dans ce cas, la préparation s'effectue dans un unique flacon, à partir de 1 goutte de teinture mère d'une substance de base, ajoutée à 99 gouttes de solvant. Après la première dynamisation, le flacon est vidé : ce qui reste sur les parois, et qui correspond à 1 goutte de la préparation initiale, constitue la première korsakovienne, notée 1 K. Une nouvelle dilution est faite dans le même flacon, agitée vigoureusement 100 fois, puis le flacon est vidé tandis que le reliquat sur les parois donne la dilution 2 K, et ainsi de suite. Cette méthode est surtout utilisée en

Suisse et en Allemagne. On utilise des remèdes homéopathiques en 5 000 K, 10 000 K, 30 000 K...

Des controverses autour de la dilution

L'homéopathie a ses détracteurs, qui s'appuient sur l'extrême dilution des remèdes homéopathiques pour en dénier le bien-fondé ; selon eux, les éventuels bénéfices d'un traitement homéopathique seraient exclusivement liés à un effet placebo. Se référant à un calcul selon lequel une préparation ne contient théoriquement plus de molécule active au-delà de la douzième dilution au $1/100^{e}$ (il s'agit du nombre d'Avogadro, qui permet d'estimer dans une unité donnée de quantité de matière – la mole – le nombre de molécules vraies existant, soit $6{,}02310^{23}$), ils contestent qu'un produit faisant l'objet d'une dilution plus importante puisse exercer quelque effet que ce soit.

En outre, l'homéopathie n'est toujours pas parvenue à démontrer scientifiquement son efficacité : la tentative la plus célèbre en la matière (débat sur la « mémoire de l'eau »), menée en 1988 par le Dr Benveniste à l'INSERM devant une commission d'enquête, s'est soldée par un échec retentissant. Elle continue néanmoins de faire l'objet de recherches tant fondamentales (démonstration de la propriété des hautes dilutions) que cliniques.

Quoi qu'il en soit, les remèdes hautement dilués ont fait leur preuve... du moins pour les adeptes de l'homéopathie, même si les fondements scientifiques de celle-ci restent toujours à l'étude.

Les formes galéniques

Dans leur immense majorité, les remèdes sont « unitaires », c'est-à-dire obtenus à partir d'une seule substance. Certains « composés », c'est-à-dire fabriqués à partir de plusieurs substances, sont utilisés notamment quand il y a hésitation sur le choix de médicaments unitaires. Mais leur usage fait l'objet, chez les spécialistes, de discussions, eu égard aux principes même de l'homéopathie : ils s'écartent dans leur conception de la règle de similitude et de personnalisation du traitement, même s'ils présentent un intérêt pratique, notamment pour l'automédication.

Les granules et les globules

Il existe diverses formes de présentation des médicaments homéopathiques, dont les plus courantes sont les tubes de granules et les doses de globules. Les premiers regroupent des petites boules de 50 mg chacune, constituées d'un mélange de saccharose et de lactose imprégné du remède à une dilution précise, à raison de 1 % (1 partie en volume de la dilution pour 100 parties en poids de granules). Chaque tube en contient environ 80. La prise de granules est au moins quotidienne, le patient prélevant à chaque fois le nombre nécessaire à l'aide d'un bouchon-doseur, avant de les laisser fondre lentement sous la langue. Cette absorption est dite « sublinguale » ; c'est la plus efficace car le produit traverse très vite la fine muqueuse de la langue pour passer dans le sang.

De même composition que les granules mais beaucoup plus petits (de 3 à 5 mg chacun), les globules sont conditionnés dans des tubes unidoses. La dose est à prendre en une seule fois, les globules étant, comme les granules, à laisser fondre sous la langue. Cette présentation est le plus souvent prescrite dans les traitements de fond, en moyenne et haute dilution, en prises espacées ou quotidiennes sur une courte période.

La préparation des granules et des globules se limitait autrefois à un trempage dans la dilution homéopathique ; l'imprégnation était alors superficielle, d'où le conseil donné aux patients d'éviter le contact du remède avec les doigts. En 1961, un procédé de triple imprégnation a été mis au point, qui assure la pénétration de la dilution jusqu'au cœur du granule ou du globule, rendant conjointement cette précaution moins indispensable.

Les gouttes

La présentation en gouttes est particulièrement adaptée pour les enfants jeunes ou pour traiter certains troubles comme les difficultés d'endormissement ; elle est également fréquente lorsque l'on fait réaliser des isothérapiques pour une désensibilisation homéopathique (asthme, eczéma...), ou encore dans les formes de remèdes composés (*Passiflora* composé, par exemple). L'usage de la teinture mère pure relève du domaine de la phytothérapie : sa teneur en alcool impose de la diluer dans de l'eau, et son degré de dilution est alors totalement inconnu. Les préparations homéopathiques en gouttes sont utilisées généralement à la dose de 15 à 100 gouttes de 2 à 3 fois par jour.

Les autres formes

Ce sont les comprimés (100 mg de saccharose et lactose imprégnés d'un remède), les solutés injectables (préparés avec de l'eau pour préparation injectable ou du sérum isotonique), les ampoules buvables, les suppositoires et les pommades.

De la théorie à la pratique

Champs et limites de l'homéopathie

À l'origine, l'homéopathie était prescrite pour toutes sortes d'affections, y compris les plus sévères comme la tuberculose ou le choléra. Il est vrai que la médecine n'avait pas encore accompli les immenses progrès que nous connaissons aujourd'hui. Désormais l'homéopathie ne cherche plus à soigner les maladies graves, qui toutes relèvent du domaine de la médecine allopathique, mais elle peut être utilisée en complément, pour soulager des douleurs postopératoires, minorer les effets secondaires d'un traitement allopathique sévère, aider à la consolidation des os après réduction d'une fracture, ou encore prévenir les récidives.

Par ailleurs, elle est impuissante à traiter les lésions constituées : ainsi, si elle permet de traiter un terrain propice aux caries dentaires, elle reste impuissante à soigner une dent cariée.

En revanche, elle est particulièrement indiquée comme médecine de prévention et dans le cas des « maladies de terrain ». Parmi les nombreuses affections concernées, citons les allergies, les affections ORL à répétition, les troubles du comportement, ceux associés aux règles, à la grossesse ou à la ménopause, les problèmes de sommeil, l'hypertension artérielle... Elle est également souvent très efficace pour les affections aiguës telles que les gastro-entérites, les petits traumatismes, les angines ou les douleurs dentaires.

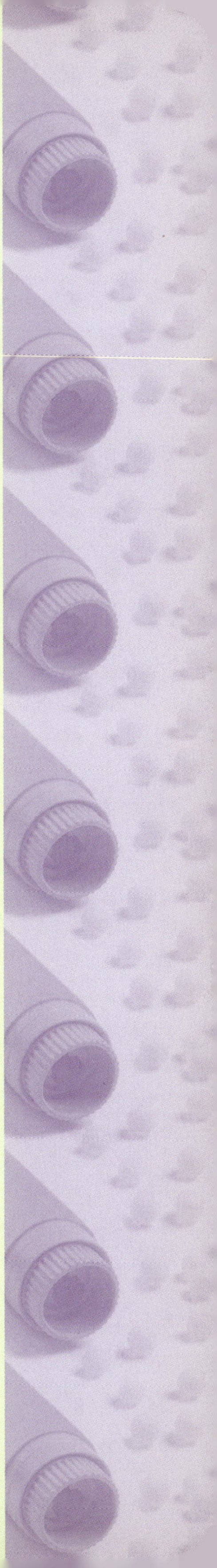

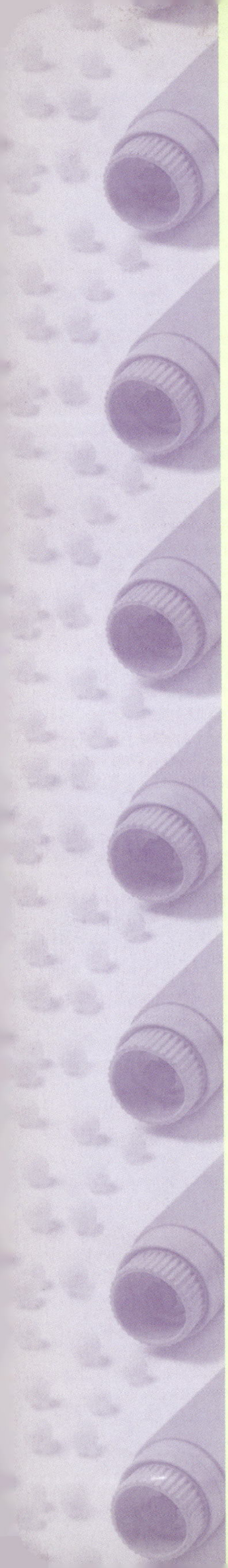

Pour que l'homéopathie soit efficace

L'homéopathie ne fait pas de miracles, et y faire appel ne dispense aucunement d'appliquer les règles d'hygiène les plus élémentaires : se nourrir correctement et régulièrement en évitant les repas trop copieux et arrosés le soir, les graisses animales en excès (beurre, crème fraîche, viande rouge...), les excitants (thé, café) ; ne pas fumer ; consommer des boissons alcoolisées avec modération ; avoir une bonne hygiène de sommeil (se coucher et se lever à heures fixes autant que faire ce peut), s'adonner à une activité sportive modérée régulière ; etc.

Par ailleurs, il est déconseillé durant un traitement homéopathique de consommer de la menthe fraîche ou sous forme de chewing-gum, bonbons, dentifrice, etc. À cet égard, adoptez une pâte dentifrice spéciale « traitement homéopathique ».

En association avec d'autres thérapeutiques

L'homéopathie associée à la médecine allopathique, ou à d'autres thérapeutiques telles que l'acupuncture ou la phytothérapie, peut se révéler très bénéfique. Elle peut, lors d'une longue et grave affection chronique, venir en appoint pour limiter les effets secondaires du traitement classique. Elle peut aussi s'autoadministrer facilement dans le cas de troubles « légers », en attendant d'avoir un avis médical.

Attention, si vous suivez un traitement quel qu'il soit, ne le suspendez pas sous prétexte que vous allez consulter un homéopathe. En revanche, lors de la consultation, n'omettez pas de le lui signaler, quelle qu'en soit la forme (médicaments allopathiques, pilule contraceptive, patch antitabac, huiles essentielles, séances d'acupuncture...) : ces renseignements sont essentiels pour orienter son diagnostic et le choix des remèdes.

La consultation homéopathique

En homéopathie, la consultation comprend deux phases principales : l'observation du patient et son interrogatoire.

Avant toute prescription, le médecin homéopathe va étudier son patient afin de le cerner le plus finement possible, percevoir ses caractéristiques les plus personnelles pour en dresser un « profil homéopathique », grâce à quoi il pourra lui prescrire le remède correspondant le mieux à son terrain. Chaque individu étant spécifique et ayant une manière particulière d'exprimer sa maladie, l'homéopathe sera amené à prescrire pour une affection identique chez deux individus des remèdes souvent différents à l'un et à l'autre.

L'observation

Dès que le patient pénètre dans son cabinet, l'homéopathe l'observe. Il enregistre d'abord les signes extérieurs qui distinguent une personne d'une autre : taille, corpulence, teint, aspect de la peau, démarche, allure générale. Puis il relève le comportement global : façon de se présenter, de s'asseoir, de s'exprimer, d'expliquer le motif de la visite.

L'interrogatoire

Il procède ensuite à l'interrogatoire du patient. Temps essentiel de l'examen, celui-ci ne doit pas être négligé, même s'il est long et peut paraître fastidieux. Il consiste en une série de questions d'une extrême précision concernant les troubles qui motivent la consultation, ainsi que les circonstances dans lesquelles ils sont apparus, leur périodicité, leur intensité, ce qui les aggrave ou, au contraire, les atténue, leur rapport éventuel avec le climat, les saisons, le cycle de la lune, les règles...

L'interrogatoire dépasse le cadre de l'affection pour s'étendre à d'autres domaines : l'histoire du patient et celle de sa famille (antécédents médicaux de ses parents, par exemple), ses habitudes, goûts et dégoûts (alimentaires, par exemple), la façon dont il dort, se comporte face aux autres dans telle ou telle situation, son état mental et son humeur, etc.

L'examen clinique

Comme pour toute consultation généraliste, un examen clinique (prise de la tension, inspection de la gorge, auscultation du cœur et des poumons à l'aide d'un stéthoscope, etc.) vient compléter l'interrogatoire. S'il l'estime nécessaire, le médecin homéopathe pourra alors demander des examens complémentaires tels qu'une radiographie, une analyse de sang ou des urines, pour préciser son diagnostic ou dépister tout signe éventuel de gravité.

Bien préparer la consultation chez le médecin homéopathe

Pour mettre toutes les chances de son côté, la personne qui consulte doit s'efforcer de répondre le plus précisément possible aux questions du médecin homéopathe. Pour se préparer à cet entretien, elle ne doit pas hésiter à noter tout ce qui lui semble important, que ce soit directement en rapport avec l'affection proprement dite ou non : par exemple, à quel moment s'expriment les troubles (le matin, le soir, la nuit, un jour sur deux...) ? Sont-ils aggravés ou au contraire atténués par certains éléments ? Sont-ils nouveaux ou s'agit-il d'une affection récurrente ? Quelles autres maladies, même anciennes, cette personne a-t-elle déclarées ? Quels sont les traits les plus marquants de son histoire ? A-t-elle des « manies », des peurs spécifiques ? Comment se décrirait-elle ? Comment est-elle dans ses rapports avec les autres ?...

Les spécificités de la consultation pour l'enfant

La consultation de l'enfant ne diffère pas fondamentalement de celle de l'adulte, les principes et les objectifs étant identiques : individualiser au mieux les symptômes et appréhender le jeune patient le plus globalement possible afin de lui prescrire le remède le plus approprié. Elle comprend donc les mêmes points : observation, examen clinique, interrogatoire.

Ce dernier passe nécessairement par le questionnement des parents, qui tenteront de préciser la façon dont l'enfant « fait » sa maladie, mais aussi, plus généralement, tout ce qui le singularise (traits de caractère, comportement avec les autres enfants, les adultes, rapport à la propreté, au sommeil, goûts et aversions, etc.). En outre, le déroulement de la grossesse et les événements physiques ou émotionnels survenus pendant celle-ci, l'accouchement et la manière dont celui-ci a été vécu par la mère sont riches d'enseignement pour l'homéopathe et peuvent expliquer certains troubles chez l'enfant.

Le terrain du patient

Au terme de l'examen, le médecin homéopathe se trouve en possession d'un ensemble de renseignements très complet. Il lui appartient désormais de déterminer le terrain du patient.

Se fondant sur l'étude des constitutions et des tempéraments, les homéopathes sont parvenus à établir des classifications. Le terrain est ainsi l'ensemble de quatre composants : la constitution (manière d'être), le tempérament (manière d'agir), la diathèse (manière de réagir), les facteurs héréditaires.

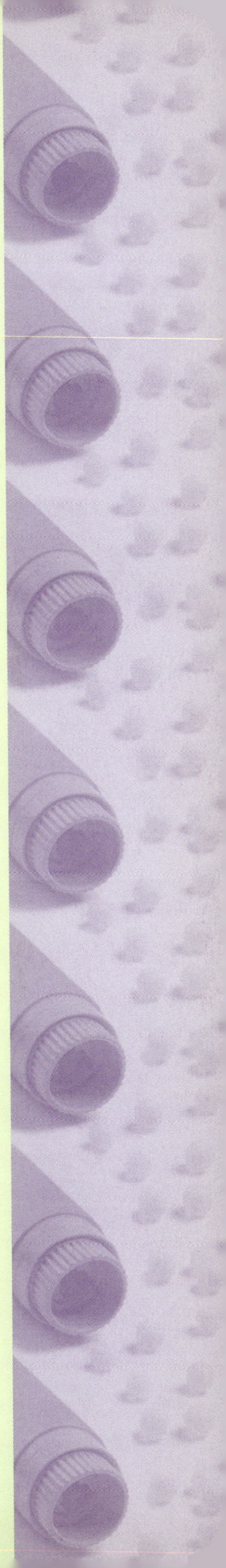

La constitution

Au début du XXe siècle, le Français Léon Vannier dresse une sorte de typologie des malades. Selon sa théorie, le squelette serait formé de trois sels de calcium inégalement répartis, en des proportions diverses. À la prédominance de chaque sel dans le squelette correspond une constitution physique et psychique particulière. Il distingue ainsi :

- la constitution carbonique (solide, résistante, massive, hypertonique) ;
- la constitution phosphorique (élancée, souple, fragile, hypotonique) ;
- la constitution fluorique (maladive, déséquilibrée, hyperlaxe [fibres tendineuses peu résistantes]).

À quelques rares exceptions près, personne n'est entièrement carbonique, phosphorique ou fluorique, de même qu'aucun os n'est exclusivement constitué de carbonate de calcium, de phosphate de calcium ou de fluorure de calcium. Mais en chacun prédomine l'un de ces constituants.

Les tempéraments

Cette classification se fonde, selon le même mode que celle des constitutions, sur la proportion relative dans l'organisme d'hydrogène, d'azote, d'oxygène et de carbone. Il en ressort trois tempéraments :

- le carbonitrogénoïde (excès de carbone et d'azote), à rapprocher de la constitution carbonique ;
- l'oxygénoïde (excès d'oxygénation du sang), à rapprocher de la constitution phosphorique ;
- l'hydrogénoïde (excès d'hydrogène et d'eau), à rapprocher de la constitution fluorique.

La diathèse

Outre la mise au point du médicament homéopathique, Hahnemann a procédé à une classification des maladies chroniques. Ces « diathèses », comme il les appelle, pourraient se définir comme une disposition générale, latente, héréditaire ou acquise, conditionnant l'organisme à développer une maladie ou un ensemble d'affections caractérisé. Ce sont les « empreintes pathologiques » d'une personne et la conséquence semble-t-il (car cela n'a jamais été vérifié scientifiquement même si cette hypothèse a fait ses preuves dans la pratique) d'une mauvaise réaction immunologique à un agent ayant agressé la personne concernée ou ses ascendants. Hahnemann avait défini trois diathèses : la psore, la sycose, la luèse ; Léon Vannier en ajouta deux autres : le tuberculinisme et le cancérisme.

• ***La psore :*** Cette diathèse est caractérisée par des maladies résultant d'un mauvais fonctionnement des deux principaux organes éliminateurs : le foie et le rein. Ainsi, quelqu'un présentant un excès de cholestérol ou d'acide urique va développer des réactions de défense face à l'élimination insuffisante des déchets produits par son organisme. De telles affections se produisent par crises « éliminatoires » récidivantes ou encore par alternance au niveau des organes digestifs, respiratoires, urinaires et surtout de la peau ; les personnes psoriques ont souvent des problèmes cutanés spécifiques, accompagnés de démangeaisons (en particulier alternance d'eczéma et d'asthme). Le remède de fond est *Sulfur*.

• ***La sycose :*** C'est un mode réactionnel de défense contre des agressions de toutes sortes, mettant en jeu le système réticulo-endothélial (c'est-à-dire l'ensemble des cellules situées à l'intérieur des vaisseaux sanguins, et dont le rôle est important dans les échanges liquidiens entre les vaisseaux et les tissus profonds du corps) et caractérisé par une action massive, lente, chronique. Les personnes relevant de cette diathèse ont tendance à développer des maladies génito-urinaires (sauf la syphilis) et à avoir des verrues et des excroissances cutanées. Le remède de fond est *Thuya*.

• ***La luèse :*** La luèse se distingue des autres en ce qu'elle est indissociable d'un terrain héréditaire, qui conditionne non seulement le fonctionnement mais également le développement des organes et des tissus. Selon Hahnemann, cette diathèse est typique d'une « hérédité syphilitique » (elle serait la conséquence, à travers les générations, de l'infection d'un ascendant par le tréponème pâle) ; elle se traduit par des irrégularités dans le développement psychique et moteur. Les remèdes de fond sont *Luesinum* et *Mercurius solubilis*.

• ***Le turberculinisme :*** Cette réaction générale de défense de l'organisme, considérée comme secondaire, se définit par une accélération du métabolisme cellulaire, entraînant une combustion cellulaire et une déminéralisation des tissus selon un processus proche du mode réactionnel que présente un tuberculeux infecté par le bacille de Koch. Les personnes appartenant à ce groupe sont émotifs, anxieux et déminéralisés. Les remèdes de fond sont *Phosphorus* et *Pulsatilla*.

• ***Le cancérisme :*** Plus que comme une diathèse, il est considéré comme la phase ultime des quatre autres ; il n'y a donc pas de remède de fond propre. Le cancérisme se caractérise par une propension à développer des tumeurs bénignes ou malignes de toutes sortes. Il existe ainsi des familles plus sujettes que d'autres aux cancers.

L'ordonnance homéopathique

Le drainage

L'un des traits caractéristiques et fondamentaux de l'ordonnance homéopathique réside dans la présence de remèdes de drainage. Tout comme l'agriculteur, qui avant de mettre en culture peut creuser des tranchées pour que s'évacue le surplus d'eau d'un terrain trop lourd, le médecin homéopathe est amené, s'il le faut, à drainer un patient. Il s'agit ainsi de préparer l'organisme de celui-ci à l'action des remèdes qui lui sont administrés simultanément ; le draineur facilite la circulation des liquides organiques et des échanges, assurant l'élimination plus facile et plus rapide des déchets.

Les remèdes de drainage sont prescrits selon le cas en teinture mère ou en basse dilution (le plus souvent) ou en gouttes homéopathiques composées. Leur rôle est de stimuler les organes chargés de l'élimination (foie, reins, intestins, poumons, peau), de renforcer l'action des liquides qui véhiculent les déchets (sang, lymphe) et d'aider au bon fonctionnement des organes de soutien (cœur, rate).

Le choix de la dilution

L'homéopathie utilise des substances médicamenteuses, plus ou moins fortement diluées : les basses dilutions (de 1 à 5 CH), les moyennes dilutions (de 6 à 9 CH) et les hautes dilutions (de 10 à 30 CH). Sachant que le remède homéopathique n'agit pas quantitativement (il n'y a pas de relation entre la dose et l'effet) mais qualitativement, le critère du choix de la dilution est le suivant : plus la similitude entre les symptômes constatés lors de l'expérimentation du remède (pathogénésie) et ceux que présente le malade est grande, plus la dilution employée sera élevée.

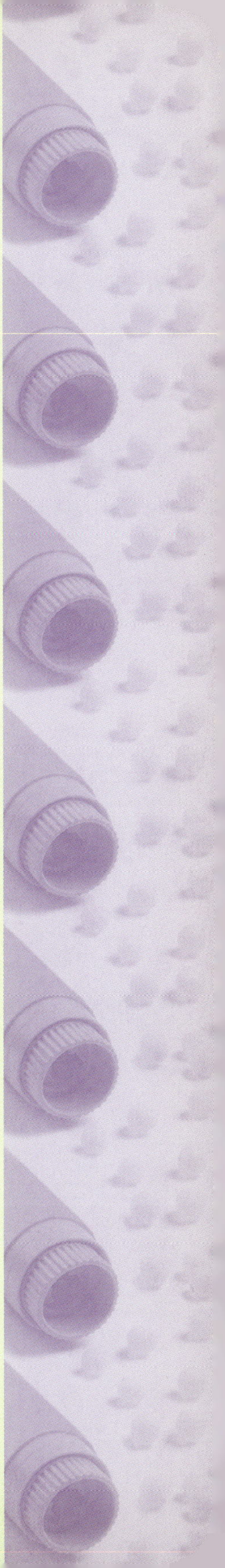

Trois niveaux de dilution

Ainsi, les troubles sensoriels caractéristiques du début de toute maladie sont toujours en rapport avec le tempérament du patient. Cet « état de malaise », dont les manifestations sont strictement individuelles, sera soigné par une substance en haute dilution (supérieure à 9 CH) ; les troubles de fonctionnement (qui expriment l'altération de la fonction d'un organe), moins personnels, par une substance en moyenne dilution (7 ou 9 CH) ; les troubles lésionnels, enfin, qui expriment l'atteinte anatomique de l'organe, par une substance en basse dilution (4 ou 5 CH). En résumé, et sauf exception, une dilution basse s'impose en cas de trouble organique, une dilution moyenne en cas de trouble fonctionnel, et une dilution haute en cas de trouble sensoriel.

- Les basses dilutions peuvent être répétées fréquemment, leur usage devant souvent être prolongé. Tout se passe comme si l'organisme avait besoin d'un soutien constant, d'un « excitant ».
- Les moyennes dilutions agissent plus particulièrement sur le sang ou par son intermédiaire. C'est à ces dilutions que sont employés les remèdes dits « de drainage ».
- Les hautes dilutions agissent en profondeur, et leur action est plus durable. Une haute dilution ne doit donc pas être renouvelée souvent, au plus tous les 10 à 15 jours, et à condition que les symptômes ayant déterminé le traitement soient toujours observés. Les remèdes de fond sont toujours en haute dilution. Les homéopathes emploient le terme « simillimum » pour désigner ceux qui correspondent idéalement à l'ensemble des caractéristiques d'un patient.

Bien que les trois catégories de troubles (sensoriels, fonctionnels, lésionnels) puissent être associées, il est rare néanmoins que l'une d'entre elles ne prévale pas sur les autres, guidant le médecin vers une dilution plutôt qu'une autre. Mais quelles que soient les règles théoriques, ce sont le savoir-faire et l'expérience qui conditionnent l'administration d'une dilution. Ainsi, certains homéopathes recourent fréquemment aux hautes dilutions ; d'autres, au contraire, s'en tiennent aux basses dilutions. Ce choix n'est d'ailleurs pas étranger à un phénomène de mode : il y a 50 ans, les homéopathes prescrivaient plutôt des basses dilutions ; aujourd'hui, ce serait plutôt l'inverse.

L'automédication et ses limites

Pour que l'automédication soit efficace, il est indispensable que le patient analyse ses symptômes. Plus ceux qui sont décrits correspondent aux siens, plus le traitement a des chances de réussir. Si le remède choisi est le bon, une amélioration doit se faire sentir rapidement. Dès que celle-ci est perceptible, les prises doivent être espacées.

Quand pratiquer l'automédication ?

En matière de santé, l'automédication est strictement limitée aux affections bénignes du quotidien : « bobos » consécutifs à un traumatisme mineur (écorchure, bleu, bosse), troubles ponctuels et sans gravité dont la cause est aisée à déterminer (crampes ou courbatures après un effort inhabituel, rhume consécutif à une station prolongée dans le froid, mal de tête par manque de sommeil, digestion pénible après un repas trop copieux...). L'automédication peut aussi concerner certains troubles chroniques bénins (hémorroïdes, transpiration excessive ou acné, par exemple), à condition que le patient ait préalablement eu confirmation par un médecin qu'ils étaient sans danger sur son état général et ne constituaient pas le symptôme d'une affection plus grave.

Les limites de l'automédication

En cas de troubles inhabituels, très prononcés ou survenant après un traumatisme (chute, coup, accident...), il importe de consulter un médecin sans attendre et de ne pas tenter de se soigner soi-même, que ce soit par l'homéopathie ou par tout autre moyen. Ainsi, une personne habituellement migraineuse qui est prise de maux de tête sous une forme qui lui est familière peut recourir à l'automédication ; en revanche, une personne non migraineuse qui se met subitement à souffrir de maux de tête intenses et inhabituels doit consulter au plus vite.

En tout état de cause, un avis médical s'impose lorsqu'il n'y a pas d'amélioration rapide (24 à 48 heures au maximum après le début des troubles) ou si l'état empire.

Enfin, l'automédication est formellement déconseillée chez le nourrisson, chez la personne très âgée et chez toute personne souffrant d'une maladie grave (diabète, cancer, etc.).

Dans ce cas, seul un médecin est à même de décider du bien-fondé ou non d'un traitement homéopathique.

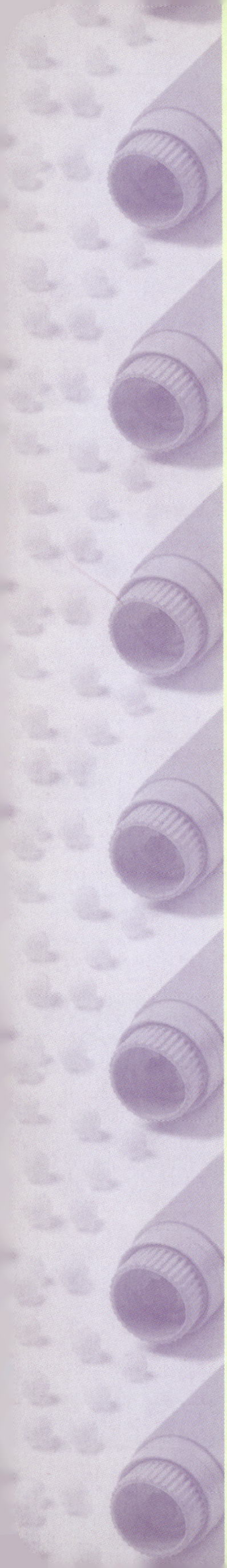

Quelques questions courantes

Guérit-on plus vite en prenant plus de granules ?

Non. En homéopathie, le résultat dépend du choix judicieux du remède et non de la quantité administrée.

Le dosage est-il fonction du poids ou de l'âge ?

Non, les remèdes et leur dilution sont utilisés de la même façon quel que soit le poids du patient et qu'il s'agisse d'un nourrisson ou d'une personne de 90 ans.

Est-il exact qu'il ne faille pas consommer de menthe pendant le traitement ?

Oui. Il vaut mieux s'en abstenir, et notamment utiliser un dentifrice sans menthol. Par ailleurs, il est également souhaitable d'éviter les mets très épicés, l'excès de tabac et de café, le camphre et la camomille.

À quel moment faut-il prendre ses remèdes ?

De préférence 1 heure avant ou après avoir mangé ou bu (sauf de l'eau) ou s'être brossé les dents.

Prendre trop de remèdes homéopathiques est-il dangereux ?

Non, si cela ne se reproduit pas. En revanche, ce genre « d'accident » peut avoir des conséquences (troubles intempestifs) s'il se répète.

On dit que les remèdes homéopathiques ne contiennent aucun médicament, que ce sont des placebos, de simples grains de sucre...

Il est vrai qu'ils ne contiennent plus de molécule active au-delà de la dilution à 12 CH, et que la preuve scientifique et irréfutable de leur efficacité n'a toujours pas été produite. Il n'en demeure pas moins que les expériences démontrent qu'ils agissent, et ce d'autant plus que leur dilution est élevée.

Peut-on consulter un homéopathe qui n'est pas médecin ?

Pour pratiquer l'homéopathie, il est indispensable d'avoir une formation médicale. Seul un médecin est à même de dépister une éventuelle affection, d'estimer sa gravité et d'orienter vers le bon traitement.

Les médecins homéopathes sont-ils opposés à la vaccination ?

Certains d'entre eux remettent en cause l'utilité de la vaccination chez les enfants, position que l'on ne peut considérer comme sérieuse. Cela ne vous dispense aucunement de procéder aux vaccinations obligatoires ; quant aux autres, leur intérêt est à débattre avec le médecin.

Une femme enceinte peut-elle se soigner par l'homéopathie ?

Oui, car les remèdes sont sans risque pour l'enfant à naître. L'homéopathie est même précieuse pour traiter les troubles mineurs mais souvent très gênants de la grossesse (nausées, vomissements, etc.). Toutefois, si vous est enceinte et souhaitez vous soigner par homéopathie, prenez toujours préalablement l'avis du médecin qui vous suit.

Les traitements homéopathiques ne marchent que si l'on y croit !

C'est faux : des expériences ont montré que des végétaux arrosés avec des solutions homéopathiques poussaient bien mieux ; certains vétérinaires font appel à l'homéopathie, avec succès, pour soigner les animaux ; et nombreuses sont les mamans qui soulagent les douloureuses poussées dentaires de leur bébé grâce à un remède homéopathique, *Chamomilla*. Difficile pourtant d'affirmer que les plantes, les animaux ou encore les bébés croient à l'homéopathie !

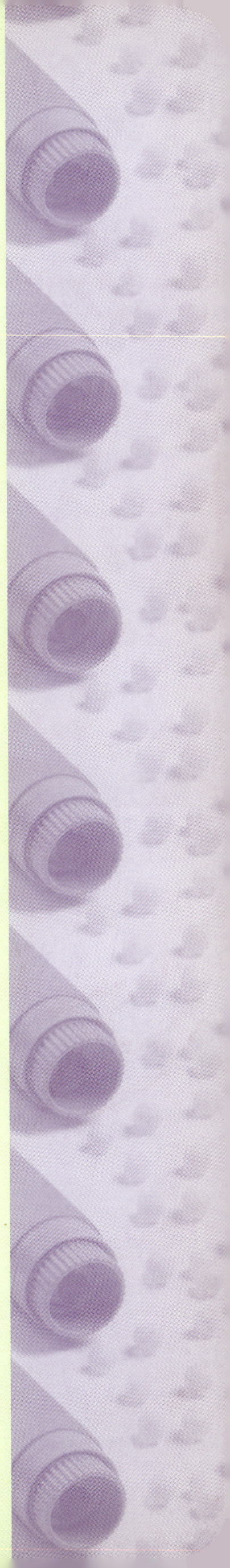

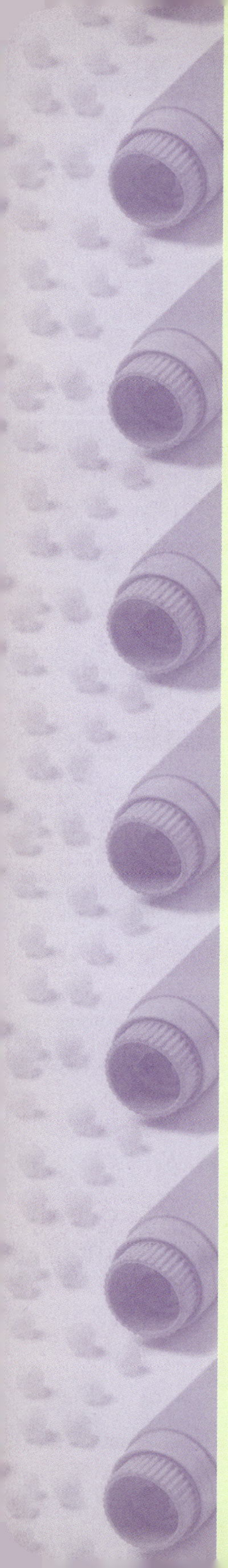

La pharmacie familiale de base

Voici la liste des remèdes qui peuvent constituer votre pharmacie de base. Demandez conseil à votre médecin homéopathe pour la compléter avec des remèdes personnalisés, pour vous ou les membres de votre famille.

Tubes de granules en 5 CH

Allium cepa
Apis mellifica
Argentum nitricum
Arnica montana
Arum triphyllum
Belladonna
Bryonia alba
Calendula officinalis
Capsicum annuum
Chamomilla vulgaris
Colocynthis
Conium maculatum
Eupatorium perfoliatum
Euphrasia officinalis
Ferrum phosphoricum
Gelsemium sempervirens
Hepar sulfur
Hydrastis canadensis
Ignatia amara
Ipecacuanha
Mercurius cyanatus
Nux vomica
Phosphorus
Rhus toxicodendron
Ruta graveolens
Sambucus nigra
Senna alexandrina
Symphytum officinale
Veratrum album

Doses de globules en 9 CH

Aconitum napellus
Conium maculatum

Gouttes

Aloe socotrina composé
Passiflora incarnata composé

2

Les maladies et leurs traitements de A à Z

Vous trouverez ici une présentation – non exhaustive – des différents troubles et maladies que vous ou vos proches êtes susceptibles de contracter, ainsi que la place précise de la thérapeutique homéopathique face à chacun d'eux. L'objectif est de vous aider à traiter les petits maux de tous les jours, à compléter, le cas échéant, un traitement allopathique ou à attendre la consultation chez le médecin.

Pour chaque trouble ou affection, vous trouverez :

• une description de la maladie, avec ses symptômes caractéristiques ;

• un pictogramme vous invitant, lorsque cela s'avère nécessaire, à consulter le médecin (en urgence ou non) ;

• le ou les traitements généralement préconisés ainsi que leur posologie.

La première partie concerne les pathologies de l'enfant et comporte de nombreux conseils pratiques. L'administration d'un remède homéopathique chez un jeune enfant ne doit pas vous effrayer : il suffit de dissoudre les granules dans une petite quantité d'eau minérale. La seconde partie se rapporte aux pathologies de l'adulte. Dans un souci de clarté et de simplicité, les troubles ou maladies sont présentés systématiquement par ordre alphabétique.

Enfin, grâce à un tableau récapitulatif des différentes pathologies, vous pourrez recourir à l'homéopathie à bon escient :

• soit l'automédication est possible ; auquel cas, vous pouvez appliquer le traitement préconisé, quitte à consulter si les troubles ne s'améliorent pas ;

• soit la thérapeutique doit être individualisée, venant ainsi en complément d'un traitement classique ou correspondant à un traitement de fond ; auquel cas, vous devez consulter un médecin homéopathe ;

• soit il n'existe pas de traitement homéopathique.

N'hésitez jamais à consulter un médecin si vous ne constatez aucune amélioration ou plus encore si l'état du malade se dégrade (fièvre élevée, saignement, difficulté à respirer...). Lui seul est capable de poser un diagnostic sûr et de prescrire à chacun le traitement qui lui est le mieux adapté ; celui-ci pourra être homéopathique, allopathique ou conjuguer les deux pour le plus grand bénéfice du patient.

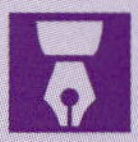
Une consultation chez le médecin est indispensable.

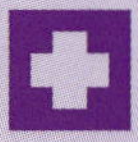
Vous devez impérativement consulter un médecin en urgence.

Les troubles et maladies de l'enfant

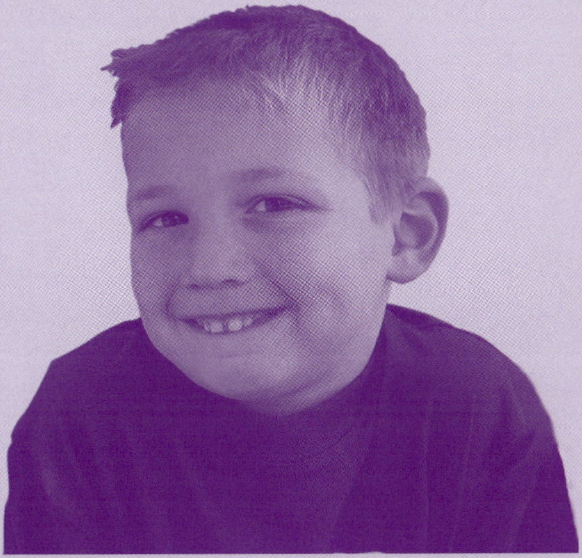

Voici, de A à Z, plus de 130 troubles et maladies fréquents chez le bébé et l'enfant, pour vous aider à le soigner par homéopathie ou à le faire patienter en attendant une consultation chez le médecin...

Abcès : voir ce terme, chapitre L'adulte

Acétone (crise d')

La « crise d'acétone », assez fréquente chez l'enfant, traduit généralement des erreurs de régime alimentaire. L'enfant a alors une haleine particulière, fruitée, de « pomme reinette », qui s'associe souvent à des nausées et à des douleurs abdominales. Dans certains cas, en particulier chez l'adolescent et l'adulte, la crise d'acétone peut constituer un signe de diabète.

Ce traitement ne dispense en rien d'une consultation médicale ; seul un médecin sera à même de faire un diagnostic précis et de prescrire un traitement de fond.

Remèdes et posologie

En traitement de crise, donnez 3 granules toutes les heures en alternance de ***Senna alexandrina* 4 CH** et ***Belladonna* 4 CH**, jusqu'à amélioration, en association avec un régime pauvre en lait et en sucres pendant 2 ou 3 jours.

■ Voir aussi Diabète, chapitre L'adulte

Aérophagie

L'aérophagie est une accumulation de gaz dans l'estomac ou l'intestin due à l'absorption d'une trop grande quantité d'air au cours de l'alimentation. Si votre bébé pleure souvent pendant ou après ses biberons, faites deux ou trois pauses pendant la tétée et essayez de lui faire faire un rot pour qu'il évacue l'air avalé.

Si votre enfant se plaint d'avoir mal au ventre après ses repas, apprenez-lui à bien mastiquer ses aliments et à boire lentement car il y a de fortes chances qu'il mange et boive trop rapidement.

En cas de plaintes persistantes, consultez le médecin traitant car votre enfant pourrait souffrir d'une toute autre maladie.

Remèdes et posologie

Pour le nourrisson, dissolvez toujours les granules dans un peu d'eau minérale ; pour l'enfant, faites-les lui sucer.

Donnez dans tous les cas 2 granules 2 fois par jour de ***Lycopodium clavatum* 5 CH** et de ***Nux moschata* 5 CH**, et 2 granules dans la matinée et l'après-midi de ***Kalium carbonicum* 5 CH** ;

- si présence de gaz : 2 granules dans l'après-midi d'***Ignatia amara* 5 CH**, et 2 granules 3 fois par jour de ***Raphanus sativus niger* 4 CH** ;

• si gaz intestinaux importants : 3 granules 3 fois par jour de ***Carbo vegetabilis 4 CH***.

Allaitement (troubles liés à l')

Rien n'est meilleur pour un bébé que d'être nourri au sein ! En effet, le lait maternel est l'aliment le plus adapté aux besoins du nourrisson. De plus, ce mode d'alimentation favorise une relation très importante entre la jeune maman et son enfant ; toutefois certains troubles peuvent survenir et devenir gênants.

Si votre nourrisson s'endort au cours de la tétée, réveillez-le doucement, par exemple en lui caressant la main. S'il avale trop d'air, faites-lui faire un rot. S'il vomit après la tétée, ne vous alarmez pas, il a sans doute bu trop goulûment.

De votre côté, vous pouvez avoir des seins douloureux pendant et après la tétée. Si vous souffrez d'une montée de lait trop importante, vous pouvez les désengorger en les passant sous le jet tiède de la douche, évitez simplement de le faire avant la tétée ! Si vous n'avez pas assez de lait, ne vous affolez pas trop vite : il peut s'agir d'une fatigue passagère qui se traduit par une diminution de la production de lait. Malgré tout, si le phénomène persiste, pesez votre enfant avant et après la tétée pour savoir combien il a bu. Quel que soit le trouble de l'allaitement, faites-en part à votre médecin et surveillez régulièrement la prise de poids de votre bébé. Il n'existe pas de traitement homéopathique spécifique.

Allergie

Il s'agit d'une réaction d'hypersensibilité à une substance que développent certains individus plus prédisposés que le reste de la population. Ainsi, chez eux, une banale piqûre de moustique se traduira non pas par un petit bouton mais par un gonflement anormal de l'épiderme. Un phénomène allergique a différentes origines (aliments, poils d'animaux, médicaments, produits d'entretien comme la lessive et les assouplissants, certains matériaux comme le latex, etc.). Il peut se manisfester dans diverses localisations, notamment la peau, l'œil, le nez et le poumon.

Dans des cas exceptionnels, une allergie peut être grave, donnant lieu à un œdème de Quincke ou à un choc anaphylactique. C'est une urgence médicale, qui nécessite de voir impérativement un médecin, car les conséquences peuvent être mortelles.

Allergie au niveau de la peau :
voir Eczéma ; Érythème solaire ; Urticaire

Allergie au niveau de l'œil : voir Conjonctivite ; Conjonctivite, chapitre L'adulte

Allergie au niveau du nez : voir Rhinite

Allergie au niveau du poumon : Voir Asthme

Ampoule : voir ce terme, chapitre L'adulte

Anémie : voir ce terme, chapitre L'adulte

Angiome

Cette malformation vasculaire le plus souvent sans gravité se traduit par une tache rouge plus ou moins étendue (tache de vin). Si l'angiome est volumineux, seul un traitement chirurgical pourra le faire disparaître.

Remèdes et posologie

Chez un petit enfant, on peut tenter de résoudre l'angiome en donnant 3 granules matin et soir de ***Calcarea fluorica 7 CH***, en association avec une application locale légère de teinture mère de ***Bellis perennis*** tous les soirs.

Aphte : voir ce terme, chapitre L'adulte

Appendicite : voir ce terme, chapitre L'adulte

Appétit (troubles de l')

Un changement visible dans la quantité d'aliments absorbés habituellement par votre bébé ou votre enfant traduit un trouble de l'appétit ; ce peut être une diminution allant jusqu'au refus total de s'alimenter (anorexie) ou, au contraire, une exagération anormale de l'appétit (boulimie).

Si ce comportement dure 1 ou 2 jours, il n'y a pas lieu de s'inquiéter, mais s'il ne cède pas au-delà d'une semaine, n'hésitez pas à consulter votre médecin car un trouble de l'appétit qui s'installe chez le nourrisson ou l'enfant est toujours un signal d'alarme dont il faut trouver la cause. L'origine peut être psychologique et secondaire à un changement du mode de garde (crèche, nouvelle nourrice), à la rentrée scolaire, à la naissance d'un petit frère, à la séparation des parents, au décès d'un grand-parent... Ce peut être le signe précurseur d'une maladie, ou encore le symptôme d'une pathologie.

Pour un nourrisson nourri au biberon, notez la quantité absorbée à chaque tétée ; pesez-le quotidiennement pour vous assurer qu'il ne perd pas de poids ; si vous venez d'introduire un nouvel aliment entraînant un refus, prenez-en note (tous ces renseignements aideront le médecin à poser son diagnostic)... et refaites une tentative quelques jours plus tard !

Pour un enfant plus grand, surveillez la courbe de croissance (poids et taille). Un enfant qui maigrit a autant lieu de vous inquiéter qu'un enfant qui grossit de manière anormale : dans les deux cas, les conséquences pour son développement futur ne sont pas anodines.

Remèdes et posologie

Pour le nourrisson, dissolvez toujours les granules dans un peu d'eau minérale ; pour l'enfant, faites-les lui sucer.

Donnez dans tous les cas 1 dose 1 fois par semaine de ***Natrum muriaticum 7 CH***, et 3 granules, le soir au coucher de ***Silicea 5 CH*** ; ajoutez 10 gouttes, le matin dans un peu d'eau minérale, de ***Céréales germées D1*** ;

• si faim canine (l'enfant meurt de faim 2 heures après les repas) : 3 granules 3 fois par jour à distance des repas de ***Calcarea hypophosphatica 4 CH***.

Asthme

C'est une maladie respiratoire qui correspond à une constriction des bronches avec hypersécrétion et inflammation, entraînant une gêne à l'expiration qui peut être intense. L'asthme survient par crise, et peut être mortel dans sa forme la plus sévère. En cas de crise grave, c'est une urgence absolue nécessitant un appel au SAMU.

Les causes de l'asthme peuvent être soit primaires (asthme congénital), soit secondaires (conséquemment par exemple à une allergie). Dans ce dernier cas, les symptômes sont identiques à ceux de l'asthme congénital mais le facteur déclenchant est un allergène (poussière, poils d'animaux, produits chimiques, acariens...). Chez le tout petit enfant, l'allergie du poumon est appelée bronchite asthmatiforme.

Chez l'enfant, l'asthme apparaît rarement avant l'âge de 2 ou 3 ans. Les crises sont de fréquence variable et dépendent de l'évolution de la maladie. Votre enfant peut ne faire que deux ou trois crises isolées ; l'asthme n'a pas disparu pour autant et pourra ressurgir à l'âge adulte. Cette maladie nécessite généralement un traitement classique long, et donc un suivi médical régulier.

L'asthme a des conséquences sur le rythme et le développement de l'enfant dans sa vie de tous les jours (à l'école, à la maison). Prévenez toujours les personnes qui s'occupent de lui et indiquez-leur la marche à suivre en cas de crise. N'hésitez pas à leur demander d'appeler d'urgence un médecin.

Quelle que soit l'origine de la maladie (congénitale, allergique...), l'enfant présentera les mêmes signes cliniques au cours d'une crise d'asthme :

- une difficulté à respirer aussi bien à l'inspiration qu'à l'expiration ;
- une respiration accompagnée d'un léger sifflement anormal (ce sont les râles bronchiques) ;
- l'impossibilité à rester dans la position allongée (il doit s'asseoir pour être un peu mieux).

Toute crise d'asthme est à prendre en considération et nécessite impérativement de consulter un médecin. En attendant son arrivée, gardez votre calme même si ces crises sont impressionnantes, car il ne faut surtout pas augmenter l'anxiété de l'enfant qui a déjà du mal à respirer. Rassurez-le en lui disant que le médecin va bientôt arriver, ne le laissez pas seul. S'il est couché, changez-le de position en l'asseyant afin de faciliter sa respiration. S'il s'agit d'un nourrisson, prenez-le dans vos bras, parlez-lui et marchez.

Remèdes et posologie

Pour le nourrisson, dissolvez toujours les granules dans un peu d'eau minérale ; pour l'enfant, faites-les lui sucer.

En traitement d'accompagnement du traitement allopathique, donnez l'un ou plusieurs des remèdes suivants, à choisir en fonction des troubles

- dans tous les cas : 3 granules toutes les 30 minutes en alternance de ***Sambucus nigra 4 CH, Ipecacuanha 4 CH*** et ***Antimonium tartaricum 4 CH*** ;

• si agitation : 3 granules toutes les 2 heures d'***Aconitum napellus 4 CH*** ;
• si amélioration en position assise : 3 granules toutes les 15 minutes de ***Kalium carbonicum 5 CH***.

Bégaiement

L'homéopathie peut contribuer à soulager ce trouble de l'élocution, mais d'autres techniques doivent aussi être envisagées, telles que la sophrologie ou une psychothérapie.

Dans tous les cas, une consultation est nécessaire, le traitement devant être adapté à chacun.

Bleu : voir Hématome, chapitre L'adulte

Bronchiolite

Maladie respiratoire enflammant les plus petites bronches (bronchioles) des nourrissons et des bébés, la bronchiolite, dont l'origine est virale, doit être prise au sérieux : un enfant qui en est atteint peut en effet se retrouver en détresse respiratoire.

Si votre nourrisson tousse beaucoup, qu'il a du mal à respirer et qu'il a de la fièvre emmenez-le sans plus tarder chez son médecin traitant, qui l'examinera et décidera d'une éventuelle hospitalisation.

Remèdes et posologie

Pour le nourrisson, dissolvez toujours les granules dans un peu d'eau minérale ; pour l'enfant, faites-les lui sucer.
En traitement d'accompagnement du traitement allopathique, donnez 3 granules 3 fois par jour d'***Antimonium tartaricum 5 CH***, et 3 granules matin et soir d'***Aconitum napellus 4 CH***.

Bronchite : voir ce terme, chapitre L'adulte

Bronchite asthmatiforme : voir Asthme

Brûlure : voir ce terme, chapitre L'adulte

Candidose : voir ce terme, chapitre L'adulte ; Muguet

Caractère et comportement
(troubles du)

L'homéopathie peut contribuer à résoudre les troubles du caractère et du comportement de l'enfant, mais l'automédication n'est pas toujours aisée à appliquer dans ce domaine. En l'absence de résultats rapides, consultez un médecin homéopathe, qui déterminera un remède de terrain plus propice à traiter de tels troubles.

Remèdes et posologie

Donnez à l'enfant 3 granules 3 fois par jour de l'un ou plusieurs des remèdes suivants, à choisir en fonction des troubles

- agitation à cause d'un mal de dents : ***Chamomilla vulgaris 5 CH*** ;
- agitation permanente : ***Tarentula hispanica 5 CH*** ;
- bégaiement : ***Stramonium 5 CH*** ;
- enfant colérique : ***Colocynthis 9 CH*** ;
- enfant douillet et irritable : ***Chamomilla vulgaris 5 CH*** ;
- enfant grognon : ***Antimonium crudum 9 CH*** ;
- enfant peureux : ***Stramonium 9 CH*** ;
- enfant pleurnichard : ***Pulsatilla 9 CH*** ;
- enfant timide : ***Pulsatilla 9 CH*** ;
- enfant irritable et coléreux, ne supportant pas la contrariété : ***Chamomilla vulgaris 9 CH***.

Carie (prévention)

Cette lésion atteignant la structure de la dent attaque d'abord l'émail puis la pulpe si elle n'est pas soignée. Le facteur responsable est le plus souvent un manque de respect des règles hygiéno-diététiques. Si votre enfant mange trop de sucreries, absorbe trop de boissons sucrées, se lave peu ou pas les dents, il est probable qu'il sera sujet aux caries et que vous serez amené à consulter régulièrement le dentiste, ce qu'il n'appréciera pas nécessairement.

Une dent cariée entraîne une sensibilité au chaud et au froid. Votre enfant se plaint d'avoir mal au contact de l'air froid ou en buvant un chocolat chaud. Si tel est le cas, essayez de repérer un petit point noir ou grisé sur une dent. Si oui, c'est une carie. Attention, une carie entre deux dents ne se voit pas obligatoirement.

N'hésitez pas à prendre rendez-vous chez le dentiste, en prenant le temps d'expliquer la première fois à votre enfant où il va et pourquoi.

Quelques précautions peuvent éviter ou limiter l'apparition de caries :

- *autorisez les sucreries de façon raisonnable, et jamais avant d'aller au lit ;*
- *apprenez à votre enfant à se laver les dents matin et soir, et ce dès l'âge de 2 ans et demi (il existe dans le commerce une panoplie de brosses à dents amusantes pour les très jeunes enfants) ;*
- *dès l'âge de 4 ans, emmenez-le une fois par an chez le dentiste pour vous assurer que sa dentition est saine ;*
- *choisissez des dentifrices adaptés.*

Remède et posologie

Donnez 3 granules matin et soir de ***Kreosotum 5 CH***.

Céphalée : voir ce terme, chapitre L'adulte

Chalazion : voir ce terme, chapitre L'adulte

Cicatrice : voir ce terme, chapitre L'adulte

Cinquième maladie

Cette maladie d'origine virale ressemble dans ses symptômes à la rubéole. Contagieuse, elle atteint en général les bébés et jeunes enfants qui fréquentent les collectivités (crèches, nourrices...) ainsi que les enfants scolarisés.

Cette maladie n'est pas grave ; toutefois votre enfant doit être vu par un médecin qui posera son diagnostic.

Remède et posologie

Donnez 3 granules 3 fois par jour de ***Pulsatilla 5 CH***.

■ Voir aussi Rubéole

Cœliaque (maladie)

Moins connue sous le nom de maladie de Gee-Herter, cette pathologie débute chez l'enfant entre 18 mois et 2 ans. Elle est due à une intolérance au gluten (protéine que l'on trouve dans certaines céréales comme le blé, l'avoine…) et se manifeste par une diarrhée. Les selles sont molles, blanchâtres et surtout très volumineuses. L'enfant peut également présenter un abdomen ballonné, être sujet à des troubles de l'humeur (pleurs, irritabilité). Son appétit diminue, il maigrit surtout des bras et des jambes.

Consultez rapidement son médecin traitant qui lui prescrira des examens de selles en laboratoire et établira un régime alimentaire spécifique. Il est indispensable de soigner sérieusement cette maladie car elle peut être responsable d'un retard de croissance.

Remèdes et posologie

En complément du traitement allopathique, donnez 2 granules 2 fois par jour à distance des repas d'***Aethusa cynapium 5 CH*** et de ***Chamomilla vulgaris 4 CH***, jusqu'à amélioration.

Colique

C'est une douleur de type spasmodique, due à la distension du tube digestif ou à sa contraction violente. Chez le nourrisson, la colique s'accompagne souvent de diarrhée, parfois profuse et associée à une fièvre. Elle survient brutalement (lors d'une poussée dentaire, d'un coup de chaleur, etc.).

De tels signes imposent une consultation rapide et constituent une urgence médicale.

Une colique peut également être sèche (sans diarrhée). Elle se manifeste alors par des pleurs, le bébé ayant mal au ventre.

Remède et posologie

Massez doucement le ventre du bébé, installez-le dans la position qui le soulage le plus (à plat ventre, par exemple) et donnez-lui 3 granules 3 fois par jour de ***Paeonia 4 CH*** ;

- **Colique associée à une diarrhée : voir Diarrhée du nourrisson.**

Conjonctivite

Il s'agit de l'inflammation de la conjonctive, au niveau de l'œil. Ses origines peuvent être infectieuses, virales ou allergiques.

Si votre enfant a les yeux rouges et larmoyants, s'il éprouve le besoin de se les frotter, si vous constatez un écoulement de pus jaunâtre dans le coin interne de l'œil, des paupières collées le matin et un gonflement, il s'agit alors d'une infection à montrer rapidement à votre médecin, qui prescrira un collyre ou vous orientera vers un ophtalmologiste. Dans ce cas, la conjonctivite est très contagieuse (en raison de la surinfection), et votre enfant se verra refuser l'accès à la crèche ou à l'école. Mais si votre enfant a les yeux irrités à la suite d'une baignade en piscine, il est alors possible d'attendre 1 ou 2 jours pour voir comment évolue cette conjonctivite, de forme bénigne.

En attendant la consultation, nettoyez doucement les yeux avec du sérum physiologique ou de l'eau bouillie froide ; procédez toujours en partant du coin interne de l'œil vers le côté externe. Changez impérativement de compresse pour chaque œil sinon vous passerez les microbes de l'un à l'autre.

Notez si les larmes sont claires ou purulentes, quelle est leur abondance, si l'écoulement est liquide ou forme des dépôts épais, si les paupières sont collées, et éventuellement ce qui augmente l'écoulement des yeux (air froid, air chaud, lumière). Tous ces renseignements aideront le médecin à poser son diagnostic.

Remèdes et posologie

Même traitement que pour l'adulte.

■ **Voir Conjonctivite, chapitre L'adulte**

Constipation

La constipation est le fait d'aller rarement à la selle. Elle peut être occasionnelle ou habituelle.

Lorsqu'elle survient chez l'enfant, une constipation persistante nécessite une consultation médicale.

Remèdes et posologie

Si la constipation est occasionnelle, mettez à l'enfant des ***suppositoires à la glycérine*** et donnez-lui 3 granules au coucher d'***Alumina 4 CH***.

Contusion et petit traumatisme :

voir ce terme, chapitre L'adulte

Convulsions

C'est une série de contractions musculaires brutales et involontaires avec ou sans perte de connaissance, pouvant notamment survenir chez des enfants ayant une fièvre de plus de 40 °C, mais également en cas de déshydratation ou de traumatisme.

En cas de convulsions, appelez un médecin en urgence. En l'attendant, installez l'enfant sur le côté pour éviter qu'il se blesse et pour favoriser sa respiration. Évitez de le couvrir s'il a de la fièvre. Rafraîchissez-le en l'enveloppant dans un linge humide à 37 °C.

Il n'existe pas de traitement homéopathique.

Coqueluche

C'est l'une des maladies infantiles. Il s'agit d'une affection contagieuse, qui se manifeste principalement par une toux en quintes suffocantes (évoquant le chant du coq) pouvant aller jusqu'à des vomissements. Si elle est aujourd'hui devenue plus rare grâce à la vaccination, elle existe néanmoins toujours, et peut parfois toucher l'adulte.

Cette affection peut avoir des séquelles pulmonaires et nécessite donc de consulter un médecin.

Remèdes et posologie

Dans tous les cas, administrez dès que possible à l'enfant 1 dose de ***Pertussinum 7 CH*** ;

puis donnez-lui 3 granules 3 fois par jour de l'un des remèdes suivants, à choisir en fonction des troubles

- quintes violentes avec « chant du coq » : ***Drosera rotundifolia 5 CH*** ;
- quintes avec nausées : ***Ipecacuanha 5 CH*** ;
- quintes avec larmoiements et nez qui coule : ***Scilla maritima 5 CH*** ;
- quintes avec toux rauque et aboyante : ***Spongia tosta 5 CH*** ;
- quintes entrecoupées de somnolence : ***Antimonium tartaricum 5 CH*** ;
- quintes avec crachats épais : ***Coccus cacti 5 CH*** ;
- quintes avec étouffement et congestion du visage : ***Corallium rubrum 5 CH*** ;
- quintes calmées en buvant de l'eau froide : ***Cuprum metallicum 5 CH***.

Coup de chaleur

Les bébés de moins de 2 ans ont une régulation thermique qui est mal assurée et des réserves en eau faibles. Ils se déshydratent donc beaucoup plus vite que les adultes par la respiration et la transpiration lorsque la température extérieure s'élève excessivement.

Un bébé qui est déshydraté à la suite d'une exposition excessive à la chaleur doit être traité en urgence (voir Déshydratation du nourrisson).

En attendant le médecin, découvrez-le, mettez-le dans une pièce fraîche, et donnez-lui abondamment à boire.

Remèdes et posologie

En attendant l'arrivée du médecin, vous pouvez faire fondre 10 granules de ***Belladonna 5 CH*** dans de l'eau minérale et en donner au bébé 1 cuillerée à café toutes les 10 minutes ;

• coup de chaleur avec diarrhée profuse et obnubilation : 3 granules 2 fois par jour de ***Natrum carbonicum 5 CH***.

Coup de soleil : voir ce terme, chapitre L'adulte ; Coup de chaleur ; Érythème solaire

Coupure : voir ce terme, chapitre L'adulte

Crise d'acétone : voir Acétone (crise d')

Croissance (troubles de la)

Normalement, l'enfant se développe considérablement en taille et en poids au cours des premières années de vie, puis de 5 cm par an environ jusqu'à la puberté, période à laquelle intervient un nouveau pic de croissance.

Une surveillance régulière (mesure du poids et de la taille de l'enfant tous les 6 mois ou 1 fois par an) permet de dépister tout retard de croissance. S'il vous semble que votre enfant ne grandit pas normalement, consultez un médecin, qui, le cas échéant, confirmera le retard et en recherchera la cause afin de la traiter. S'il se tient mal, consultez également : des séances de rééducation chez un kinésithérapeute peuvent être nécessaires.

Remèdes et posologie

En plus du traitement médical classique et pour favoriser la croissance osseuse, donnez pendant 6 mois 1 dose tous les 8 jours de ***Natrum muriaticum 9 CH***, et 3 granules 3 fois par jour de ***Calcarea phosphorica 5 CH***, en alternant ces deux remèdes tous les 15 jours.

Croûtes de lait

Cette affection sans gravité de la peau du crâne survient chez les bébés et se traduit par des rougeurs puis des croûtes jaunâtres.

Remèdes et posologie

Donnez 10 gouttes 2 fois par jour de ***Saponaria officinalis composé***, et 3 granules 3 fois par jour de ***Calcarea carbonica 4 CH***.

Cystite : voir Infection urinaire

Démangeaison : voir Prurit, chapitre L'adulte

Dentition (troubles de la)

Chez le jeune enfant, les poussées dentaires sont souvent inconfortables voire douloureuses : l'enfant pleure, bave, mordille tout ce qui passe à sa portée.

Remèdes et posologie

Donnez 3 granules de l'un des remèdes suivants, à choisir en fonction des troubles

- douleur à la sortie d'une dent : ***Chamomilla vulgaris* 5 CH**, toutes les heures, en espaçant les prises dès amélioration ;
- fièvre à la sortie d'une dent : ***Belladonna* 5 CH**, toutes les heures, en espaçant les prises dès amélioration ;
- diarrhée à la sortie d'une dent : ***Podophyllum peltatum* 5 CH**, 3 fois par jour ;
- retard de dentition : ***Silicea* 5 CH**, 3 fois par jour.

Déshydratation du nourrisson

La déshydratation aigue du nourrisson constitue une urgence médicale. Ses causes les plus fréquentes sont le coup de chaleur et la diarrhée. Un nourrisson déshydraté perd vite du poids, ce qui peut constituer le seul signe si la déshydratation est peu importante. Si elle est plus grave, les yeux s'enfoncent dans les orbites, une dépression au niveau de la fontanelle apparaît, et si l'on pince la peau de l'abdomen, le pli ne s'efface pas immédiatement.

■ Voir Coup de chaleur ; Diarrhée du nourrisson

Diabète : voir ce terme, chapitre L'adulte

Diarrhée de l'enfant

Si votre enfant émet des selles plus liquides et plus fréquentes qu'à l'ordinaire, mettez-le au régime riz-carottes, sans laitages ni jus d'orange pendant quelques jours et, comme pour les bébés, donnez-lui abondamment à boire, de l'eau pure ou mélangée si possible à l'eau de cuisson du riz.

Remède et posologie

En cas de diarrhée profuse associée à des vomissements, donnez 3 granules 2 fois par jour de ***Bismuthum* 5 CH**.

Pour les autres types de diarrhée, même traitement que pour l'adulte.

■ **Voir Diarrhée, chapitre L'adulte**

Diarrhée du nourrisson

En cas de diarrhée peu importante, il peut être suffisant de mettre votre bébé au régime riz-carottes, en ajoutant un peu de farine de caroube ; faites-lui boire abondamment de l'eau pure ou, mieux, mélangée à l'eau de cuisson du riz. S'il est au biberon, préparez celui-ci avec l'eau du riz.

En revanche, si la diarrhée est importante et liquide, consultez impérativement un médecin au plus vite ; elle peut en effet être la manifestation d'une intoxication alimentaire, qui risque d'entraîner une déshydratation aiguë.

Digestion difficile :

voir ce terme, chapitre L'adulte

Douleur abdominale chez le bébé

Si votre bébé pleure en se tortillant et en émettant des gaz, il manifeste probablement un inconfort intestinal lié à la digestion difficile d'un aliment.

Remède et posologie

Donnez 3 granules toutes les heures de ***Chamomilla vulgaris 4 CH***.

Consultez un médecin si les troubles ne disparaissent pas au bout de quelques heures.

Eczéma

Il se reconnaît par une éruption de plaques rouges surmontées de toutes petites vésicules ou de lésions squameuses. Ses origines sont très diverses, le responsable étant souvent l'animal familier, la lessive ou l'assouplissant utilisés. S'il est facile de changer de marque de lessive, il est plus compliqué de résoudre le problème de l'animal ! Quoi qu'il en soit, ne tardez pas à montrer votre enfant à un médecin et notez tout ce qui dans la maison vous semble susceptible d'être à l'origine de l'eczéma.

■ **Voir ce terme, chapitre L'adulte.**

Engelure : voir ce terme, chapitre L'adulte

Entorse : voir ce terme, chapitre L'adulte

Énurésie

C'est une émission involontaire d'urine, qui survient le plus souvent la nuit. En règle générale, les enfants cessent d'uriner pendant leur sommeil vers l'âge de 3 ans, mais, passé cet âge, les « accidents » ne sont pas rares. Gronder un enfant qui fait « pipi au lit » ne sert à rien : il n'a aucun moyen de se contrôler. Si le traitement ci-dessous n'entraîne pas d'amélioration passé 3 mois, consultez un médecin.

Remèdes et posologie

Donnez à votre enfant 3 granules 3 fois par jour de l'un des remèdes suivants, à choisir en fonction des troubles

- dans tous les cas : ***Pulsatilla 5 CH*** ;
- urine en rêvant qu'il est aux toilettes, avec un sommeil agité : ***Belladonna 9 CH*** ;
- émet une urine à l'odeur forte : ***Benzoïcum acidum 5 CH*** ;
- urine dans son premier sommeil, peu de temps après s'être couché : ***Sepia officinalis 9 CH***.

Épilepsie : voir ce terme, chapitre L'adulte

Épistaxis : voir ce terme, chapitre L'adulte

Érythème fessier du nourrisson

Fréquent et sans gravité, l'érythème fessier se traduit par une irritation cutanée au niveau des fesses. Il apparaît lorsque la peau est très fragile et ne supporte pas de macérer dans l'urine des couches, ou encore lorsque le bébé fait ses dents. Changez souvent votre bébé, veillez à ce qu'il ait les fesses bien propres et le plus souvent possible à l'air.

Remèdes et posologie

Vous pouvez utiliser une ***pommade au calendula*** et donner 3 granules 3 fois par jour de ***Medorrhinum 5 CH*** et ***Belladonna 5 CH***, en alternance, jusqu'à amélioration.

Érythème solaire

Certains enfants peuvent présenter une allergie au soleil : des plaques rouges sont alors visibles sur la peau ; elles s'effacent quand on les presse. L'enfant peut aussi se plaindre de démangeaisons.

Couvrez-le avec un T-shirt à manches longues, un chapeau, faites-le jouer à l'ombre et prévenez votre médecin.

Remède et posologie

Donnez 3 granules 3 fois par jour de ***Sun ray 4 CH***.

Exanthème subit

Également appelée sixième maladie, ou encore roséole infantile, c'est une affection contagieuse qui atteint surtout les enfants. Ses manifestations sont proches de celles de la rubéole ; elle est sans gravité.

Remède et posologie

Donnez 3 granules 3 fois par jour de ***Pulsatilla 5 CH***.

Fesses rouges : voir Érythème fessier du nourrisson

Fièvre

Chez l'enfant, la fièvre peut survenir pour une cause très bénigne et disparaître le lendemain ; elle peut aussi constituer l'un des signes d'accompagnement de la sortie des dents, d'une infection ou d'une maladie éruptive.

En cas de forte fièvre et d'altération de l'état général, consultez immédiatement un médecin.

Remèdes et posologie

En cas de fièvre peu élevée associée à un bon état général, vous pouvez donner, en association avec un médicament antipyrétique (contre la fièvre) de type aspirine pour enfant, 3 granules en alternance des remèdes suivants : ***Chamomilla vulgaris 5 CH, Aconitum napellus 5 CH, Belladonna 5 CH*** et ***Arnica montana 5 CH***.

Si tout n'est pas rentré dans l'ordre le lendemain, il vaut mieux consulter.

Fontanelles

Lorsque le bébé naît, les os de son crâne ne sont pas soudés : la boîte cranienne va ainsi pouvoir grandir au fur et à mesure que se développe le cerveau. Les espaces membraneux mous et sans os constituent les

6 fontanelles qui vont l'une après l'autre se fermer entre 8 et 18 mois. La grande fontanelle ne doit être ni déprimée (former un creux), ce qui peut se produire si l'enfant se déshydrate à l'occasion d'une diarrhée sérieuse ou d'un coup de chaleur, ni bombée (former une bosse), ce qui peut être le signe d'une hypertension intracrânienne du liquide céphalo-rachidien. Dans ces deux cas, il faut consulter d'urgence un médecin.

Remèdes et posologie

Il n'existe pas de traitement homéopathique.

■ **Voir Coup de chaleur ; Diarrhée du nourrisson**

Fracture : **voir ce terme, chapitre L'adulte**

Gastro-entérite : **voir ce terme, chapitre L'adulte**

Gee-Herter (maladie de) : **voir Cœliaque (maladie)**

Grippe : **voir ce terme, chapitre L'adulte**

Hématome : **voir ce terme, chapitre L'adulte**

Hépatite : **voir ce terme, chapitre L'adulte**

Hernies de la paroi abdominale : **voir ce terme, chapitre L'adulte**

Herpès : **voir ce terme, chapitre L'adulte**

Hoquet

Constriction spasmodique subite et involontaire du diaphragme, il intervient souvent chez le nourrisson après la tétée, ce qui est banal. Il n'y a pas lieu de vous en inquiéter. N'oubliez pas que dans sa vie utérine le fœtus a eu des crises de hoquet ! Gardez le bébé dans vos bras et parlez-lui jusqu'à ce que le hoquet passe.

Un enfant qui mange très rapidement sera sujet au hoquet. Quand les spasmes sont violents, il peut se plaindre d'avoir mal au niveau du diaphragme, ce qui est tout à fait normal. Apprenez-lui à mastiquer ses ali-

ments et à ne pas les avaler sans mâcher. Il existe des recettes de grands-mères pour arrêter le hoquet, elles ont le mérite de distraire l'enfant pendant la crise qui n'est pas agréable !
Si toutefois le hoquet était systématique après chaque repas, parlez-en à son médecin lors de la prochaine visite.

Remèdes et posologie

Il n'existe pas de traitement spécifique.

Hyperactivité

C'est un trouble dont les causes sont multifonctionnelles, assez répandu puisqu'il touche environ 3 % de la population des enfants scolarisés. L'enfant montre alors une hyperactivité motrice (il bouge sans cesse) associée à un comportement impulsif, et est par ailleurs incapable de concentration. Ce déséquilibre est très invalidant pour l'enfant et entrave considérablement sa vie familiale et scolaire.

Tous les enfants agités ne sont pas des hyperactifs ! Mais si votre enfant ne tient pas en place, change sans cesse d'activité sans terminer ce qu'il a entrepris, est le plus souvent indiscipliné, s'il est incapable de se concentrer sur son travail scolaire, s'il a des difficultés dans ses relations avec ses camarades, si son maître ou sa maîtresse se plaignent qu'il perturbe la classe en n'attendant jamais son tour pour prendre la parole ou dans les jeux, consultez impérativement son médecin. Lui seul pourra poser le diagnostic d'hyperactivité et l'orienter vers des spécialistes : pédiatre, psychologue... Car cet état met votre enfant en état de souffrance. De plus, d'autres problèmes tels que dyslexie et dysorthographie peuvent accompagner ce trouble comportemental et nécessiter aussi une rééducation spécifique chez un orthophoniste. Enfin, il peut s'agir de tout autre chose (enfant surdoué...).

Remèdes et posologie

Il n'existe pas de traitement homéopathique mais un médecin homéopathe pourra donner un traitement individualisé suivant le cas.

Impétigo

C'est une infection contagieuse de la peau par des staphylocoques dorés. L'impétigo, qui touche surtout les enfants, se manifeste par des plaques rouges porteuses de petites vésicules infectées et par des croûtes jaunâtres. Les lésions sont généralement localisées sur le visage.

Remèdes et posologie

Outre le traitement classique (antibiotiques et soins locaux), donnez 10 gouttes matin et soir de ***Saponaria officinalis composé***, et 3 granules 3 fois par jour de ***Graphites 5 CH*** ou ***Antimonium crudum 5 CH***.

Infections ORL :

voir Laryngite ; Otite ; Rhinite ; Rhino-pharyngite

Infection urinaire

Elle est caractérisée par la présence de germes et de pus dans les voies urinaires.

Fréquentes chez l'enfant, les infections urinaires sont parfois le fait d'anomalies congénitales de l'appareil urinaire (urtère rétréci, urètre mal formé...).

Vous devez penser à une infection urinaire quand votre enfant présente des signes de cystite c'est-à-dire lorsqu'il urine très souvent en petites quantités et que les mictions sont douloureuses (impression de brûlures et douleur). Cette pathologie est souvent accompagnée d'une forte fièvre (et de pleurs !).

Consultez immédiatement le médecin qui prescrira un examen cytobactériologique des urines (ECBU) afin de déterminer le germe en cause. Cet examen est pratiqué en laboratoire d'analyses médicales sur un prélèvement d'urine. Les urines sont recueillies alors dans des pots stériles vendus en pharmacie ou donnés par le laboratoire. Pour les nourrissons, il existe des petites poches spéciales (garçons ou filles) vendues en pharmacie, qui s'appliquent directement sur le sexe avant que la couche ne soit mise en place.

N'attendez pas ! Les urines ainsi collectées doivent être rapidement apportées au laboratoire, car une infection urinaire peut avoir des complications graves pour la santé de votre enfant.

Remèdes et posologie

En attendant le médecin, donnez souvent à boire à l'enfant, et reportez-vous au traitement de l'adulte.

■ **Voir Cystite, chapitre L'adulte**

Intoxication alimentaire :

voir ce terme, chapitre L'adulte

Laryngite

Inflammation, irritation et parfois « rétrécissement » des voies aériennes supérieures, elle peut être d'origine virale ou bactérienne. Fréquente chez le petit enfant de moins de 5 ans, elle doit être prise au sérieux, car elle peut entraîner une gêne respiratoire majeure, voire une asphyxie si le gonflement est important, les voies aériennes de l'enfant étant petites. La laryngite se manifeste par une toux bruyante et impressionnante ; la voix devient rauque, quelquefois bitonale, passant de l'aigu au grave. Il semble alors que l'enfant aboie comme un chien (toux de chien). Ces crises surviennent souvent la nuit ; aussi prenez soin d'humidifier l'air de la chambre avant de coucher votre enfant.

Lors d'une crise aiguë, appelez d'urgence un médecin ; en l'attendant, prenez l'enfant avec vous dans une pièce (cuisine, salle de bains) dans laquelle vous ferez soit bouillir de l'eau, soit couler le robinet d'eau chaude de la baignoire pour faire dégager de la vapeur d'eau. L'atmosphère ainsi humidifiée aidera votre enfant à respirer. Apaisez-le en lui parlant tranquillement... et surtout ne vous affolez pas !

Remèdes et posologie

En complément du traitement d'urgence du médecin, la thérapeutique homéopathique est la même que chez l'adulte.

■ Voir ce terme, chapitre L'adulte

Lymphatisme

Certains enfants sont plutôt lents et « mous », un comportement souvent en rapport avec une hypertrophie du système lymphatique rhinopharyngé (ganglions et végétations) : ils sont ainsi gêner pour respirer par le nez et amenés à respirer bouche ouverte.

N'hésitez pas à consulter votre médecin si les troubles persistent.

Remèdes et posologie

Donnez, contre la fatigue, 1 dose tous les 7 jours de ***Natrum muriaticum*** et 10 gouttes matin et soir d'***Acidum phosphoricum composé***, ainsi que 3 granules 3 fois par jour de ***Gelsemium sempervirens 9 CH*** pendant 15 jours, puis d'***Anacardium orientale 9 CH*** les 15 jours suivants.

Mal de tête : voir Céphalée, chapitre L'adulte

Maladie cœliaque : voir Cœliaque (maladie)

Maladie de Gee-Herter : voir Cœliaque (maladie de)

Méningite

Cette inflammation des méninges et du liquide céphalo-rachidien est une urgence médicale absolue, qui nécessite une hospitalisation. Une ponction lombaire sera pratiquée en vue d'analyser le liquide céphalo-rachidien et de déterminer ainsi quel type de méningite est en cause. Cette pathologie nécessite un isolement immédiat par prudence, car les méningites qui se déclarent chez l'enfant sont parfois contagieuses. Si une bactérie ou un virus peut en être à l'origine, elle peut aussi accompagner une maladie générale (grippe, tuberculose). Le profil clinique d'un enfant atteint de méningite est le suivant :
l'enfant est abattu, il a une raideur de la nuque, se plaint d'un violent mal de tête, il vomit, sa fièvre est importante, il ne supporte pas la lumière du jour. Attention, il peut tomber dans une somnolence profonde, ce qui est le signe d'une souffrance cérébrale.
Tous ces signes doivent vous alerter. Appelez votre médecin sur-le-champ. Quand le diagnostic de méningite sera posé et s'il y a un risque de contagion, prévenez la crèche, l'école, toutes les personnes qui ont pu être en contact avec votre enfant les jours précédant le déclenchement de la maladie, qui sera traitée en fonction de son étiologie virale.

Remèdes et posologie

Il n'existe pas de traitement homéopathique.

Migraine : voir ce terme, chapitre L'adulte

Mononucléose infectieuse

Due au virus d'Epstein-Barr, qui appartient à la famille des herpès virus, la mononucléose est une maladie infectieuse et aiguë. L'incubation dure de 2 à 6 semaines. Les symptômes sont les suivants : forte fièvre, fatigue intense, angine rouge et maux de tête, augmentation du volume des ganglions.

Même si elle est bénigne, cette maladie nécessite confirmation du diagnostic par un examen sérologique qui sera pratiqué au laboratoire. La mononucléose se transmet par la salive ; si votre enfant en est atteint, veillez à ce qu'il ne donne pas ses sucettes ou qu'il ne boive pas au goulot de la bouteille familiale ! Enfin, en raison du caractère contagieux de cette affection, l'exclusion de la crèche et du milieu scolaire est obligatoire. Il est normal que votre enfant reste fatigué après une mononucléose.

Remèdes et posologie

Il n'existe pas de traitement homéopathique spécifique, mais le médecin homéopathe pourra donner un traitement individualisé, surtout pendant la convalescence.

Muguet

Il s'agit d'une inflammation de la muqueuse buccale due à une levure, le *Candida albicans*.

Le muguet se reconnaît à des petites tâches blanchâtres apparaissant au niveau de la langue, de l'intérieur des lèvres et des joues, pouvant même s'étendre jusqu'au palais et la gorge. Chez l'enfant, cette affection peut également être constatée au niveau des plis cutanés et des ongles. En cas de muguet buccal votre enfant a du mal à s'alimenter, car, faute d'être efficacement soigné, il est gêné et finira par refuser toute nourriture car il ne pourra plus rien avaler.

Consultez le médecin pour qu'il lui prescrive un traitement. En attendant, même chez le nourrisson, supprimez de son alimentation les carottes, qui favorisent le développement de cette levure.

Remèdes et posologie

Même traitement que chez l'adulte.

■ Voir Candidose, chapitre L'adulte

Mycose : voir Candidose, chapitre L'adulte ; Muguet ; Mycose, chapitre L'adulte

Myopathie

Terme regroupant désormais toutes les affections musculaires, la myopathie est due à la dégénérescence des fibres musculaires. Elle survient parfois dans l'enfance (myopathie congénitale) et sa guérison est malheureusement rare. Dans d'autre cas, elle n'apparaît qu'à l'âge adulte. Elle se caractérise par un tonus musculaire faible et un aspect du visage typique (absence de mimiques, chute de la paupière supérieure, bouche ouverte en permanence, lèvre supérieure en accent circonflexe).

Si votre enfant présente de tels symptômes, consultez immédiatement un médecin, qui posera son diagnostic et vous orientera vers un neurologue.

Remèdes et posologie

Il n'existe pas de traitement homéopathique spécifique.

Nombril : voir Ombilic (cicatrisation de l')

Ombilic (cicatrisation de l')

L'ombilic, ou nombril, est la trace cicatricielle du lien (cordon) qui reliait le fœtus au placenta. À la naissance, le cordon est coupé, il se dessèche puis tombe ; la cicatrice qui en résultera sera l'ombilic. Normalement, la cicatrisation s'effectue dans les 3 semaines qui suivent la naissance. Les premiers jours, les soins du cordon sont dispensés par les puéricultrices de la maternité ; ensuite, c'est aux parents de les effectuer, ce qui peut être impressionnant pour un premier bébé !

Si vous constatez un liquide qui suinte, un bourgeonnement ou du pus à ce niveau, contactez votre médecin qui vous indiquera la marche à suivre après avoir vu le nourrisson.

Remèdes et posologie

Il n'existe pas de traitement homéopathique spécifique.

Oreillons

Cette inflammation aiguë des parotides (les plus volumineuses des glandes salivaires) est due à un virus et touche le plus souvent les enfants. Maladie contagieuse, les oreillons sont généralement sans gravité mais peuvent entraîner des complications glandulaires (testicules, pancréas...). Vous devez consulter impérativement votre médecin.

Remèdes et posologie

Pour soulager la douleur, donnez 3 granules 3 fois par jour de ***Mercurius cyanatus 5 CH, Sulfur 5 CH*** et ***Arsenicum album 5 CH***.

Orgelet : voir ce terme, chapitre L'adulte

Otite

C'est une inflammation et/ou une infection de l'intérieur de l'oreille, qui peut avoir différentes localisations : externe (furoncle du conduit), ou moyenne (de l'oreille moyenne, avec épanchement séreux ou purulent au niveau de la caisse du tympan, pouvant nécessiter une paracentèse). L'otite moyenne s'observe plus souvent chez les enfants sujets aux rhino-pharyngites à répétition. L'infection de l'arrière-nez peut s'étendre à la caisse du tympan à laquelle il est relié par la trompe d'Eustache, c'est alors une otite aiguë moyenne infectieuse. Une otite peut aussi ne pas être infectieuse. On parle alors d'otite séreuse car l'épanchement dans la caisse du tympan n'est pas purulent.

Vous pouvez tenter de soigner votre enfant par homéopathie si vous prenez l'otite tout au début, mais si son état ne s'améliore pas très rapidement, consultez un médecin sans tarder. En effet, faute de percer le tympan à temps, il y a risque d'évolution vers une otite chronique ou, plus grave, vers une mastoïdite (infection osseuse du rocher par contamination de voisinage et nécessitant une intervention chirurgicale).

Remèdes et posologie

Il est essentiel de prévenir autant que possible la survenue d'otites car celles-ci sont susceptibles de complications, immédiates (convulsions, mastoïdite...) ou à long terme (surdité). En cas de rhume, nettoyez très régulièrement, plusieurs fois par jour, le nez de l'enfant avec du sérum physiologique ou de l'eau de mer.

En cas d'otite aiguë, donnez, dès les premiers signes, 1 dose de ***Capsicum annuum 9 CH***, et 3 granules toutes les heures de ***Belladonna 4 CH, Capsicum annuum 4 CH*** et ***Ferrum phosphoricum 4 CH***, jusqu'à amélioration ;

- en cas de douleur vive, ajoutez ***Chamomilla vulgaris 4 CH***.

Le traitement est le même pour l'adulte.

Panaris : voir ce terme, chapitre L'adulte

Peur : voir ce terme, chapitre L'adulte ; Phobie, chapitre L'adulte

Phobie : voir ce terme, chapitre L'adulte

Pipi au lit : voir Énurésie

Piqûre d'insecte : voir ce terme, chapitre L'adulte

Poux

Ces parasites vivent à la surface du cuir chevelu, se nourrissent, par piqûre, du sang de leurs petites victimes, ce qui provoque des démangeaisons. Si votre enfant se gratte la tête, inspectez-la avec attention. Vous y découvrirez peut-être des lentes (œufs de forme ovale, blancs ou gris, de 0,5 mm) accrochées le long de ses cheveux, signe que votre enfant est infesté. Dans ce cas, il se verra refuser la crèche ou l'école. Les poux se transmettant très vite, l'entourage proche peut, par mesure préventive, utiliser des shampooings adaptés et procéder à quelques règles d'hygiène : changer ses draps, la taie d'oreiller, être vigilant quant au col des manteaux, bonnets...

Lavez les cheveux de votre enfant avec un shampooing spécial, passez le peigne à poux pour décoller poux et lentes morts et demandez l'avis de votre médecin. Sans traitement, l'enfant peut se gratter fortement, occasionnant ainsi des lésions et croûtes du cuir chevelu et risquant l'impétigo.

Remèdes et posologie

Il n'existe pas de traitement homéopathique spécifique.

Prurit : voir ce terme, chapitre L'adulte

Puberté (troubles de la)

L'adolescence est une période difficile au cours de laquelle les organes sexuels de l'enfant vont commencer à fonctionner, entraînant des modifications physiques (apparition des caractères sexuels secondaires : développement de la pilosité, mue chez le garçon, développement de la poitrine et apparition des règles chez les filles...) et psychologiques, qui peuvent être source de perturbation. La puberté s'accompagne généralement d'une hypersécrétion des glandes sébacées, responsable d'acné et d'un excès de sébum (cheveux gras). Chez la fille, les règles sont souvent anarchiques (cycles irréguliers) pendant quelque temps.

Remèdes et posologie

Donnez l'un des remèdes suivants, à choisir en fonction des troubles

- règles en retard ou irrégulières : 3 granules 3 fois par jour de ***Pulsatilla 5 CH*** ;
- irascibilité et sautes d'humeur : 10 à 30 gouttes par jour de ***Passiflora incarnata composé*** ;
- excitation véhémente chez le garçon avec agressivité : 3 granules le soir d'***Hyoscyamus niger 9 CH*** ;
- sens de la contradiction excessif chez la fille : 3 granules le soir d'***Ignatia amara 9 CH*** ;
- bavardage incessant: 3 granules au coucher de ***Lachesis mutus 9 CH*** ;

■ **Voir aussi Acné, chapitre L'adulte ; Règles (trouble des), chapitre L'adulte**

Rachitisme

Aujourd'hui assez rare dans les pays développés en raison d'une meilleure alimentation et d'un meilleur suivi médical, cette affection est due à une carence en vitamine D (présente dans le foie de morue et de flétan, le jaune d'œuf, le beurre) et/ou à une exposition insuffisante au soleil (qui permet une bonne assimilation par l'organisme de la vitamine D). La vitamine D est nécessaire pour que le calcium présent dans l'alimentation passe dans le sang et se fixe sur les os. Le rachitisme se traduit par un retard de fermeture des fontanelles, une déformation des côtes, des poignets et des jambes.

Remèdes et posologie

Si votre enfant souffre de rachitisme, le médecin lui prescrira un traitement approprié. En complément, vous pouvez lui donner pendant plusieurs mois 3 granules 3 fois par jour de ***Calcarea phosphorica 4 CH*** et ***Silicea 4 CH***.

Reflux gastro-œsophagien

Il n'est pas rare de rencontrer cette pathologie chez les nourrissons : le bébé renvoie dans l'œsophage un peu du contenu de son estomac par un phénomène de régurgitation, ce qui se stabilisera plus tard quand il recevra une alimentation plus épaisse.

Si votre enfant pleure après les tétées et qu'il a constamment des régurgitations, n'hésitez pas à consulter un médecin, qui prescrira un traitement approprié.

■ **Voir Tétée (troubles liés à la)**

Régurgitation du nourrisson :

voir Tétée (troubles liés à la)

Retard chez l'enfant

Les enfants peuvent présenter un retard dans des domaines très variés, tant physiquement (retard de croissance) que mentalement. La plupart du temps, il n'y a pas lieu de s'affoler : les rythmes d'acquisition sont variables d'un enfant à l'autre, qu'il s'agisse de la parole, de la marche ou encore de la prise de poids (demandez à votre mère ou à votre belle-mère comment vous ou votre conjoint étiez à l'âge de votre enfant). Dans le doute, consulter un pédiatre.

Remèdes et posologie

Donnez 3 granules 3 fois par jour de l'un des remèdes suivants, à choisir en fonction des troubles

- retard de la dentition : ***Calcarea carbonica 5 CH*** ;
- retard de la marche : ***Calcarea carbonica 5 CH*** ;
- retard de la parole : ***Natrum muriaticum 5 CH*** ;
- retard de prise de poids et taille : ***Silicea 5 CH***.

Dans tous les cas, consultez un médecin si aucune amélioration ne survient assez rapidement.

■ **Voir Croissance (troubles de la)**

Rhinite

Il s'agit d'une inflammation de la muqueuse des fosses nasales, d'origine virale, bactérienne ou allergique. La rhinite allergique est identique au rhume des foins, lequel est saisonnier et apparaît au printemps en raison des pollens. La rhinite allergique peut survenir à tout moment. Ses causes sont variées, car les allergènes sont très nombreux (poussière, poils d'animaux, produits chimiques, acariens...).

L'enfant atteint d'une rhinite allergique éternue souvent. Il a les yeux larmoyants, son écoulement nasal est clair. Il peut se plaindre de démangeaisons dans les yeux, le nez, la gorge. De tels signes sont précieux pour le traitement homéopathique, mais il est indispensable de montrer l'enfant à un médecin car les crises aiguës peuvent entraîner des complications telles que bronchite, conjonctivite purulente, otite... Le médecin associera alors au traitement homéopathique une thérapeutique plus classique.

Remèdes et posologie

En attendant la consultation, vous pouvez nettoyer le nez avec du sérum physiologique, plusieurs fois par jour. Pour le nourrisson, utilisez des mèches de coton imbibées de sérum ou un mouche-bébé vendu en pharmacie. Si besoin est, nettoyez les yeux (voir conjonctivite). Reportez-vous au traitement de l'adulte.

■ Voir Rhume, chapitre L'adulte

Rhino-pharyngite

Cette affection, qui associe une infection du nez et de la gorge, touche surtout les enfants et peut être source d'otites et de troubles digestifs.

Si votre enfant souffre de rhino-pharyngites à répétition, consultez un médecin : un traitement de fond est nécessaire. Par ailleurs, sachez que l'ablation des végétations, souvent préconisée en traitement radical, est parfois abusive sauf en cas d'otites à répétition. Pour éviter cette opération, essayez d'abord un traitement par les médecines alternatives.

Remèdes et posologie

Dans tous les cas, donnez 10 gouttes 3 fois par jour d'***Arum triphyllum composé***. Donnez en outre 3 granules 3 fois par jour de l'un des remèdes suivants, à choisir en fonction des troubles

- écoulement jaune et épais par le nez : ***Hydrastis canadensis 4 CH*** ;
- écoulement jaune et irritant par le nez : ***Arsenicum iodatum 4 CH*** ;
- écoulement verdâtre et irritant par le nez : ***Mercurius solubilis 4 CH*** ;
- nez bouché et qui coule : ***Nux vomica 4 CH*** ;
- éternuements, larmoiements, toux violente avec émission involontaire d'urine et de selles : ***Scilla maritima 4 CH***.

Rhume

Un rhume, d'origine virale ou bactérienne, doit toujours être traité car il peut dégénérer en otite, bronchite, etc.

■ Voir Rhinite

Roséole : voir Exanthème subit

Rougeole

Cette maladie contagieuse et infectieuse de l'enfant débute par une sorte de rhume (période d'installation), qui fait suite à la période d'incubation silencieuse, puis est suivi d'une éruption de petites taches rouges ou rosées séparées les unes des autres, d'abord sur le visage puis sur tout le corps.

La rougeole peut avoir de graves complications : consultez votre médecin. Un vaccin existe contre cette maladie. Il est facultatif, mais recommandé par la majorité des pédiatres.

Remèdes et posologie

En complément du traitement allopathique, donnez 3 granules 3 fois par jour de ***Gelsemium sempervirens 5 CH, Belladonna 5 CH*** et ***Morbillinum 5 CH***, jusqu'à amélioration.

Rubéole

Contagieuse et fréquente chez les enfants, cette affection généralement sans gravité se traduit par une éruption de taches rosées, sans relief, et un gonflement des ganglions. La rubéole n'est dangereuse que si elle est contractée par une femme enceinte, car elle peut alors occasionner de graves malformations chez l'enfant à naître.

Remèdes et posologie

Donnez 3 granules 3 fois par jour de ***Mercurius solubilis 5 CH*** et ***Sulfur 5 CH***.

Saignement de nez : voir Épistaxis, chapitre L'adulte

Sanglot (spasme du)

Caractérisé par un bref arrêt respiratoire à la suite d'une colère, d'une contrariété, d'une peur ou d'une douleur, le spasme du sanglot est très impressionnant pour l'entourage de l'enfant mais bénin. Il peut apparaître très tôt. Un enfant qui fait un spasme du sanglot commence à perdre son souffle dès le début des pleurs et a du mal à reprendre sa respiration. Il peut se cyanoser (son visage devient bleu, c'est le manque d'oxygène), aller jusqu'à la perte de conscience et quelquefois uriner. Lorsque la respiration revient, l'enfant est pâle et reprend doucement ses esprits.

Ne vous affolez surtout pas et ne cédez pas quant à ce que vous avez précédemment demandé : si l'enfant s'aperçoit que vous avez peur de sa réaction face à un refus, il va vous faire chanter ! Lorsque l'enfant commence à s'agiter, veillez à ce qu'il se tienne loin des meubles ou de tout objet contre lesquels il pourrait se cogner, agissez comme si de rien n'était, et attendez que la respiration reprenne. N'aggravez pas la situation en lui donnant des tapes sur le visage !

Il n'existe pas de traitement, mais vous pouvez néanmoins en parler au médecin traitant.

Scarlatine

Maladie contagieuse grave touchant surtout les enfants, la scarlatine débute brutalement par une angine avec fièvre élevée et langue rouge et blanche. Dans un second temps, survient une éruption de petits points rouges disséminés en larges plaques sur tout le corps.

Consultez un médecin au plus vite ; la scarlatine nécessite un traitement par des médicaments antibiotiques.

Remèdes et posologie

En complément du traitement allopathique, vous pouvez donner 3 granules 3 fois par jour de ***Gelsemium sempervirens 5 CH, Belladonna 5 CH*** et ***Arum triphyllum 5 CH***.

Sinusite : voir ce terme, chapitre L'adulte

Sixième maladie : voir Exanthème subit

Sommeil (troubles du)

Il peut s'agir des cauchemars ou des terreurs nocturnes, amenant l'enfant à se réveiller fréquemment (mais pas nécessairement tous les jours) plusieurs fois par nuit, du somnambulisme ou d'un grincement des dents. Attention, un enfant qui se réveille la nuit parce qu'il est malade ou pour uriner, ou qui pleure parce qu'il a peur du noir, ne présente pas des troubles du sommeil ! De même, un nourrisson qui pleure la nuit manifeste souvent ainsi qu'il a faim ou qu'il est sale !

Les troubles du sommeil peuvent provenir d'une anxiété et seront plus fréquents si l'enfant traverse des moments difficiles (divorce, échec scolaire, perte d'un animal familier, changement de mode de garde...).

Parlez-en avec le médecin. Un enfant qui dort mal ou peu traîne une fatigue qui influe sur ses journées : mauvaise humeur, attention amoindrie, risque de se blesser car ses réflexes sont moins bons, etc.

Si votre enfant redoute de se mettre au lit, vivant ce moment comme une séparation, instaurez une sorte de rituel : tenez-vous-en, si possible, à la même heure de coucher chaque jour, laissez-le terminer, si elle est raisonnable, l'activité qu'il a entreprise (juste avant d'aller au lit, bien entendu !), lisez-lui une petite histoire avant d'éteindre la lumière, et éventuellement, mettez une cassette de musique douce, qui favorisera l'endormissement.

Remèdes et posologie

Donnez 3 granules 3 fois par jour de l'un des remèdes suivants, à choisir en fonction des troubles

- enfant remuant, parlant, s'agitant dans son sommeil : ***Belladonna 5 CH*** ;
- ayant des terreurs nocturnes : ***Stramonium 5 CH*** ;
- transpirant en dormant : ***Silicea 5 CH*** ;
- transpirant de la tête en dormant : ***Calcarea carbonica 5 CH*** ;
- ayant des crises de somnambulisme : ***Kalium bromatum 9 CH et Stramonium 9 CH***.

Somnambulisme

Assez fréquent chez l'enfant, plus rare chez l'adulte, le somnambulisme consiste en actions (se lever, marcher...) survenant pendant le sommeil, et dont la personne ne conserve aucun souvenir au matin. Il ne s'agit pas d'une affection grave en soi, même si elle est impressionnante, mais elle nécessite de prendre quelques précautions (vérifier avant de se coucher que les fenêtres sont hermétiquement fermées, par exemple, afin de prévenir toute chute).

Remède et posologie

Donnez 3 granules 3 fois par jour de ***Nux vomica 5 CH***, jusqu'à amélioration.

Spasme du sanglot : voir Sanglot (spasme du)

Spasmophilie : voir ce terme, chapitre L'adulte

Tétée (troubles liés à la)

Après la tétée, un nourrisson fait généralement son rot, qui s'accompagne souvent d'un petit renvoi de lait caillé, ou se met à hoqueter.

Si le renvoi est important et répété, il faut impérativement consulter, car cela peut être le signe d'un trouble de l'œsophage.

Remèdes et posologie

Donnez 3 granules 2 à 3 fois par jour de l'un des remèdes suivants, à choisir en fonction des troubles

- hoquet après la tétée : ***Nux vomica 4 CH*** ;
- vomissement après la tétée : ***Ipecacuanha 4 CH*** ;
- gros rot après la tétée : ***Argentum nitricum 4 CH***.

T

Torticolis : voir ce terme, chapitre L'adulte

Toux : voir Laryngite, chapitre L'adulte ; Toux, chapitre L'adulte

Trac : voir ce terme, chapitre L'adulte

Transpiration excessive : voir ce terme, chapitre L'adulte

Transports (mal des)

De nombreux enfants et certains adultes sont sujets aux nausées et aux vomissements en avion, en voiture ou en bateau.

Remède et posologie

Donnez 3 granules de ***Cocculus indicus 5 CH***, 1 heure avant le départ et pendant le voyage chaque fois que l'enfant se sent mal.

Traumatisme : voir ce terme, chapitre L'adulte

U

Urinaire (infection) : voir Infection urinaire

Urticaire

Cette affection dermatologique, aiguë ou chronique, se traduit par une éruption cutanée. Le corps de l'enfant atteint d'urticaire présente des plaques rouges ou rosées un peu surélevées par endroits, semblables à des piqûres d'orties, qui suscitent de fortes démangeaisons. L'origine est allergique mais la cause de la crise peut être générale (alimentaire, médicamenteuse) ou locale (lotion, crème...). Signalez toujours à votre médecin une crise d'urticaire survenue chez votre enfant après l'ingestion d'un aliment particulier : il vous dira si vous devez alors le rayer de son alimentation. Procédez de même si, en cours de traitement médicamenteux, votre enfant réagit par une poussée d'urticaire. Il est probable que, dans ce cas, le médecin changera sa prescription.

Remèdes et posologie

Selon la cause de l'urticaire, appliquer les remèdes de l'allergie.

■ Voir Allergie

Vaccin

Quelle que soit l'opinion des adeptes des médecines alternatives (certains d'entre eux remettent en cause l'utilité de la vaccination chez les enfants), un certain nombre de vaccins sont obligatoires, et les parents doivent impérativement y soumettre leurs enfants ; les autres dépendent de leur choix, l'intérêt de la vaccination étant à débattre avec le médecin traitant.

Remèdes et posologie

Donnez, après une vaccination quelle qu'elle soit, 1 dose de ***Thuya occidentalis 15 CH*** ;

• en cas de réaction locale à l'injection du vaccin : 3 granules 3 fois par jour d'***Apis mellifica 4 CH*** et ***Belladonna 4 CH***.

Varicelle

Maladie contagieuse touchant surtout les enfants, la varicelle se traduit, après une incubation d'environ 15 jours, par une éruption de vésicules pleines d'un liquide transparent, qui démangent fortement, accompagnée d'une petite fièvre. Pour éviter que l'enfant ne se gratte, ce qui provoque des lésions avec cicatrices indélébiles, des médicaments antihistaminiques peuvent être prescrits.

Évitez si possible que l'enfant soit en contact avec les adultes, particulièrement avec des personnes âgées (risque de zona).

Remèdes et posologie

Dans tous les cas, donnez 3 granules 3 fois par jour de ***Rhus toxicodendron 5 CH, Mezereum 5 CH*** et ***Belladonna 5 CH***.

Verrue : voir ce terme, chapitre L'adulte

Vers intestinaux : voir Vers (infestation par les), chapitre L'adulte

Vomissement

C'est une contraction spasmodique du diaphragme visant à provoquer l'expulsion du contenu de l'estomac. Généralement, le vomissement est provoqué par l'ingestion d'aliments avariés ou qui ne conviennent pas à la personne qui les a absorbés. Chez le nourrisson, les causes sont les mêmes mais peuvent aussi être mécaniques (tétine trop ouverte, tétée trop rapide).

Tous les autres cas de vomissement doivent être soumis à l'avis d'un médecin pour identifier la cause, qui peut aller de l'intolérance au lait à une malformation œsophagienne.

Remède et posologie

Si votre nourrisson vomit son biberon de temps en temps, donnez-lui 3 granules par jour d'***Aethusa cynapium 4 CH***.

■ Voir Tétée (troubles liés à la)

Les troubles et maladies de l'adulte

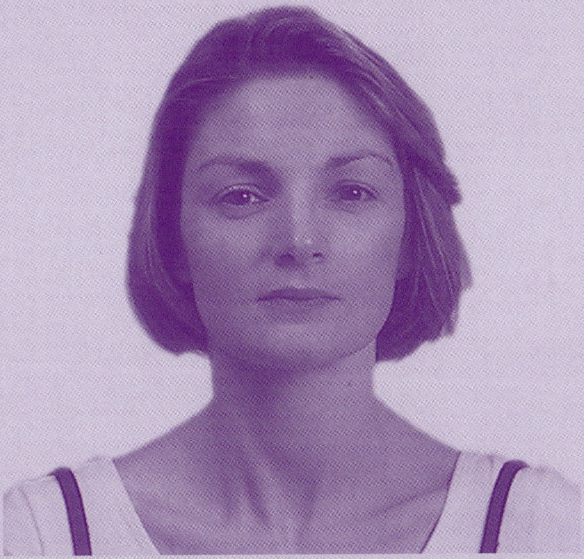

Voici, de A à Z, plus de 400 troubles et maladies de l'adulte, pour vous aider à traiter les petits maux de tous les jours, à compléter un traitement allopathique, ou à patienter en attendant une consultation chez le médecin...

Abattement

Cet état significatif d'une personne qui n'a plus envie de rien faire tout en gardant l'esprit clair peut être le signe d'une dépression.

Faute d'amélioration avec le traitement homéopathique, consultez un médecin : la dépression est une maladie sérieuse, accessible à différents traitements (médicaments et/ou psychothérapie), et d'autant plus aisée à soigner qu'elle est prise en charge tôt.

Remèdes et posologie

Prenez l'un des remèdes suivants, à choisir en fonction des troubles

- pour combattre un abattement passager : 3 granules 3 fois par jour de ***Phosphoricum acidum 9 CH*** et d'***Acidum picricum 9 CH*** ;
- en cas de sentiment d'indifférence, d'abattement physique et moral : 10 à 30 gouttes matin, midi et soir de ***Phosphoricum acidum composé***.

■ **Voir Aboulie ; Dépression et état dépressif**

Abcès

C'est une poche de pus qui se forme en profondeur ou à la surface du corps à partir d'un foyer infectieux.

Si l'abcès ne disparaît pas rapidement avec le traitement homéopathique, consultez un médecin.

Remèdes et posologie

Prenez 3 granules 3 fois par jour de l'un des remèdes suivants, à choisir en fonction des troubles

- abcès pris au début : ***Apis mellifica 5 CH*** et ***Belladonna 5 CH*** ;
- abcès constitué : ***Pyrogenium 5 CH*** et ***Hepar sulfur 5 CH*** ;
- abcès traînant : ***Pyrogenium 5 CH*** et ***Silicea 5 CH***.

■ **Voir aussi Panaris**

Abcès dentaire

Cette poche de pus qui s'est formée dans la gencive se manifeste par un gonflement local accompagné d'une douleur lancinante.

Un abcès dentaire nécessite une consultation en urgence chez le dentiste.

Remèdes et posologie

Pour calmer la douleur et diminuer l'inflammation, prenez 3 granules toutes les heures de ***Pyrogenium 5 CH, Hepar sulfur 5 CH*** et ***Hypericum perforatum 5 CH***, jusqu'à amélioration.

Abdomen (douleurs de l')

De nombreuses affections peuvent s'accompagner de douleurs abdominales.

Si vous êtes pris de vives douleurs à l'abdomen, consultez un médecin sans tarder, car elles peuvent avoir une cause grave.

Remèdes et posologie

Si les douleurs sont peu importantes, ou en attendant la consultation, prenez 3 granules toutes les heures de l'un ou plusieurs des remèdes suivants, à choisir en fonction des troubles

- ventre chaud et sensible à la palpation : ***Belladonna 4 CH*** ;
- douleur de type crampe : ***Cuprum metallicum 5 CH*** ;
- douleur diminuant quand on se penche vers l'arrière : ***Dioscorea villosa 5 CH*** ;
- douleur diminuant quand on se penche vers l'avant : ***Colocynthis 5 CH*** ;
- douleur suite à une contrariété : ***Ignatia amara 5 CH*** ;
- douleur diminuant quand on appuie sur le ventre : ***Magnesia phosphorica 5 CH*** ;
- douleur diminuant par l'application de chaleur : ***Magnesia phosphorica 5 CH*** et ***Bryonia alba 5 CH***.

■ Voir aussi Colique abdominale ; Gastro-entérite ; Intoxication alimentaire

Aboulie

Cette perte de volonté, plus communément appelée apathie, est responsable de la difficulté à mener à bien toute activité physique ou intellectuelle.

Remèdes et posologie

Prenez 10 à 30 gouttes matin, midi et soir après le repas de ***Phosphoricum acidum composé***, et 3 granules au coucher d'***Acidum picricum 5 CH*** et ***Opium 5 CH***, en alternance.

En l'absence de résultat rapide, consultez un médecin.

Accident vasculaire cérébral (AVC)

Cet accident neurologique localisé peut être consécutif à une hémorragie cérébrale, provoquée par la rupture d'un vaisseau sous l'effet de l'hypertension ou d'autre chose (anévrisme...), ou à une embolie cérébrale si un caillot vient à boucher une artère du cerveau. Selon la gravité de l'attaque, le patient est confus, dans le coma ou meurt subitement.

Il n'existe pas de traitement homéopathique.

Accouchement

L'homéopathie peut se révéler utile pour aider la femme en fin de grossesse à se préparer à l'accouchement puis lors du travail proprement dit et des suites de couches.

Remèdes et posologie

Préparation à l'accouchement :

Pendant les 15 jours qui précèdent l'accouchement, mangez moins salé pour éviter la rétention d'eau. Prenez en outre pendant la même période 1 dose le lundi d'***Arnica montana 9 CH*** pour prévenir le traumatisme de l'accouchement ;

1 dose le mercredi de ***Caulophyllum thalictroides 9 CH*** pour améliorer le travail ;

1 dose le vendredi de ***Pyrogenium 9 CH*** pour prévenir les risques d'infection.

Pendant le travail :

Au début des contractions, prenez 3 granules toutes les 30 minutes d'***Arnica montana 5 CH***, de ***Cimicifuga racemosa 5 CH*** et de ***Colocynthis 5 CH***, en alternance.

Pendant l'accouchement proprement dit, vous pouvez prendre 3 granules de l'un des remèdes suivants, à choisir en fonction des troubles

- violentes douleurs : ***Chamomilla vulgaris 4 CH*** et ***Belladonna 4 CH***, en alternance toutes les 5 minutes ;
- travail difficile : ***Caulophyllum thalictroides 4 CH*** toutes les 15 minutes ;
- en cas d'angoisse : ***Aconitum napellus 9 CH*** toutes les 30 minutes.

Suites de couches :

Après l'accouchement, prenez systématiquement 1 dose de ***Pyrogenium 9 CH*** en prévention des infections.

En outre, vous pouvez prendre 3 granules 3 fois par jour de l'un des remèdes suivants, à choisir en fonction des troubles

- petits saignements : ***China officinalis 4 CH*** et ***Juniperus sabina 4 CH*** ;
- état dépressif : ***Sepia officinalis 9 CH*** ;
- courbatures : ***Arnica montana 4 CH*** ;
- fatigue : ***China officinalis 5 CH*** ;
- lochies traînantes : ***Kreosotum 5 CH*** ;
- tendance à la rétention d'urine : ***Opium 5 CH*** et ***Aconitum napellus 5 CH***.

Acné

C'est une inflammation des follicules pilo-sébacés, minuscules structures en forme de sacs qui entourent la base des poils. L'acné est due à une sécrétion excessive de sébum, qui bouche les pores de la peau favorisant ainsi le développement d'une infection locale, et comprend trois stades évolutifs : les points noirs (comédons), les pustules infectées, les cicatrices. Elle affecte le plus souvent les adolescents (acné juvénile).

Remèdes et posologie

Si vous avez de l'acné, évitez sucreries et charcuterie ; lavez-vous soigneusement le visage chaque jour et appliquez une ***pommade au calendula*** ou des compresses de pensée sauvage.

Par ailleurs, prenez l'un des remèdes suivants, à choisir en fonction des troubles

- contre les points noirs : 3 granules 3 fois par jour de ***Graphites 5 CH***, et 1 dose tous les 5 jours de ***Thuya occidentalis 9 CH*** ;
- contre les pustules : 3 granules 3 fois par jour de ***Kalium bromatum 5 CH***, et 1 dose tous les 7 jours de ***Pyrogenium 9 CH***.

■ Voir Puberté (troubles de la), chapitre L'enfant

Acné rosacée

Cette affection de la peau atteint principalement le nez et les joues et se traduit par une rougeur, une couperose et des pustules. Elle touche surtout les femmes de 30 à 50 ans.

Remèdes et posologie

Prenez 3 granules 3 fois par jour de ***Sanguinaria canadensis 5 CH*** et de ***Calcarea fluorica 9 CH***.

Acrocyanose

Affection disgracieuse mais sans gravité, l'acrocyanose se caractérise par une dilatation des petites veines, notamment au niveau des mains et des pieds, qui deviennent violacés, froids et moites.

Remèdes et posologie

Prenez 3 granules 3 fois par jour de ***Pulsatilla 5 CH, Hamamelis virginiana 5 CH*** et ***Secale cornutum 5 CH***.

Addison (maladie d')

Due à un mauvais fonctionnement ou à une lésion des glandes surrénales (situées au pôle supérieur de chacun des deux reins), qui fabriquent des hormones indispensables notamment à la circulation sanguine et à l'assimilation des protéines et des sucres, la maladie d'Addison se manifeste le plus souvent par une grande fatigue associée à divers troubles : baisse de la tension artérielle, problèmes digestifs.

Les médecines alternatives se révèlent bénéfiques en complément d'un traitement classique ; seul un médecin sera en mesure de définir le traitement à suivre.

Adénome de la prostate

Glande sexuelle masculine, située sous la vessie autour de la partie initiale de l'urètre, la prostate peut, chez l'homme vieillissant, augmenter de volume (adénome), gênant le passage de l'urine. Le traitement est chirurgical. Toutefois, l'intervention peut être retardée voire évitée en recourant suffisamment tôt aux médecines alternatives. N'hésitez à consulter un médecin qui choisira le traitement le mieux adapté à vos troubles.

Remèdes et posologie

Prenez 1 dose tous les 10 jours de ***Thuya occidentalis 9 CH***, et 10 gouttes 3 fois par jour de ***Sabal serrulata composé***, jusqu'à amélioration.

Adénopathie

C'est le gonflement d'un ou plusieurs ganglions. Une adénopathie n'est pas une maladie en soi mais peut constituer l'un des symptômes de nombreuses affections. Elle nécessite une consultation médicale afin d'en déterminer la cause et, au besoin, le traitement.

Aérophagie

Avaler de l'air entraîne un ballonnement de l'estomac et des renvois intempestifs. Souvent, l'aérophagie est provoquée par le fait de s'alimenter trop vite : prenez votre temps pour manger et bien mastiquer.

Remèdes et posologie

Prenez 3 granules 3 fois par jour d'***Argentum nitricum 4 CH*** et de ***Nux moschata 5 CH***.

■ Voir Ballonnements

Agoraphobie

Il s'agit de la peur de traverser des espaces vides ou d'une sensation de vertige angoissant à l'idée d'être seul dans un espace découvert.

Remèdes et posologie

Prenez 3 granules 3 fois par jour, ou en fonction des circonstances, d'***Argentum nitricum 9 CH*** et de ***Gelsemium sempervirens 5 CH***.

En l'absence de résultats, la psychothérapie ou la méthode du *biofeedback* (déconditionnement, reconditionnement) peuvent s'avérer efficaces.

■ Voir Phobie

Aigreurs d'estomac

Ces remontées acides trouvent souvent leur origine dans un excès d'acide chlorhydrique dans l'estomac (hyperchlorhydrie), lui-même provoqué par une cause locale (port d'une ceinture serrée, alimentation trop acide, ingestion trop rapide des aliments...) ou générale (calculs, constipation, angoisse ou anxiété, etc.).

Remèdes et posologie

Prenez 3 granules 3 fois par jour de l'un des remèdes suivants, à choisir en fonction des troubles

- aigreurs d'estomac : ***Iris versicolor 5 CH*** ;
- associées à une sensation de pesanteur gastrique : ***Nux vomica 5 CH***.

■ Voir Digestion difficile ; Gastrite ; Ulcère gastroduodénal

Aine (douleurs à l')

À la jointure du tronc et du membre inférieur se rencontre le pli de l'aine, où s'insèrent des muscles de la paroi abdominale et des muscles de la cuisse.

En cas de hernie, de gonflement des ganglions de l'aine, ou dans le doute, consultez un médecin.

Remède et posologie

Si la douleur est d'origine musculaire, prenez 3 granules 3 fois par jour de ***Ruta graveolens 4 CH***.

Albuminurie

C'est la présence anormale, dans les urines, d'une protéine fabriquée par le foie : l'albumine. Elle révèle généralement que les reins n'effectuent pas correctement leur travail de filtration. Si une analyse révèle la présence d'albumine dans vos urines, consultez un médecin ; il vous indiquera le traitement à suivre.

Remèdes et posologie

Il est prudent de ne recourir aux médecines alternatives pour traiter une albuminurie que si celle-ci est occasionnelle, ou en complément d'un traitement allopathique classique.

Prenez 3 granules 3 fois par jour de l'un des remèdes suivants, à choisir en fonction des troubles

- avec brûlures en urinant : ***Cantharis vesicatoria 5 CH*** ;
- avec gonflement sous les yeux : ***Apis mellifica 5 CH*** ;
- avec diminution de la quantité d'urine : ***sérum d'anguille 5 CH*** ;
- petite albuminurie consécutive à un coup de froid : ***Aconitum napellus 5 CH***.

Alcoolisme

On distingue l'alcoolisme aigu de l'alcoolisme chronique. Le premier est un état d'ivresse passager provoqué par une consommation excessive d'alcool. Il s'accompagne d'une agitation physique et psychique et d'une altération transitoire de toutes les fonctions.

L'alcoolisme chronique, lui, est dû à la prise régulière d'alcool pendant de longues périodes. Il s'accompagne d'une dégradation progressive de toutes les fonctions, en particulier hépatiques, et d'une dépendance à l'alcool. Il est souvent mortel.

Remèdes et posologie

Essayez les remèdes suivants, selon le trouble

- alcoolisme aigu : 3 granules toutes les 5 minutes de ***Nux vomica 4 CH*** et d'***Absinthium 4 CH***, en alternance ;

- alcoolisme chronique : 1 dose par semaine de ***Nux vomica 15 CH*** et 3 granules 3 fois par jour d'***Angustura 5 CH*** peuvent aider à vous désintoxiquer. Mais seule une cure de désintoxication suivie de l'abstinence totale et définitive de consommation d'alcool permet d'assurer la guérison. Contactez un centre médical ou une association spécialisés dans l'aide à la désintoxication.

■ **Voir Cirrhose ; Hépatite**

Allaitement (troubles liés à l')

Une femme qui allaite son nouveau-né lui fait bénéficier d'une partie de ses anticorps, et donc de sa protection immunologique. Mais l'allaitement peut être, surtout les premiers temps, source de lésions (crevasses aux seins) ou de douleurs.

Remèdes et posologie

Prenez 3 granules 3 fois par jour de l'un des remèdes suivants, à choisir en fonction des troubles

- douleurs à la tétée : ***Phellandrium aquaticum 4 CH*** ;
- crevasses aux mamelons : ***Kreosotum 5 CH*** ;
- engorgement des seins : ***Phellandrium aquaticum 5 CH*** ;
- inflammation (risque d'abcès du sein) : ***Belladonna 4 CH*** et ***Bryonia alba 4 CH***.

■ **Voir ce terme, chapitre L'enfant**

Allergie

C'est une réaction de défense anormalement forte de l'organisme au contact d'un agent extérieur : la personne allergique produit des anticorps qui « combattent » cet allergène, provoquant ainsi des manifestations caractéristiques : hypersécrétion bronchique, démangeaisons, éruption cutanée... Les plus répandues sont l'asthme, l'eczéma, le rhume des foins et l'urticaire. Les agents le plus souvent en cause sont présents dans l'air (pollens, plumes et poils), dans l'alimentation (conservateurs, colorants, produits chimiques, certains aliments tels que fraises, crustacés ou arachides), dans des produits entrant en contact avec la peau (produits ménagers, cosmétiques, chimiques, substances médicamenteuses injectées ou substances inoculées par des piqûres d'insectes) ; il peut aussi s'agir de facteurs plus généraux comme l'eau, le froid ou le soleil.

Remèdes et posologie

Si vous êtes allergique, l'un des meilleurs moyens de vous soigner est de pratiquer une « désensibilisation homéopathique », c'est-à-dire de prendre un remède fabriqué à partir de l'allergène responsable de votre allergie. Consultez votre médecin homéopathe.

Quelle que soit l'allergie, vous pouvez prendre, en fonction de la survenue des troubles, 1 dose de ***Poumon histamine 30 CH***.

Et si vous souffrez d'une allergie légère, reportez-vous à l'entrée spécifique de sa manifestation.

■ Voir Asthme ; Eczéma ; Rhume des foins ; Urticaire

Alopécie

Il s'agit de la chute des cheveux, fréquente surtout chez les hommes. La calvitie (absence de cheveux) est le terme évolutif de l'alopécie. Lorsqu'elle apparaît chez une personne jeune, elle peut découler d'une maladie générale, de soins inappropriés du cuir chevelu, d'une maladie de peau ou de la prise de certains médicaments. Enfin, une chute des cheveux peut parfois survenir passagèrement après une maladie ou un accouchement. En cas de doute, consultez un médecin.

Remèdes et posologie

Prenez 3 granules 3 fois par jour de l'un ou plusieurs des remèdes suivants, à choisir en fonction du trouble

- chute diffuse et progressive : ***Selenium 4 CH*** ;
- chute associée à des pellicules : ***Arsenicum album 4 CH*** ;
- chute chez une personne ayant les cheveux gras : ***Natrum muriaticum 5 CH*** et ***Graphites 5 CH*** ;
- pelade d'origine nerveuse : ***Thallium aceticum 5 CH*** et ***Phosphorus 9 CH***.

Alzeimer (maladie d')

Cette affection neurologique chronique se caractérise par une altération intellectuelle irréversible. Son évolution en l'absence de traitement est inéluctable et tend vers un état démentiel. À ce jour, ses causes sont encore méconnues et de nombreuses recherches sont en cours. La maladie débute en général vers 60 ans, quelquefois plus tôt, par des symptômes banals qui s'aggravent au fil des jours : perte de mémoire, troubles du comportement, du langage, de l'activité motrice et enfin de la reconnaissance des

visages. La personne atteinte de cette maladie perd progressivement son autonomie, nécessitant une assistance permanente qui n'est pas toujours possible dans son cadre de vie habituel. Un placement dans une maison spécialisée peut, à terme, s'avérer nécessaire.
Il n'existe pas de traitement homéopathique.

Amaigrissant (traitement)

Pour être durable et efficace, un régime amaigrissant ne doit pas consister seulement à manger moins (diminution de l'apport calorique) mais surtout mieux, c'est-à-dire de manière équilibrée. Pour perdre plus que quelques petits kilos, il est vivement conseillé de consulter un médecin diététicien, qui saura, selon votre âge, votre sexe, vos goûts et habitudes alimentaires, déterminer quels aliments vous devez éviter ou privilégier. Par ailleurs, buvez suffisamment mais pas trop : pour un adulte, les besoins en eau sont de 2 à 3 litres par jour, y compris l'eau contenue dans les aliments (potages, fruits, légumes...). Enfin, sans contrôle médical, un régime ne doit pas descendre au-dessous de 900 à 1 200 calories par jour, selon l'activité physique pratiquée (un peu de sport est vivement conseillé, même s'il ne s'agit que de marche...).

Remèdes et posologie

Parallèlement au régime, prenez

- pour calmer l'appétit : 3 granules 3 fois par jour d'***Anacardium orientale 4 CH*** ou d'***Antimonium crudum 4 CH***, 10 minutes avant les repas ;
- pour réguler l'état général : 1 dose tous les 8 jours de ***Sulfur 9 CH***.

■ Voir Fringale

Aménorrhée

C'est l'absence de règles. Lorsqu'elle survient chez une femme en période d'activité génitale (entre la puberté et la ménopause), sa cause la plus fréquente est une grossesse.

Consultez un médecin.

■ Voir Ménopause ; Règles (trouble des)

Ampoule

C'est une cloque emplie de liquide clair, provoquée par le frottement. Il est inutile, voire nuisible, de la percer. Essayez d'améliorer la cause du frottement, appliquez du Mercurochrome et attendez elle percera spontanément le moment venu ou elle se résorbera.

Remèdes et posologie

Si la cloque n'est pas crevée, n'y touchez pas. Prenez 3 granules 3 fois par jour d'***Arnica montana 4 CH***, et appliquez sur l'ampoule 2 fois par jour de la teinture mère de ***Calendula officinalis*** ou de la ***pommade au calendula***.

Amputation

La perte d'une partie ou de la totalité de l'un de nos membres peut avoir diverses causes (accident, maladie…).

Remèdes et posologie

Si vous souffrez de douleurs au niveau du moignon d'amputation ou de douleurs dites « du membre fantôme », prenez 3 granules 3 fois par jour d'***Hypericum perforatum 5 CH*** et d'***Allium cepa 5 CH***.

Amygdalite aiguë : voir Angine

Amygdalite chronique

Inflammation chronique des amygdales, l'amygdalite est due à l'existence de cryptes, petits « trous » situés dans les amygdales, où prolifèrent des microbes formant des dépôts de caséum (sécrétion de pus épais comme du lait caillé) malaisés à traiter. Cette affection n'est pas l'apanage des enfants, et nombreux sont les adultes qui présentent depuis l'enfance une amygdalite chronique.

Remède et posologie

Prenez 3 granules, 3 fois par jour de ***Kalium bichromicum 5 CH***.

Consultez un médecin si l'affection ne cède pas.

Anémie

La diminution du nombre de globules rouges du sang entraîne une diminution du taux d'hémoglobine (dont le rôle est de transporter l'oxygène des poumons aux tissus) dans le sang. Le plus souvent, l'anémie n'est pas une maladie en soi mais le symptôme d'une affection ou d'une carence en fer (anémie ferriprive) qu'il conviendra de dépister à l'aide d'examens appropriés.

Si vous souffrez d'anémie, consultez un médecin.

Remèdes et posologie

Les médecines alternatives ne sont préconisées que dans les cas non liés à une maladie générale. Vous pouvez alors prendre 3 granules 3 fois par jour de l'un des remèdes suivants, à choisir en fonction des troubles

- anémie se traduisant par une fatigue : ***China officinalis 5 CH*** ;
- par une pâleur du visage : ***Ferrum metallicum 4 CH*** ;
- par un amaigrissement et une dépression : ***Natrum muriaticum 4 CH***.

Angine

Inflammation aiguë de la gorge (amygdales, luette, fond de la gorge), l'angine peut prendre plusieurs formes, dont les plus répandues sont l'angine rouge et l'angine blanche (les amygdales sont couvertes d'un enduit blanchâtre). Une angine constitue par ailleurs l'un des symptômes de différentes maladies éruptives telles que la scarlatine.

Remèdes et posologie

Prenez 3 granules 3 fois par jour d'un ou plusieurs des remèdes suivants, à choisir en fonction des caractéristiques de l'affection

- début d'angine : ***Apis mellifica 4 CH*** ;
- amygdales rouge vif : ***Belladonna 4 CH*** et ***Mercurius solubilis 4 CH*** ;
- angine à points blancs : ***Mercurius solubilis 4 CH*** ;
- angine à gauche : ***Lachesis mutus 4 CH*** et ***Mercurius biiodatus 4 CH*** ;
- angine à droite : ***Lycopodium clavatum 4 CH*** et ***Mercurius protoiodatus 4 CH*** ;
- angine avec douleur irradiant vers les oreilles : ***Mercurius dulcis 4 CH***.

Si l'angine de cède pas au bout de 24 heures en dépit de ce traitement, consultez un médecin, qui effectuera si nécessaire un prélèvement pour rechercher d'éventuels streptocoques, dont la présence rend nécessaire un traitement antibiotique, ou qui vous en prescrira un d'emblée.

■ Voir Laryngite ; Pharyngite ; Rhino-pharyngite, chapitre L'enfant

Angine de poitrine

Également appelée angor pectoris, l'angine de poitrine est une douleur constrictive ressentie à l'intérieur de la cage thoracique et irradiant souvent vers la gauche de la mâchoire inférieure et l'épaule gauche ; elle survient souvent lors d'un effort ou immédiatement après.

L'angine de poitrine est le signe d'une souffrance du muscle cardiaque par diminution de son irrigation et doit impérativement amener à consulter un médecin au plus vite ; elle peut être le signe précurseur d'un infarctus du myocarde.

Remèdes et posologie

En attendant la consultation et/ou en complément d'un traitement classique, vous pouvez prendre, toutes les 10 minutes jusqu'à amélioration, 3 granules d'un des remèdes suivants, à choisir en fonction des troubles

- sensation de constriction du cœur comme dans un étau : ***Cactus grandiflorus 5 CH*** ;
- douleur angoissante irradiant dans le bras gauche : ***Latrodectus mactans 5 CH*** ;
- douleur accompagnée de nausées, sueurs froides et mains glacées : ***Nicotiana tabacum 5 CH***
- angine de poitrine survenant chez une personne dépressive : ***Naja tripudians 4 CH*** ;
- chez un fumeur : ***Nicotiana tabacum 4 CH***.

■ Voir Infarctus du myocarde

Angiome : voir ce terme, chapitre L'enfant

Angoisse et anxiété

L'angoisse est une sensation physique d'oppression (ressentie selon le cas dans la gorge, le cœur, la poitrine) accompagnée d'un sentiment d'inquiétude. Elle survient sans objet (ou cause réelle), ce qui la distingue de l'anxiété, laquelle est uniquement psychologique et survient à propos d'un « objet », même si celui-ci n'est pas source d'anxiété pour autrui. L'anxiété, lorsqu'elle est très forte, peut comme l'angoisse s'accompagner de certains troubles physiques (accélération du rythme cardiaque, palpitations, diarrhée…).

Remèdes et posologie

Prenez 3 granules toutes les heures de l'un des remèdes suivants, à choisir en fonction des troubles

- agitation anxieuse associée à une peur de la mort : ***Aconitum napellus 9 CH*** ;

- sensation que le cœur va s'arrêter : ***Gelsemium sempervirens 9 CH*** ;
- boule dans la gorge empêchant de parler : ***Ignatia amara 9 CH*** ;
- angoisse associée à une agitation et à une soif d'eau glacée : ***Arsenicum album 9 CH*** ;
- angoisse associée à des tremblements : ***Gelsemium sempervirens 9 CH*** ;
- angoisse associée à des sueurs glacées : ***Veratrum album 9 CH*** ;
- angoisse associée à une précipitation, une impatience : ***Argentum nitricum 9 CH*** ;
- angoisse survenant à la tombée du jour : ***Phosphorus 9 CH***.

■ Voir Phobie ; Psychosomatiques (maladies)

Angor : voir Angine de poitrine

Anorexie

Elle se caractérise par la diminution ou l'arrêt total de l'alimentation. Ses origines sont diverses : maladie, tristesse, contrariétés, etc.

L'anorexie mentale, maladie d'ordre psychique, affecte plus particulièrement les adolescentes. Elle révèle presque toujours un conflit affectif qui se présente chez une adolescente au profil psychologique particulier et doit absolument être traitée. L'anorexie est une forme de suicide lent, la patiente se laissant littéralement mourrir de faim.

L'anorexie nécessite absolument une prise en charge médicale, le plus souvent par des spécialistes (psychologues, psychiatres). Quand la perte de poids est trop importante, l'hospitalisation doit être envisagée avant que les troubles vitaux ne soient irréversibles.

Remède et posologie

En accompagnement du traitement allopathique pour réguler l'état général, il est possible de prendre 1 dose tous les 8 jours de ***Sulfur 9 CH***.

■ Voir aussi Appétit (troubles de l'), chapitre L'enfant

Anosmie

L'absence, ou la perte, de l'odorat est une affection rare qui touche notamment les personnes très âgées et certains patients atteints d'affections du nez ou du cerveau. Elle peut aussi survenir passagèrement et être liée à une cause locale (rhume, sinusite, polype...).

N'hésitez pas à consulter le médecin en l'absence d'amélioration rapide.

Remède et posologie

Si vous avez la sensation d'avoir perdu l'odorat, prenez 3 granules 3 fois par jour de ***Pulsatilla 4 CH***.

Anthrax

C'est un placard infectieux formé de plusieurs furoncles, dont l'évolution peut être extrêmement grave en particulier s'il siège sur le visage.

Il faut impérativement consulter un médecin si le traitement homéopathique ne donne pas des résultats très rapides.

Remèdes et posologie

Prenez 3 granules toutes les heures d'***Anthracinum 5 CH,*** d'***Hepar sulfur 5 CH*** et d'***Arsenicum album 5 CH***, en alternance et jusqu'à amélioration.

■ Voir Furoncle

Anus (troubles de l')

L'anus peut être le siège d'hémorroïdes, d'abcès et de fistules. En cas de doute ou si les symptômes (irritations, suintements, douleurs...) persistent en dépit du traitement homéopathique, n'hésitez pas à consulter un médecin car il peut s'agir d'un problème plus grave.

Remèdes et posologie

Prenez 3 granules 3 fois par jour de l'un des remèdes suivants, à choisir en fonction des troubles

- démangeaisons sans cause : ***Dolichos pruriens 4 CH*** ;
- démangeaisons dues à une infestation par des vers : ***Cina maritima 4 CH*** ;
- douleurs constantes avec faux besoins : ***Aloe socotrina 4 CH*** ;
- douleurs brûlantes avec irritation : ***Cantharis vesicatoria 4 CH*** ;
- douleurs brûlantes après la selle : ***Capsicum annuum 4 CH*** ;
- douleur lors de la marche : ***Ignatia amara 4 CH*** ;
- fissure anale : ***Nitricum acidum 4 CH*** ;
- rougeur et sensation de brûlure : ***Sulfur 5 CH***.

■ Voir aussi Hémorroïdes

Anxiété : voir Angoisse et anxiété

Apathie : voir Aboulie

Aphonie

C'est une extinction de voix, due le plus souvent à une inflammation du larynx. Une aphonie chronique impose une consultation médicale afin que la cause soit identifiée.

■ **Voir Laryngite**

Aphte

Ce sont de petites ulcérations douloureuses qui apparaissent à l'intérieur des joues ou sur la langue, sans raison ou après consommation de gruyère, de noix, de noisettes, etc. Ils disparaissent habituellement d'eux-mêmes en quelques jours.

Remèdes et posologie

Prenez 3 granules 3 fois par jour de l'un des remèdes suivants, à choisir en fonction des troubles :

- vésicules brûlantes et régulières : ***Borax veneta 4 CH*** ;
- vésicules brûlantes, douleur s'estompant à la chaleur : ***Arsenicum album 4 CH*** ;
- vésicules irrégulières emplies de liquide jaunâtre : ***Sulfuricum acidum 4 CH*** ;
- aphtes associés à une haleine fétide : ***Mercurius solubilis 4 CH***.

Apnée du sommeil

Il s'agit d'une pause respiratoire survenant pendant le sommeil, parfois à de nombreuses reprises au cours d'une même nuit. La plupart du temps, elle se manifeste chez des personnes trop grosses et qui ronflent. Sa répétition risque, à la longue, d'altérer l'activité cérébrale par manque d'oxygénation.

Remède et posologie

Vous pouvez tenter de réduire une tendance à l'apnée du sommeil en maigrissant et en prenant 3 granules au coucher de ***Nux vomica 9 CH***.

En l'absence de résultat rapide, consultez un médecin.

Appendicite

C'est l'inflammation et/ou l'infection de l'appendice du cœcum, petit diverticule rattaché au gros intestin. Elle se traduit selon le cas par des nausées, des vomissements, une douleur ressentie entre l'aine droite et le nombril, une constipation et une légère fièvre. C'est surtout entre 15 et 25 ans que cette affection se manifeste le plus fréquemment.

Si une intervention chirurgicale (ablation de l'appendice) n'est pas pratiquée au plus vite, l'appendicite risque d'évoluer vers une péritonite, infection encore plus grave provoquée par le passage de pus dans le péritoine.

Remèdes et posologie

En attendant l'opération, vous pouvez tenter de soulager les symptômes en prenant 3 granules toutes les heures de ***Bryonia alba 4 CH*** et de ***Colocynthis 4 CH***, en alternance.

Appétit (manque d')

Un manque d'appétit occasionnel, à la suite d'un surmenage ou d'une contrariété, est sans gravité. En revanche, lorsque l'inappétence devient chronique, elle peut constituer le signe d'une affection grave, surtout si elle s'accompagne d'un amaigrissement important.

Une consultation médicale est alors indispensable.

Remèdes et posologie

En cas d'inappétence occasionnelle, vous pouvez prendre 3 granules 1 fois par jour de ***Silicea 5 CH***, 1 dose tous les 8 jours de ***Natrum muriaticum 7 CH***, et 10 gouttes le matin de ***céréales germées D1*** (disponibles en pharmacie).

Artériosclérose

Cette affection des artères est caractérisée par l'altération (sclérose) de leurs fibres musculaires et élastiques. Ce terme est souventt utilisé pour désigner l'athérosclérose.

■ Voir Athérosclérose

Artérite

C'est l'une des conséquences de l'athérosclérose : les artères étant plus ou moins bouchées, le sang y circule difficilement, irrigue insuffisamment les muscles, provoquant des crampes douloureuses à l'effort (par exemple dans le mollet lorsque la personne marche). Différents traitements sont possibles, dont certains chirurgicaux (angioplastie, remplacement d'une partie de l'artère).

En cas d'artérite, consultez impérativement un médecin.

Remèdes et posologie

En attendant la consultation, puis en parallèle avec le traitement classique, vous pouvez prendre 3 granules 3 fois par jour de ***Secale cornutum 5 CH*** et de ***Carbo vegetabilis 5 CH***.

■ Voir Athérosclérose

Arthrite

Ce terme s'applique à toute affection inflammatoire ou infectieuse, aiguë ou chronique, qui touche une articulation (monoarthrite) ou plusieurs (polyarthrite). Les causes de l'arthrite sont multiples : infection microbienne, maladie de système, etc. Seul un médecin pourra poser un diagnostic précis et déterminer le traitement.

■ Voir Arthrose ; Rhumatismes

Arthrose

Affection articulaire chronique d'origine mécanique et non inflammatoire (à l'inverse de l'arthrite), elle se caractérise par des lésions dégénératives des articulations, associées à une prolifération du tissu osseux sous-jacent. L'arthrose n'est pas dangereuse en soi, mais elle est responsable d'une gêne fonctionnelle (articulations « rouillées » empêchant de faire certains mouvements) et de douleurs parfois très handicapantes.

■ Voir Arthrite ; Rhumatismes

Arythmie

Irrégularité du rythme des contractions du cœur, l'arythmie peut avoir de nombreuses causes, dont certaines sont sans gravité (nervosité, consommation excessive de café ou tabac, troubles digestifs) et d'autres plus sérieuses (maladie du cœur).

En cas d'arythmie persistante, il est indispensable de consulter.

Remèdes et posologie

Exclusivement si l'origine de l'arythmie est sans gravité, prenez 3 granules 3 fois par jour de ***Digitalis purpurea 4 CH*** et de ***Spigelia anthelmia 4 CH***, en alternance.

■ Voir Palpitations

Ascaris : voir Vers (infestation par des)

Asthme

C'est l'une des grandes manifestations de l'allergie, qui traduit une intolérance des voies respiratoires à certaines substances (poussières, pollens, poils, acariens...). De caractère souvent familial, l'asthme est responsable de crises de gêne respiratoire d'intensité très variable, parfois très sévères et nécessitant une hospitalisation.

L'asthme nécessite une prise en charge médicale, le traitement de fond pouvant inclure l'isothérapie (traitement complémentaire par des dilutions homéopathiques de l'agent déclencheur, poils, pollens, lessive, etc.).

Remèdes et posologie

En traitement des crises, prenez 3 granules de l'un ou plusieurs des remèdes suivants, à choisir en fonction des troubles

- systématiquement : ***Sambucus nigra 4 CH, Ipecacuanha 4 CH, Antimonium tartaricum 4 CH***, toutes les 30 minutes et en alternant les remèdes ;
- avec agitation : ***Aconitum napellus 4 CH***, toutes les 2 heures ;
- avec sueurs froides : ***Arsenicum album 5 CH***, le soir ;
- amélioré en position assise : ***Kalium carbonicum 5 CH***, toutes les 15 minutes ;
- au moment des règles : ***Cimicifuga racemosa 5 CH***, 3 fois par jour ;
- par temps humide : ***Dulcamara 5 CH***, toutes les 15 minutes.

Athérosclérose

C'est l'une des principales causes des maladies cardio-vasculaires, responsables d'un nombre important de décès. Elle est due à la formation, sur les parois des artères, de dépôts graisseux (plaques d'athérome) constitués surtout de « mauvais » cholestérol (LDL cholestérol) : le sang ne circule plus correctement dans les artères, les tissus ne sont plus assez irrigués. Selon la localisation des plaques d'athérome, l'athérosclérose sera cause d'infarctus cérébral (artères du cerveau), d'angine de poitrine et d'infarctus du myocarde (artères du cœur), d'artérite des membres inférieurs (artères des jambes)... Outre des prédispositions génétiques, les facteurs de risque sont la sédentarité, le tabagisme, la consommation en excès de sucres et de graisses animales.

Quelques mesures d'hygiène de vie peuvent aider à prévenir l'athérosclérose : la pratique modérée et régulière d'une activité sportive, la suppression du tabac, un régime alimentaire équilibré, pauvre en sucres et en graisses animales (lait entier, beurre, crème entière, saindoux, etc.)... En outre, il est conseillé de prendre des capsules d'huile de saumon 500 mg (2 matin et soir pendant le repas) laquelle fait baisser de 20 à 40 % le taux sanguin de cholestérol et de triglycérides.

Remèdes et posologie

Prenez 1 dose 1 fois par semaine de ***Baryta carbonica 7 CH*** et de ***Cholesterinum 9 CH***.

Ce traitement n'est qu'une base qu'il conviendra d'adapter au cas par cas. Il ne vous dispense donc pas de consulter un médecin.

Attaque : voir Accident vasculaire cérébral (AVC)

Avaler (difficultés à)

Au cas où vous avez du mal à avaler, consultez votre médecin si les troubles persistent plus de 3 ou 4 jours : ils peuvent trouver leur origine dans une affection nécessitant un traitement, comme par exemple un diverticule de l'œsophage (poche formée sur l'œsophage en raison de la distension de ses fibres musculaires).

Remèdes et posologie

Prenez 2 granules de l'un des remèdes suivants, à choisir en fonction du trouble

- en cas de spasmes nerveux : ***Cuprum aceticum 4 CH***, toutes les 15 minutes jusqu'à amélioration ;
- en cas d'impression de boule dans la gorge : ***Ignatia amara 4 CH***, toutes les 30 minutes jusqu'à amélioration.

Vous pouvez aussi prendre en plus de la valériane en gélules.

■ Voir Œsophage (spasmes de l')

Balanite

C'est l'inflammation de la muqueuse du sillon du gland de la verge.

Consultez impérativement un médecin, car elle peut constituer le signe d'une maladie générale (diabète).

Remèdes et posologie

En attendant la consultation, prenez 3 granules 3 fois par jour de ***Mercurius corrosivus 5 CH***.

Appliquez 2 fois par jour une ***pommade au calendula*** sur la zone enflammée.

■ Voir aussi Diabète

Ballonnements

Les ballonnements abdominaux traduisent la rétention de gaz, provoqués par des fermentations intestinales. Un excès de gaz dans les intestins est souvent en rapport avec des erreurs alimentaires, le plus souvent un excès de féculents (haricots, lentilles, pois...), parfois d'autres légumes (choux, oignons, navets...). C'est à chacun de déterminer ce qui ne lui convient pas et de rééquilibrer son alimentation pour éviter ballonnements et flatulences.

Remèdes et posologie

Prenez 3 granules 3 fois par jour de l'un des remèdes suivants, à choisir en fonction des troubles

- ballonnements de la région de l'estomac : ***Carbo vegetabilis 5 CH*** ;
- au-dessous de la ceinture : ***Lycopodium clavatum 5 CH*** ;
- de tout le ventre : ***Nux moschata 5 CH*** ;
- après les repas : ***Nux vomica 5 CH*** ;
- pendant les règles : ***Cocculus indicus 5 CH***.

■ Voir Digestion difficile

Bartholinite

L'inflammation des glandes de Bartholin, les glandes lubrifiantes situées à l'entrée du vagin se manifeste par un gonflement rouge et douloureux et de la fièvre. Elle nécessite une consultation médicale.

Remèdes et posologie

En plus du traitement classique (antibiotiques), prenez 3 granules 3 fois par jour de ***Pyrogenium 4 CH*** et d'***Hepar sulfur 4 CH***.

Basedow (maladie de)

Cette affection de la glande thyroïde est responsable d'une production trop élevée d'hormones thyroïdiennes (hyperthyroïdie), et se traduit par un amaigrissement, une agitation, une fatigue anormale, un goitre (hypertrophie de la glande thyroïde), parfois par des troubles oculaires (exophtalmie, par exemple).

Dans tous les cas, il est indispensable de consulter un médecin, qui vous prescrira les examens nécessaires (dosage sanguin des hormones thyroïdiennes, échographie, scintigraphie, etc.). Le traitement homéopathique ne peut être prescrit qu'au cas par cas, et en complément du traitement allopathique ou chirurgical.

Battements de cœur : voir Arythmie ; Tachycardie

Bec-de-perroquet : voir Ostéophyte

Bégaiement : voir ce terme, chapitre L'enfant

Blennorragie

C'est une maladie microbienne sexuellement transmissible, communément appelée chaude-pisse, qui se traduit par des écoulements et par des brûlures lors des mictions.

Consultez un médecin, car un traitement par des antibiotiques est nécessaire. N'oubliez pas de faire également traiter votre partenaire.

Blépharite

Cette inflammation des paupières qui évolue de façon chronique et récidivante se traduit par une rougeur sur le bord libre, souvent accompagnée de squames blanches.

Consultez un médecin, car les causes sont multiples et doivent être identifiées pour l'établissement d'un traitement efficace.

Remèdes et posologie

En accompagnement du traitement allopathique, prenez 3 granules 3 fois par jour de l'un des remèdes suivants, à choisir en fonction des troubles

- paupières collées le matin : ***Graphites 5 CH*** ;
- paupières enflammées : ***Tellurium 5 CH*** ;
- paupières tombantes : ***Physostigma 5 CH***.

Bleu : voir Hématome

Bouche (sécheresse de la)

Elle s'observe en cas d'état fébrile important, quelle qu'en soit la cause (infection, maladie virale contagieuse, etc.), au cours de certaines maladies générales (athérosclérose, anémie, diabète, etc.) et de certaines formes de dépression nerveuse. Une sécheresse de la bouche peut aussi accompagner la prise de certains médicaments (neuroleptiques, antihistaminiques, etc.).

Remèdes et posologie

Prenez 3 granules 3 fois par jour d'***Alumina 4 CH***, de ***Nux moschata 4 CH*** et de ***Bryonia alba 4 CH***.

Bouffée de chaleur

C'est une vague de chaleur qui survient soudainement, envahit le haut du corps et le visage et s'accompagne de sueurs. Le plus souvent, les bouffées de chaleur traduisent un désordre hormonal et sont caractéristiques de la ménopause. Elles peuvent aussi survenir en période d'activité génitale.

Remèdes et posologie

Pour des bouffées de chaleur survenant entre la puberté et la ménopause, prenez 3 granules 3 fois par jour de ***Sepia officinalis 9 CH***.

■ Voir Ménopause

Boule dans la gorge (sensation de)

Il s'agit d'une sensation de spasme, d'origine nerveuse, au niveau de l'œsophage.

Remèdes et posologie

Prenez 3 granules 3 fois par jour de l'un des remèdes suivants, à choisir en fonction des troubles

- après une contrariété : ***Ignatia amara 4 CH*** ;
- sensation aggravée en buvant, s'estompant en mangeant : ***Lachesis mutus 4 CH*** ;
- sensation de boule remontant de l'estomac, s'estompant en avalant : ***Asa fœtida 4 CH***.

Boulimie : voir Fringale

Bourdonnements d'oreille

Avoir des bourdonnements d'oreille peut relever d'affections très variées, depuis le bouchon de cérumen jusqu'à une atteinte du nerf acoustique. De tels symptômes justifient donc une consultation médicale rapide. En revanche, s'il s'agit d'un trouble ancien dont vous connaissez la cause, il peut être accessible aux médecines alternatives.

Remèdes et posologie

Prenez 3 granules 3 fois par jour de ***Natrum salicylicum 5 CH*** et de ***Chininum sulfuricum 5 CH***.

■ Voir aussi Menière (maladie de)

Bronchite

Affection fréquente, c'est une inflammation aiguë ou chronique des bronches. Dans le premier cas, elle est souvent d'origine virale. Quant à la bronchite chronique, c'est avant tout la « maladie des fumeurs », mais elle est aussi favorisée par la pollution atmosphérique. Les enfants présentent souvent des rhino-pharyngites qui, parfois, évoluent vers une bronchite. Pour l'éviter, toute rhino-pharyngite doit être énergiquement soignée.

En cas de bronchite sévère, chronique ou à répétition, un traitement choisi en fonction de vos symptômes et de vos caractéristiques les plus personnelles est nécessaire ; consultez un médecin, d'autant qu'un remède allopathique peut être indispensable.

Remèdes et posologie

Si votre bronchite n'est pas trop grave, vous pouvez prendre 3 granules 3 fois par jour d'***Antimonium tartaricum 5 CH***, et 3 granules 3 fois par jour d'un ou plusieurs des remèdes suivants, à choisir en fonction des symptômes

- survenue par temps froid et sec : ***Aconitum napellus 4 CH*** ;
- survenue par temps froid et humide : ***Dulcamara 4 CH*** ;
- avec douleurs dans la cage thoracique et crachats : ***Hepar sulfur 4 CH*** ;
- avec douleurs aiguës dans la cage thoracique : ***Ferrum phosphoricum 4 CH*** ;
- avec toux violente et suffocante : ***Ipecacuanha 4 CH*** ;
- avec écoulement irritant par le nez : ***Arum triphyllum 4 CH*** ;
- avec émissions de crachats jaunes épais : ***Mercurius solubilis 4 CH***.

Broncho-pneumonie

Cette infection des alvéoles pulmonaires et des bronchioles est notamment responsable d'une fièvre élevée et d'une toux.

Il s'agit d'une affection grave, qui nécessite impérativement de consulter un médecin.

Il n'existe pas de traitement homéopathique.

Brucellose

Infection générale par une bactérie, le Brucella militensis, *la brucellose se transmet principalement par les chèvres, le lait et le fromage de chèvre. Le symptôme principal en est une fièvre ondulante. Cette maladie grave, qui peut avoir des localisations articulaires ou cardiaques, nécessite de consulter un médecin.*

Il n'existe pas de traitement homéopathique.

Bruit (incapacité à supporter le)

Certaines personnes sont intolérantes au bruit, ne supportant pas les sons au-delà d'un certain seuil propre à chacune, qu'il s'agisse de sons agréables (musique) ou non (klaxon, circulation, marteau-piqueur...).

Remède et posologie

Prenez 1 dose tous les 5 jours de ***Theridion 9 CH***, jusqu'à amélioration.

Brûlure

Avant toute chose, désinfectez la plaie. En cas de brûlure au-delà du premier degré, consultez un médecin.

Remèdes et posologie

Prenez 3 granules 3 fois par jour de l'un des remèdes suivants, à choisir en fonction des troubles :

- brûlure légère, rosée : ***Apis mellifica 4 CH*** ;
- brûlure rouge : ***Belladonna 4 CH*** ;
- brûlure avec cloque : ***Mezereum 4 CH***.

■ Voir aussi Coup de soleil

Bursite : voir Hygroma

Café (troubles consécutifs à l'abus de)

Ils se manifestent par une nervosité générale et cardiaque avec une sensation de palpitations ou parfois même des vertiges, ainsi que par une certaine difficulté à l'endormissement comme si le cerveau refusait de s'arrêter de fonctionner.

Remèdes et posologie

Prenez 3 granules 3 fois par jour de l'un ou plusieurs des remèdes suivants, à choisir en fonction des troubles

- nervosité, insomnie par abus de café : ***Coffea cruda 4 CH*** ;
- troubles digestifs après avoir bu du café : ***Nux vomica 4 CH*** ;
- diarrhée après avoir bu du café : ***Cyclamen europaeum 4 CH*** ;
- dégoût par l'odeur du café : ***Ignatia amara 4 CH ;***
- palpitations liées à la consommation de café : ***Spigelia anthelmia 4 CH*** et ***Nux vomica 4 CH***.

Calcul

C'est une concrétion anormale qui se forme à partir d'excrétions physiologiques du corps comme la bile, l'urine ou la salive. Les calculs peuvent être responsables de coliques hépatiques (calculs biliaires), néphrétiques (calculs rénaux) ou d'un gonflement des glandes salivaires (« grenouillette »).

Leur présence impose une surveillance médicale ; une intervention chirurgicale peut être nécessaire pour pratiquer leur extraction.

■ Voir Calcul de la vésicule biliaire ; Calcul rénal

Calcul de la vésicule biliaire

Il s'agit d'une concrétion (ou de plusieurs) se formant à partir de la bile dans les voies hépatiques. Dans certains cas, la présence de calculs n'entraîne aucun symptôme.

Dans d'autres cas, ceux-ci peuvent s'engager dans le canal cholédoque (qui relie la vésicule biliaire à l'intestin), occasionnant des crises de douleur intenses : ce sont les coliques hépatiques, dont les complications (cholécystiste) nécessitent une intervention chirurgicale pour extraire la vésicule biliaire.

Remèdes et posologie

En cas de colique hépatique et en attendant la consultation, vous pouvez prendre 3 granules de ***Colocynthis 4 CH***, de ***Bryonia alba 4 CH*** et de ***Magnesia phosphorica 4 CH***, toutes les 5 minutes et en alternant, jusqu'à amélioration.

Calcul rénal

Il s'agit d'une concrétion d'oxalate, d'urate ou de carbonate de calcium qui se forme à partir de l'urine dans les reins ou les voies urinaires, occasionnant lorsqu'elle s'engage dans l'uretère, canal qui relie le rein à la vessie, de très violentes douleurs : ce sont les coliques néphrétiques, qui durent jusqu'à ce que le calcul soit arrivé dans la vessie.

La présence d'un calcul dans le rein risque de léser celui-ci, voire de l'empêcher définitivement de fonctionner. Il peut donc être nécessaire, suivant sa taille et sa situation, de procéder à son ablation, soit par une opération chirurgicale, soit par un procédé consistant à le faire éclater à l'aide d'un appareil (lithotripteur) émettant des ondes de choc.

Remèdes et posologie

Les douleurs occasionnées par une colique néphrétique sont souvent intolérables.

Si vous ne pouvez pas consulter très rapidement un médecin, ou en attendant son arrivée, prenez 2 granules toutes les 3 minutes de ***Calcarea carbonica 5 CH***, de ***Pareira brava 5 CH***, de ***Berberis vulgaris 5 CH***, de ***Belladonna 5 CH***, de ***Dioscorea villosa 5 CH***, de ***Colocynthis 5 CH***, en alternant les 3 premiers et les 3 suivants, jusqu'à amélioration.

Calcul urinaire : voir Calcul rénal

Calvitie : voir Alopécie

Cancer

Le traitement du cancer n'est pas du ressort des médecines alternatives employées seules. Toutefois, différentes méthodes peuvent être utilisées, avec l'accord de votre médecin, en complément d'une thérapeutique classique. Si vous êtes en cours de traitement par cobalt ou chimiothérapie, l'homéopathie peut vous être d'un grand secours pour soulager nausées, troubles du sommeil et autres effets secondaires.

Candidose

C'est la multiplication, anormalement excessive d'une levure (champignon) microscopique, le *Candida albicans*, naturellement présent dans la bouche, les voies génitales et les intestins. Une infection passagère par le *Candida* (candidose) peut notamment survenir en cas de baisse des défenses immunitaires ou de bouleversement du corps (consécutif à une grossesse, un diabète, la prise d'antibiotiques...). Selon sa localisation, l'affection se traduit par une irritation des muqueuses de la bouche et un dépôt blanchâtre (candidose buccale), un intertrigo (candidose cutanée), des irritations et un écoulement blanchâtre (candidose génitale), une diarrhée (candidose intestinale...).

Consultez un médecin : des examens de laboratoire et un traitement allopathique sont nécessaires ; ce traitement peut être utilement complété par la phytothérapie et, pour prévenir les récidives, par l'homéopathie.

Remèdes et posologie

En cas de crise et en attendant la consultation, vous pouvez prendre 3 granules 3 fois par jour de ***Candida 5 CH*** et de ***Mercurius solubilis 5 CH***.

■ Voir Intertrigo ; Muguet, chapitre L'enfant

Carie

C'est une cavité pathologique qui se forme aux dépens des tissus d'une dent. Certaines personnes y sont plus volontiers sujettes que d'autres, mais se brosser soigneusement les dents après chaque repas diminue fortement le risque d'en avoir.

Une carie constituée nécessite une consultation chez le dentiste. Mais l'homéopathie peut aider à diminuer la tendance aux caries.

Remèdes et posologie

En cas de caries dentaires répétées, prenez pendant quelques mois, avec le traitement de fond que vous conseillera votre dentiste, 3 granules 3 fois par jour de ***Kreosotum 5 CH*** et de ***Staphysagria 5 CH***.

Il est possible d'utiliser en complément et en traitement de fond les remèdes du rachitisme.

■ Voir Carie (prévention), chapitre L'enfant ; Rachitisme, chapitre L'enfant

Cataracte

Il s'agit d'une affection des yeux généralement en rapport avec l'âge, qui se traduit par une opacification du cristallin.

La cataracte constituée requiert un traitement chirurgical. Consultez un ophtalmologiste.

La cataracte en cours de constitution peut être soignée par un traitement homéopathique individualisé.

Cauchemar

Pour éviter les cauchemars, quelques règles simples d'hygiène de vie doivent être respectées : dînez légèrement (mais suffisamment), prenez avant de vous coucher une tasse d'infusion de tilleul et préparez-vous mentalement, autant que possible, à un bon sommeil (efforcez-vous par exemple d'avoir une pensée positive au moment où vous vous endormez).

Remède et posologie

Avant de vous coucher, prenez 3 granules de ***Chamomilla vulgaris 4 CH***. Ce traitement peut également s'appliquer à l'enfant à partir de 5 ans.

Cellulite

Cette inflammation du tissu cellulaire sous-cutané se traduit par un aspect de peau d'orange. Son apparition est favorisée par une mauvaise circulation sanguine, souvent accompagnée d'une rétention d'eau au niveau des jambes. La cellulite touche plus particulièrement les femmes puisque, rançon des hormones, 95 % en sont atteintes. Elle siège de préférence au niveau des hanches (« culotte de cheval »), des genoux et des bras.

Remèdes et posologie

Pour lutter contre la cellulite, vous pouvez prendre 3 granules 3 fois par jour de ***Silicea 4 CH*** et 1 dose tous les 8 jours de ***Silicea 9 CH***, ainsi que 10 gouttes matin et soir d'***Hamamelis composé*** pour améliorer la circulation sanguine.

Céphalée

La céphalée, ou mal de tête, est souvent la conséquence d'une alimentation déséquilibrée, d'une vie trop trépidante ou du stress.

Si elle survient sans raison apparente ou fréquemment, ou encore si elle semble très inhabituelle, consultez un médecin.

Remèdes et posologie

Prenez 3 granules toutes les 30 minutes de l'un des remèdes suivants, à choisir en fonction de la survenue du mal de tête

- suite à des écarts alimentaires : ***Nux vomica 5 CH*** ;

- suite à un excès de café : ***Coffea cruda 5 CH*** ;
- après avoir bu de l'alcool : ***Agaricus muscarius 5 CH*** ;
- suite à un excès de tabac : ***Nicotiana tabacum 5 CH*** ;
- suite à un coup de froid : ***Aconitum napellus 5 CH*** ;
- après une exposition au soleil : ***Glonoïnum 5 CH*** ;
- avant un orage : ***Phosphorus 5 CH*** ;
- en même temps qu'une constipation : ***Indolum 5 CH*** ;
- avant les règles : ***Cimicifuga racemosa 5 CH*** ;
- après les règles : ***Lilium tigrinum 5 CH*** ;
- après des efforts musculaires : ***Rhus toxicodendron 5 CH*** ;
- après avoir dormi : ***Lachesis mutus 5 CH*** ;
- après un effort mental : ***Phosphoricum acidum 5 CH*** ;
- après une contrariété : ***Natrum muriaticum 5 CH*** ;
- après un choc : ***Arnica montana 5 CH*** ;
- périodiquement : ***Cedron 5 CH***.

■ Voir aussi Migraine

Chagrin (suite de)

Certains chagrins ont une cause (peine de cœur, deuil, pertes financières...), d'autres n'en ont pas et sont le fait des esprits chagrins.

Remèdes et posologie

Dans le premier cas, il faut soigner la cause ou attendre qu'elle passe. Pour patienter, prenez 3 granules 2 fois par jour d'***Ignatia amara 4 CH*** et 3 granules au coucher de ***Gelsemium sempervirens 9 CH***.

Dans le second cas, une psychothérapie avec un spécialiste s'impose.

Chalazion

C'est un petit kyste qui se développe au bord de la paupière, à la racine d'un cil.

Un chalazion déjà formé doit être enlevé chirurgicalement. Consultez votre ophtalmologiste.

Remède et posologie

Pour éviter qu'il ne se forme à nouveau, prenez 3 granules 3 fois par jour pendant 3 mois de ***Staphysagria 5 CH***.

Chaude-pisse : voir Blennorragie

Chéloïde : voir Cicatrice

Cheveux

Les cheveux sont le siège de différents troubles : pellicules, séborrhée, sécheresse, ou encore chute. Dans tous les cas, choisissez un shampooing adapté à votre type de cheveux, et envisagez éventuellement des solutions phytothérapiques.

Avant de pratiquer une couleur, faites un essai car un œdème de Quincke est à redouter en cas d'allergie à la coloration.

Il n'existe pas de traitements homéopathiques véritablement efficaces.

■ **Voir Alopécie ; Quincke (œdème de)**

Choc émotionnel

Lorsque après une émotion importante, une grande peine, une joie intense ou une frayeur, le cœur s'emballe, les mains tremblent et les jambes semblent coupées, il y a état de choc.

Remèdes et posologie

Avant toute chose, allongez-vous confortablement, respirez lentement et librement (au besoin aidez-vous en posant une main sur le ventre que vous ferez monter et descendre par les mouvements respiratoires). Puis prenez 3 granules 3 fois par jour de l'un des remèdes suivants, à choisir en fonction des troubles

- peine de cœur : ***Natrum muriaticum 9 CH*** ;
- peur : ***Aconitum napellus 9 CH*** ;
- tremblements : ***Gelsemium sempervirens 9 CH***.

■ **Voir aussi Tachycardie**

Cholécystite

Infection microbienne de la vésicule biliaire souvent liée à la présence d'un calcul, la cholécystite se traduit fréquemment par une jaunisse associée à une fièvre et à une altération de l'état général. En l'absence de traitement rapide, elle évolue vers une angiocholite (infection très grave des voies biliaires).

Une cholécystite nécessite de consulter impérativement un médecin.

Il n'existe pas de traitement homéopathique.

■ **Voir Calcul de la vésicule biliaire**

C

Choléra

Cette maladie infectieuse et contagieuse se manifeste brutalement par une diarrhée aiguë accompagnée de vomissements, de sueurs froides et d'une altération aggravée parfois de confusion mentale.

Consultez impérativement le médecin. En attendant, reportez-vous au traitement de diarrhée liquide et celle qui est associée à des vomissements.

■ Voir Diarrhée

Cholestérol : voir Athérosclérose

Chorée de Sydenham

Maladie nerveuse, elle se caractérise par la survenue de mouvements involontaires brefs et rapides prédominant au niveau des épaules et des hanches. Elle nécessite une hospitalisation lors des premières manifestations pour l'identifier avec précision.

Remèdes et posologie

En accompagnement du traitement allopathique, prenez 1 dose tous les jours de ***Mygale lasiodora7 CH***, et 2 granules toutes les heures de ***Cicuta virosa 4 CH***, puis espacez la prise.

Chute des cheveux : voir Alopécie

Cicatrice

Une cicatrice est une zone de tissu fibreux qui se forme spontanément à l'endroit d'une lésion. Chez certaines personnes, un bourrelet fibreux se développe dessus, douloureux ou non : il s'agit alors d'une chéloïde.

Remèdes et posologie

Pour éviter la formation de vilaines cicatrices, prenez pendant la cicatrisation 3 granules 3 fois par jour de ***Graphites 5 CH*** et de ***Symphytum officinale 5 CH***.

Il n'existe pas de traitement spécifique des chéloïdes ; on peut toutefois tenter pour les résoudre de prendre 1 dose par semaine, pendant plusieurs mois, de ***Symphytum officinale 15 CH***.

Cirrhose

C'est une maladie dégénérative du foie, au cours de laquelle les cellules hépatiques font progressivement place à du tissu fibreux. Les principales causes de cirrhose sont l'alcoolisme et les hépatites.

Une cirrhose doit être traitée dès que possible, avant que le foie ne perde toute capacité de récupération.

Il n'existe pas de traitement homéopathique.

■ **Voir Alcoolisme ; Foie (troubles du) ; Hépatite**

Claquage

Il consiste en la rupture douloureuse de fibres musculaires ou tendineuses (tendon d'Achille, tendon du biceps...), survenant lors d'un effort physique.

Consultez un médecin.

Remède et posologie

Pour soulager la douleur, prenez 3 granules 3 fois par jour d'***Arnica montana 4 CH***.

Claustrophobie

C'est la peur d'être enfermé, qui peut occasionner chez certaines personnes de véritables crises de panique et s'avère au quotidien un handicap parfois très gênant (impossibilité de prendre l'ascenseur, certains moyens de transport, etc.). Les techniques de relaxation, la psychothérapie, l'hypnose sont autant de thérapies susceptibles d'aider à l'élimination de ce trouble.

■ **Voir Angoisse et anxiété ; Phobie**

Colère et irritabilité

La colère est une réaction parfaitement normale en certaines circonstances. Elle ne doit inquiéter que si elle survient à tout propos, et surtout hors de propos, ou de façon disproportionnée par rapport à ce qui l'a occasionnée ; des sautes d'humeur inexplicables peuvent par ailleurs être le signe avant-coureur d'un début de dépression.

Remèdes et posologie

Si vous êtes colérique ou irritable, vous pouvez prendre 3 granules de l'un des remèdes suivants, à choisir en fonction du contexte

- homme colérique : ***Nux vomica* 9 CH**, 3 fois par jour ;
- femme colérique : ***Ignatia amara* 9 CH**, 3 fois par jour ;
- personne se sentant mal, oppressée après une colère : ***Colocynthis* 9 CH**, toutes les 30 minutes jusqu'à amélioration.

Vous pouvez aussi faire appel à une gymnastique douce, à la relaxation ou à la psychothérapie.

■ **Voir aussi Dépression et état dépressif**

Colique abdominale

C'est un spasme abdominal qui s'accompagne de douleurs très violentes entrecoupées d'accalmies avec ou sans diarrhée.

Consultez le médecin qui s'assurera de la cause et donnera le traitement approprié.

■ **Voir Colite**

Colique hépatique : voir Calcul de la vésicule biliaire

Colique néphrétique : voir Calcul rénal

Colite

Cette inflammation du côlon se traduit le plus souvent par des spasmes douloureux, une alternance de diarrhée et de constipation et des ballonnements abdominaux. Il s'agit le plus souvent d'une affection bénigne. Toutefois, n'hésitez pas à consulter si les troubles persistent en dépit du traitement homéopathique.

Remèdes et posologie

Prenez, quels que soient les symptômes, 20 gouttes 2 fois par jour d'***Aloe socotrina* composé** ou 3 granules 3 fois par jour d'***Aloe socotrina* 4 CH**.

Adjoignez-y 3 granules 3 fois par jour de l'un des remèdes suivants, à choisir en fonction des troubles

- douleurs violentes, d'apparition et de disparition brutales : ***Magnesia phosphorica* 4 CH** ;
- douleurs difficiles à supporter avec diarrhée à odeur d'œuf pourri : ***Chamomilla vulgaris* 4 CH.**

Comédons : voir Acné

Compère-loriot : voir Orgelet

Condylome génital

Il s'agit d'une tumeur bénigne, semblable à une verrue, indolore, de la peau ou des muqueuses (col de l'utérus, vagin, vulve, verge, testicules, anus).

Sexuellement transmissible, le condylome génital nécessite un traitement médical classique (laser, électrocoagulation...).

Remèdes et posologie

En complément du traitement allopathique, vous pouvez prendre 3 granules 3 fois par jour, et jusqu'à disparition, de ***Thuya occidentalis 5 CH*** et de ***Nitricum acidum 5 CH***.

Conjonctivite

Une irritation de la conjonctive (membrane transparente qui recouvre la face interne des paupières et une partie du globe oculaire), ou conjonctivite, peut avoir des causes externes (allergie, pollution de l'air, tabac, etc.) ou internes (fatigue, certaines maladies, etc.).

Si une conjonctivite résiste plus de 2 ou 3 jours aux bains de l'œil associés au traitement homéopathique, consultez un médecin.

Remèdes et posologie

Prenez 3 granules 3 fois par jour de l'un des remèdes suivants, à choisir en fonction des troubles

- suite à un courant d'air : ***Belladonna 4 CH*** ;
- suite à un coup de froid sec : ***Aconitum napellus 4 CH*** ;
- suite à un choc : ***Arnica montana 4 CH*** ;
- associée à un larmoiement non irritant : ***Allium cepa 4 CH*** ;
- associée à un larmoiement irritant : ***Euphrasia officinalis 4 CH*** ;
- d'origine allergique : ***Apis mellifica 4 CH*** ;
- hémorragie conjonctivale : ***Bothrops lanceolatus 4 CH***.

Constipation

La constipation chronique résulte souvent d'un manque d'exercice physique et d'une alimentation déséquilibrée (pas assez de fibres et de cellulose : salades, légumes verts, fruits). N'utilisez pas de laxatifs sans avis médical préalable.

Si la constipation persiste en dépit de la reprise d'une activité physique régulière, d'une alimentation plus équilibrée et du traitement homéopathique, consultez un médecin pour déterminer si elle n'a pas une autre cause.

Remèdes et posologie

Prenez 3 granules 3 fois par jour de l'un des remèdes suivants, à choisir en fonction des troubles

- selles molles difficiles à évacuer : ***Alumina 4 CH*** ;
- selles décolorées, jaunes : ***Chelidonium majus 4 CH*** ;
- absence d'envie d'aller à la selle : ***Plumbum metallicum 4 CH*** ;
- selles dures : ***Opium 4 CH*** ;
- selles « à ressort », ne voulant pas sortir : ***Sanicula 4 CH*** ;
- constipation pendant les règles : ***Platina 4 CH*** ;
- selles en crottes de bique : ***Magnesia muriatica 4 CH***.

■ **Voir aussi Colite ; Intestins (troubles des)**

Contractions : voir Accouchement

Contusion et petit traumatisme

En général, le traitement homéopathique soulage rapidement ces petits accidents tels que bleus, bosses et écorchures.

En cas de chute sur la tête, il est prudent de consulter un médecin, qui fera procéder, si nécessaire, à une radiographie du crâne et des vertèbres cervicales.

Remèdes et posologie

Prenez 3 granules 3 fois par jour d'***Arnica montana 4 CH*** et de **Bellis** ***perennis 4 CH***, et 3 granules matin et soir de ***Symphytum officinale 5 CH***.

- Pour prévenir la formation des bleus et des bosses, utilisez la pommade d'arnica et la teinture mère d'***Arnica montana***.
- En cas d'écorchure, utilisez la teinture mère de ***Calendula officinalis*** allongée avec de l'eau bouillie.

Convalescence

La convalescence est la période intermédiaire entre la maladie et le retour à la bonne santé. Elle se caractérise par un état de fatigue généralisé.

Remèdes et posologie

Prenez 10 gouttes midi et soir de ***céréales germées D1*** (disponibles en pharmacie) et 1 dose tous les 5 jours de ***China officinalis 30 CH***.

Cor

C'est une callosité, survenant le plus souvent sur un orteil.

Remèdes et posologie

Procédez matin et soir à une application de teinture mère de ***Thuya occidentalis*** ou chaque soir à une application d'***essence d'ail***.

Coryza : voir Rhume ; Rhume des foins

Coup : voir Traumatisme

Coup de soleil

Il s'agit d'une brûlure plus ou moins forte consécutive à une exposition prolongée au soleil. La peau est rouge, et si la brûlure est importante des cloques apparaissent.

Il n'existe pas de traitement homéopathique, sauf si le coup de soleil s'accompagne d'un coup de chaleur.

■ Voir Coup de chaleur, chapitre L'enfant

Couperose

Dilatation inesthétique et définitive des petits vaisseaux de la peau du visage, la couperose, lorsqu'elle est déjà formée, ne peut être supprimée que par un traitement au laser. En revanche, le traitement homéopathique peut être efficace s'il est entrepris dès les débuts de la dilatation.

Remèdes et posologie

Prenez 3 granules 3 fois par jour de ***Sulfur iodatum 5 CH*** et de ***Calcarea fluorica 5 CH***, et 1 dose tous les 5 jours d'***Achillea millefolium 9 CH***.

Coupure

Avant toute chose, désinfectez la plaie. Assurez-vous également que vous êtes à jour de votre vaccination antitétanique.

Remèdes et posologie

Prenez 3 granules 3 fois par jour de l'un des remèdes suivants, à choisir en fonction de l'affection

- coupure nette : ***Staphysagria 4 CH*** ;
- plaie contuse : ***Arnica montana 4 CH***.

Courbatures : voir Muscles douloureux

Crampe

C'est une contraction involontaire et douloureuse d'un muscle, survenant aussi bien au repos que lors d'un effort.

Remèdes et posologie

Dans tous les cas, vous pouvez prendre 3 granules 3 fois par jour de ***Cuprum aceticum 4 CH*** et de ***Nux vomica 4 CH***.

Adjoignez-y 3 granules de l'un des remèdes suivants, à choisir en fonction des symptômes

- crampe de l'écrivain (crispation de l'index et du majeur) : ***Cuprum metallicum 5 CH*** au coucher, et ***Magnesia phosphorica 5 CH*** et ***Paeonia 5 CH***, 2 fois par jour ;
- crampes des membres inférieurs : ***Cuprum metallicum 5 CH*** et ***Zincum metallicum 5 CH*** au coucher ;
- crampes des sportifs : aux remèdes des membres inférieurs, ajoutez ***Arnica montana 5 CH*** et ***Sarcolacticum acidum 5 CH***, 3 fois par jour.

Crevasse : voir Allaitement (troubles liés à l')

Crohn (maladie de)

Appelée aussi recto-colite hémorragique (suivant sa localisation), cette maladie est une affection du côlon qui se manifeste par une diarrhée chronique accompagnée très fréquemment de glaires sanglantes. Elle nécessite un suivi médical.

Remèdes et posologie

En complément du traitement allopathique, prenez 2 granules matin et soir de ***China officinalis 4 CH***, de ***Phosphorus triiodatus 5 CH*** et de ***Nitricum acidum 5 CH***, en alternance.

Cyphose : voir Dos (mal de)

Cystite

L'inflammation de la muqueuse de la vessie se traduit notamment par des douleurs lors de la miction et des envies fréquentes d'uriner alors qu'il n'y a émission que de quelques gouttes. Les cystites, qui affectent le plus souvent les jeunes femmes, sont la plupart du temps dues à une infection microbienne, et tendent fréquemment à devenir chroniques. En général, elles sont précédées d'un dérèglement intestinal (constipation). Les médecines alternatives peuvent être très utiles, seules ou associées à un traitement classique, pour éviter le passage d'une cystite à la chronicité.

Remèdes et posologie

Buvez abondamment pour accélérer l'élimination, et prenez le plus rapidement possible 1 ampoule matin et soir de ***sérum anticolibacillaire D3***, ainsi que 10 gouttes 3 fois par jour de ***Formica rufa composé***, et 3 granules 3 fois par jour d'***Hepar sulfur 5 CH*** et de ***Cantharis vesicatoria 5 CH***.

Danse de Saint-Guy : voir Chorée de Sydenham

Dartre

C'est le nom commun du pityriasis simplex, affection se manifestant par de petites excoriations croûteuses sur le visage, qui peuvent aussi entraîner une desquamation furfuracée (en très petites écailles).

Remèdes et posologie

Prenez 3 granules 3 fois par jour de ***Graphites 5 CH*** et d'***Arsenicum album 5 CH***.

Décalage des cycles de sommeil

Si vous vivez « en décalage » (coucher et lever très tardifs) et souhaitez retrouver un rythme plus normal, obligez-vous à vous coucher et à vous lever à une heure raisonnable, au besoin progressivement, en vous privant de sieste au milieu de la journée même si vous vous sentez fatigué. Si cela est insuffisant, sachez que certains centres hospitaliers spécialisés dans les problèmes de sommeil peuvent vous aider à recouvrer un rythme satisfaisant.

Remèdes et posologie

Pour vous aider à revenir à un cycle normal, prenez au coucher 3 granules de ***Coffea cruda* 9 CH** et 10 à 30 gouttes de ***Passiflora incarnata* composé**, jusqu'à amélioration.

■ Voir Jet lag

Décalcification

C'est la diminution du taux de calcium dans le corps, surtout dans les os et les dents. Elle se rencontre fréquemment chez la femme après la ménopause (ostéoporose).

Il est utile de dépister l'ostéoporose, cause de fractures, en particulier de celles du col du fémur chez les femmes âgées, en se soumettant régulièrement à une ostéodensitométrie. Cet examen permettra au médecin d'en estimer le degré et de prescrire un traitement si nécessaire.

Remèdes et posologie

Pour combattre la décalcification, prenez 1 dose tous les 10 jours de ***Natrum muriaticum* 9 CH,** et 3 granules 3 fois par jour de ***Baryta carbonica* 5 CH** et de ***Symphitum officinale* 5 CH**, jusqu'à amélioration.

■ Voir Ménopause ; Ostéoporose ; Rachitisme, chapitre L'enfant

Déchaussement des dents

Il est dû à la rétraction de la gencive, ce qui survient souvent en cas de parodontite (inflammation des structures qui attachent les dents aux maxillaires) et de dépôts de tartre importants. À la longue, les dents bougent de plus en plus, provoquant des douleurs et une gêne fonctionnelle, et allant jusqu'à tomber.

Remèdes et posologie

Prenez pendant plusieurs mois 3 granules par jour de ***Lycopodium clavatum* 5 CH** et de ***Symphytum officinale* 5 CH**, jusqu'à amélioration.

Décollement de la rétine :

voir Rétine (décollement de la)

Démangeaisons : voir Prurit

Dents

Les dents sont le lieu de multiples affections. Selon les troubles, différents remèdes sont à votre disposition ; ils n'excluent en aucun cas une visite chez le dentiste si vous constatez une aggravation.

■ **Voir Abcès dentaire ; Carie ; Déchaussement des dents ; Douleurs après une extraction dentaire ; Douleurs dentaires ; Gingivite**

Dépression et état dépressif

La dépression doit être distinguée de l'état dépressif. Personne n'est à l'abri d'un état dépressif passager survenant à la suite d'un deuil, de problèmes de travail, d'une déception sentimentale, etc. : il s'agit d'un état réactionnel à une situation donnée.

En revanche, une dépression sans cause déclenchante, ou qui traîne sans disparaître, est une véritable maladie (notamment responsable d'une modification du comportement et de troubles du sommeil) qui doit être soignée sérieusement.

Remèdes et posologie

Dans ce cas, l'homéopathie peut être employée en association avec la médecine allopathique, toujours dans le cadre d'un accompagnement médical.

Prenez 3 granules 3 fois par jour d'un ou plusieurs des remèdes suivants, à choisir en fonction du contexte de survenue de l'état dépressif ou des symptômes qui l'accompagnent

- après une contrariété : ***Ignatia amara 7 CH*** ;
- après un deuil : ***Ignatia amara 9 CH*** et ***Lachesis mutus 9 CH*** ;
- après un surmenage cérébral : ***Phosphoricum acidum 9 CH*** ;
- après un chagrin d'amour : ***Staphysagria 9 CH*** ;
- après un accouchement : ***Sepia officinalis 9 CH*** ;
- après avoir eu des idées noires : ***Arum triphyllum 9 CH*** ;
- associé à une anxiété : ***Arsenicum album 9 CH*** ;
- associé à des trous de mémoire : ***Kalium phosphoricum 9 CH*** ;
- associé à un amaigrissement : ***Natrum muriaticum 9 CH*** ;
- associé à une frilosité : ***Silicea 9 CH***.

Diabète

Il y a diabète, lorsque le pancréas sécrète insuffisamment (ou pas du tout) d'insuline, l'hormone indispensable à l'organisme pour assimiler le sucre, car sa carence entraîne une hyperglycémie (excès de sucre dans le sang). La principale complication de ce dysfonctionnement réside dans l'altération progressive des vaisseaux sanguins, débouchant à terme sur de nombreuses affections, très graves pour certaines. Il existe deux sortes principales de diabète : le diabète maigre (dit insulinodépendant) et le diabète gras (dit non insulinodépendant). Le premier type peut survenir dès le plus jeune âge, et pose d'importants problèmes car il faut traiter la maladie tout en ménageant une alimentation suffisamment calorique et équilibrée pour permettre une croissance normale. Le second type survient, quant à lui, le plus souvent chez les personnes obèses. Il est dû à des erreurs alimentaires et réagit bien aux régimes.

Quel que soit le type de diabète dont vous êtes atteint et en raison des complications qui peuvent survenir (oculaires, rénales, artérites des membres inférieurs, infections cutanéo-muqueuses), vous devez impérativement être suivi par un médecin.

Remèdes et posologie

En dehors du traitement allopathique prescrit par le médecin et du régime alimentaire, un traitement homéopathique peut être pris en accompagnement. Il sera établi par l'homéopathe au cas par cas.

Diarrhée

C'est l'émission trop fréquente de selles (et non de selles anormalement liquides, contrairement à l'usage courant du mot). Une diarrhée ponctuelle peut avoir de très nombreuses causes (émotion, refroidissement, intoxication alimentaire...) et est le plus souvent bénigne.

En revanche, si vous souffrez de diarrhée chronique, consultez un médecin, car elle peut être le signe d'une maladie plus grave.

Remèdes et posologie

En cas de diarrhée ponctuelle, prenez 3 granules 3 fois par jour de l'un ou plusieurs des remèdes suivants, à choisir en fonction du contexte

- suite à un coup de froid : ***Aconitum napellus 4 CH*** ;
- suite à un excès alimentaire : ***Antimonium crudum 4 CH*** ;
- suite à une émotion : ***Gelsemium sempervirens 4 CH*** ;
- très liquide : ***China officinalis 4 CH*** ;
- à l'odeur infecte : ***Arsenicum album 4 CH*** ;
- verdâtre, aqueuse, écumeuse, comme du frai de grenouille, à l'odeur acide : ***Magnesia carbonica 4 CH*** ;
- éclaboussante avec gaz : ***Acalypha indica 5 CH*** ;
- douloureuse, les douleurs tendant à diminuer si l'on se plie en deux : ***Colocynthis 4 CH*** ;

- explosive : ***Gambogia 4 CH*** ;
- brûlante et associée à des vomissements : ***Iris versicolor 4 CH***.

■ Voir Gastro-entérite ; Intoxication alimentaire

Difficultés à uriner : voir Dysurie

Digestion difficile

Une sensation de ballonnement ou de « pavé » sur l'estomac après un repas, ou encore une digestion accompagnée de somnolence, révèle une difficulté à digérer.

Remèdes et posologie

Prenez 3 granules 3 fois par jour de l'un des remèdes suivants, à choisir en fonction des troubles

- pesanteur après les repas : ***Antimonium crudum 5 CH*** ;
- « pavé » sur l'estomac : ***Bryonia alba 5 CH*** ;
- digestion très lente : ***Lycopodium clavatum 4 CH*** ;
- troubles digestifs au moindre excès : ***Allium sativum 4 CH*** ;
- somnolence après les repas : ***Nux vomica 4 CH*** ;
- incapacité à digérer le beurre : ***Pulsatilla 4 CH*** ;
- incapacité à digérer la bière : ***Kalium bichromicum 4 CH*** ;
- incapacité à digérer les œufs : ***Ferrum metallicum 4 CH*** ;
- incapacité à digérer les pommes de terre : ***Alumina 4 CH*** ;
- incapacité à digérer le vin : ***Nux vomica 4 CH*** ;
- chez l'enfant qui a mangé trop de chocolat ou de sucreries : ***Nux moschata 4 CH.***

■ Voir Ballonnements ; Colite ; Intestins (troubles des)

Diphtérie

Si une personne souffre aujourd'hui de la diphtérie, c'est qu'elle n'a pas été vaccinée ! Elle déclare alors brutalement une angine, avec des membranes qui l'étouffent progressivement. Il y a urgence à l'hospitaliser.

Il n'existe pas traitement homéopathique.

Doigts (douleurs au niveau des)

Des douleurs ressenties dans les doigts et la main peuvent être en rapport avec un syndrome du canal carpien (compression d'un nerf au niveau du poignet). Le médecin posera le diagnostic et fera au besoin procéder à une intervention chirurgicale.

Remèdes et posologie

Si vous souffrez d'engourdissement des doigts, prenez 3 granules 3 fois par jour de ***Secale cornutum 5 CH***.

• En cas de rhumatismes localisés dans les doigts, reportez-vous à Rhumatismes pour choisir un remède approprié et adjoignez-y 3 granules 3 fois par jour de ***Kalium iodatum 5 CH***.

■ Voir Rhumatismes

Dos (mal de)

Les douleurs ressenties dans le dos sont le plus souvent d'origine musculaire ou rhumatismale. Elles découlent aussi, dans de nombreux cas, d'une déformation de la colonne vertébrale (lordose, cyphose, scoliose), qu'il conviendra de corriger par une rééducation appropriée (kinésithérapie). De nombreuses thérapies peuvent soulager un mal de dos : acupuncture, auriculothérapie, balnéothérapie, gymnastique douce, médecines manuelles, cures thermales, thalassothérapie...

Consultez un médecin, qui saura vous orienter.

Il n'existe pas de traitement homéopathique.

■ Voir Lumbago ; Rhumatismes ; Sciatique ; Torticolis

Douleurs après une extraction dentaire

L'homéopathie peut soulager les douleurs consécutives à une extraction dentaire.

Remèdes et posologie

Prenez 3 granules toutes les 30 minutes d'***Arnica montana 5 CH***, de ***Menyanthes trifoliata 5 CH*** et d'***Hypericum perforatum 5 CH***, jusqu'à amélioration, en association avec des bains de bouche au ***calendula***.

Douleurs dentaires

Chez l'adulte, des douleurs dentaires peuvent survenir sans cause apparente (rhumatisme dentaire). N'hésitez pas à consulter un dentiste si elles persistent.

Remèdes et posologie

Prenez 3 granules toutes les heures de l'un ou plusieurs des remèdes suivants, à choisir en fonction des troubles, puis espacez les prises dès amélioration

- dans tous les cas : ***Chamomilla vulgaris 5 CH*** et ***Rhododendron chrysanthum 5 CH*** ;
- douleurs améliorées par le chaud : ***Arsenicum album 5 CH*** ;
- douleurs améliorées par le froid : ***Coffea cruda 5 CH***.

Dupuytren (maladie de)

Cette affection se caractérise par la rétraction et le durcissement des tendons chargés de fléchir les doigts de la main. Ces derniers perdent progressivement leur mobilité et se crochètent, rendant une intervention chirurgicale nécessaire. La maladie de Dupuytren, sans cause connue, a un caractère familial et héréditaire.

Remède et posologie

Pour ralentir l'évolution de cette affection, prenez le plus tôt possible, pendant quelques mois, 3 granules tous les soirs de ***Tuberculinum residuum 9 CH.***

Dysménorrhée : voir Règles (troubles des)

Dyspnée

Le terme s'applique pour désigner toute gêne à respirer, quelle qu'en soit l'origine.

Consultez un médecin si vous souffrez d'essoufflements importants et sans motif. En revanche, vous pouvez recourir à l'homéopathie si vous en connaissez la cause, et s'ils ne sont pas chroniques.

Remèdes et posologie

Prenez 3 granules 3 fois par jour de l'un des remèdes suivants, à choisir en fonction du contexte de survenue

- nervosité : ***Ignatia amara 5 CH*** ;
- approche des règles : ***Lachesis mutus 5 CH*** ;
- temps humide : ***Dulcamara 5 CH*** ;
- toux : ***Drosera rotundifolia 5 CH*** ;

- digestion : ***Nux moschata 5 CH*** ;
- ballonnements digestifs : ***Carbo vegetabilis 5 CH*** ;
- effort physique : ***Arnica montana 5 CH***.

Dysurie

C'est la difficulté à émettre des urines : la personne est obligée de « pousser » lors de la miction.

Consultez un médecin sans attendre, car une dysurie peut avoir un trouble grave pour origine.

Écoulements génitaux

Chez l'homme, tout écoulement par la verge est anormal. Si, de surcroît, celui-ci s'accompagne de brûlures au moment de la miction, il peut s'agir d'une blennorragie.

Consultez sans attendre. Chez la femme, des écoulements de différents types peuvent exister : pertes blanches, normales ou pathologiques ; pertes rouges, toujours anormales sauf s'il s'agit des règles. Un avis médical est nécessaire.

Remèdes et posologie

Chez l'homme, en cas d'écoulements indolores, prenez 3 granules 3 fois par jour de ***Thuya occidentalis 5 CH*** et de ***Staphysagria 5 CH***.

■ Voir Blennorragie ; Leucorrhées

Eczéma

C'est l'une des grandes manifestations de l'allergie. L'eczéma peut être aigu ou chronique et prendre des formes variées : rougeur surmontée de petites vésicules (eczéma de contact), peau rouge vif et suintante, dessèchement, épaississement et coloration plus foncée de la peau.

Remèdes et posologie

Quelle que soit la forme d'eczéma dont vous souffrez, prenez 10 gouttes 2 fois par jour de ***Saponaria officinalis composé***.

Adjoignez-y 3 granules 3 fois par jour de l'un des remèdes suivants, à choisir en fonction des troubles

- si l'allergène est connu : faites préparer un remède ***isothérapique en dilution 4 CH*** du produit responsable de l'allergie (par exemple lessive) ;
- alimentaire : ***Antimonium crudum 5 CH*** ;
- sec : ***Petroleum 5 CH*** ;

- avec peau fissurée : ***Nitricum acidum 5 CH*** ;
- suintant : ***Antimonium crudum 5 CH*** ;
- infecté : ***Hepar sulfur 5 CH*** ;
- rosé : ***Apis mellifica 5 CH*** ;
- avec des vésicules : ***Mezereum 5 CH*** ;
- accompagné de fortes démangeaisons : ***Dolichos pruriens 5 CH*** ;
- de l'anus : ***Berberis vulgaris 5 CH*** ;
- de la bouche : ***Sepia officinalis 5 CH*** ;
- du cuir chevelu : ***Nerium oleander 5 CH*** ;
- génital : ***Croton tiglium 5 CH*** ;
- des mains : ***Anagallis arvensis 5 CH*** ;
- des paupières : ***Carbolicum acidum 5 CH*** ;
- des plis du corps : ***Graphites 5 CH***.

■ Voir Allergie

Embolie pulmonaire

■ Voir Phlébite

Emphysème

Cette lésion des alvéoles pulmonaires est parfois une complication de la bronchite chronique ; l'emphysème est responsable d'insuffisance respiratoire.

Remèdes et posologie

En complément du traitement classique, prenez 3 granules 3 fois par jour de ***Kalium iodatum 4 CH***, de ***Senega 4 CH*** et d'***Ammonium carbonicum 4 CH***.

■ Voir Bronchite

Encéphalite

Infection du cerveau due à un virus, une bactérie ou un parasite, l'encéphalite est à prendre en considération en raison de son risque mortel. Quelle qu'en soit l'origine, elle se manifeste par des maux de tête, vomissements, troubles de la conscience, fièvre élevée et une altération de l'état général nécessitant une hospitalisation d'urgence.

Il n'existe pas de traitement homéopathique.

Endormissement (problèmes d') :
voir Insomnie

Engelure

Ce sont des plaques rouges et douloureuses provoquées par l'exposition au froid, qui surviennent sur les pieds et/ou les mains, et qui peuvent se compliquer de crevasses ou d'ulcérations.

Remèdes et posologie

Pour calmer la douleur, prenez 3 granules 3 fois par jour de l'un ou plusieurs des remèdes suivants, à choisir en fonction des troubles

- engelures aggravées par la chaleur : ***Agaricus muscarius 5 CH*** et ***Pulsatilla 5 CH*** ;
- aggravées par le froid : ***Petroleum 5 CH*** ;
- peau rouge : ***Agaricus muscarius 5 CH*** ;
- peau ulcérée : ***Secale cornutum 5 CH***.

Enrouement : voir Laryngite

Entérite : voir Diarrhée

Entorse

Lorsqu'une articulation est violemment tordue, ce qui survient le plus souvent au niveau de la cheville, ses ligaments s'étirent : c'est l'entorse, qui entraîne un gonflement et une douleur. En cas d'entorse très légère, le terme foulure est communément employé.

Consultez un médecin, car une entorse importante peut nécessiter une immobilisation plâtrée s'il y a risque d'arrachement ligamentaire et/ou osseux.

Remèdes et posologie

Pour soulager une entorse, prenez 3 granules 3 fois par jour d'***Arnica montana 5 CH***, d'***Apis mellifica 5 CH*** et de ***Rhus toxicodendron 5 CH***, en association avec des applications externes de ***pommade au calendula***.

Énurésie

L'énurésie, ou incontinence urinaire, nécessite une consultation médicale lorsqu'elle touche les adultes. Elle peut en effet trouver son origine dans des causes variées (incontinence sphinctérienne, infec-

tion urinaire chronique, troubles après l'accouchement...) qu'il conviendra de déterminer pour prescrire un traitement approprié.

■ Voir ce terme, chapitre L'enfant.

Épanchement de synovie :

voir Hydarthrose

Épaule (périarthrite de l') :

voir Périarthrite de l'épaule

Épicondylite

C'est l'inflammation des tendons qui s'insèrent à la partie externe du coude ; elle entraîne des douleurs dans la zone atteinte et, dans les cas les plus sévères, empêche les mouvements normaux de l'articulation. Le terme tennis elbow est souvent utilisé en médecine sportive pour désigner cette affection.

Remèdes et posologie

Reportez-vous à Rhumatismes pour choisir un remède approprié, et adjoignez-y 3 granules 3 fois par jour de ***Rhus toxicodendron 4 CH*** et de ***Ruta graveolens 4 CH***.

■ Voir Rhumatismes

Épilepsie

Cette affection survenant par crises se caractérise par une activation anormale de certaines cellules du cerveau. Elle se traduit par des convulsions et une perte de connaissance. Elle nécessite un suivi médical. L'homéopathie peut contribuer à relaxer la personne souffrante, à lutter contre sa nervosité, ainsi qu'à équilibrer un traitement allopathique.

Consultez le médecin qui prescrira un traitement personnalisé.

Épistaxis

Appelée plus couramment saignement de nez, une épistaxis peut être bénigne, lorsqu'elle survient en début de rhume ou après un coup de soleil, mais elle peut aussi être le signe d'une augmentation anormale de la tension artérielle.

Consultez un médecin si les saignements se répètent.

Remèdes et posologie

En cas de saignement ponctuel, prenez 3 granules toutes les 15 minutes de ***China officinalis 4 CH*** et de ***Melilotus officinalis 4 CH***, jusqu'à amélioration.

Adjoignez-y 3 granules de l'un des remèdes suivants, à choisir en fonction du trouble

- consécutif à un choc : ***Arnica montana 4 CH*** ;
- hémorragie abondante de sang rouge brillant : ***Achillea millefolium 5 CH*** ;
- associé à un mal de tête : ***Aconitum napellus 4 CH***. Dans ce dernier cas, consultez un médecin si les troubles persistent.

Érysipèle

Cette affection microbienne de la peau, qui se manifeste par un placard rouge, chaud et dur, au milieu duquel des petites vésicules blanches sont visibles, nécessite de consulter.

Il n'existe pas de traitement homéopathique.

Érythème noueux

Dû à un streptocoque, il débute par une angine accompagnée de douleurs articulaires et la constatation de petites boules sous-cutanées au niveau des articulations (nouures). Cette affection est apparentée à la sarcoïdose et à la maladie de Behset.

Le traitement est allopathique. Toutefois une thérapeutique homéopathique de terrain peut être bénéfique, elle sera établie au cas par cas.

Essoufflement : voir Dyspnée

Estomac (troubles de l')

Les troubles de l'estomac peuvent avoir des origines diverses : inflammation (gastrite), montée de la partie supérieure de l'estomac à travers l'orifice de l'œsophage (hernie hiatale), destruction localisée de la muqueuse de l'estomac (ulcère)...

Si vous ressentez des douleurs à l'estomac, consultez un médecin, qui sera seul à même de distinguer l'origine des troubles et de prescrire un traitement approprié. Seules des manifestations bénignes et occasionnelles sont accessibles à l'homéopathie.

Remèdes et posologie

Prenez 3 granules 3 fois par jour de l'un des remèdes suivants, à choisir en fonction des troubles

- douleurs violentes calmées par l'alimentation : ***Argentum nitricum 5 CH*** ou ***Sulfuricum acidum 5 CH*** ;
- ballonnements : ***Carbo vegetabilis 5 CH*** ;
- brûlures avec soif constante de petites quantités d'eau glacée : ***Arsenicum album 5 CH*** ;
- brûlures avec soif de grandes quantités d'eau glacée : ***Phosphorus 5 CH*** ;
- crampes violentes apparaissant et disparaissant brutalement : ***Cuprum metallicum 4 CH*** ;
- crampes violentes améliorées par la chaleur : ***Magnesia phosphorica 4 CH*** ;
- crampes violentes après les repas : ***Nux vomica 4 CH*** ;
- pesanteur gastrique après avoir mangé (« pavé » sur l'estomac) : ***Abies nigra 4 CH***.

■ Voir Aigreurs d'estomac ; Ballonnements ; Colite ; Ulcère gastroduodénal

Étourdissement : voir Vertige

Examens (préparation aux) : voir Trac

Extinction de voix : voir Aphonie

Fatigue

La fatigue n'est pas une maladie en soi mais peut parfois en constituer l'un des signes. En revanche, être fatigué est parfaitement normal en cas d'activité débordante, de travail ardu ou en période de convalescence.

En cas de fatigue persistante et sans raison apparente, ou qui ne cède pas à quelques jours de traitement homéopathique, consul-

tez un médecin : cela peut être symptomatique d'une maladie ou d'un état dépressif.

Remèdes et posologie

Prenez 3 granules 3 fois par jour de l'un ou plusieurs des remèdes suivants, à choisir en fonction des troubles

- fatigue musculaire après un effort : ***Arnica montana 4 CH*** ;
- fatigue musculaire avec crampes : ***Arnica montana 4 CH*** et ***Phytolacca decandra 4 CH*** ;
- fatigue de croissance : ***Calcarea phosphorica 4 CH*** ;
- fatigue due à des insomnies : ***Cocculus indicus 4 CH*** ;
- fatigue mentale : ***Phosphoricum acidum 4 CH*** ;
- fatigue lors d'une convalescence : ***China officinalis 4 CH*** ;
- fatigue avec amaigrissement marqué : ***Abrotanum 4 CH*** ;
- faiblesse extrême avec amaigrissement progressif et œdèmes : ***Aceticum acidum 5 CH*** ;
- surmenage intellectuel : ***Opium 9 CH***, 3 granules le soir.

■ Voir aussi Abattement ; Aboulie ; Dépression et état dépressif

Fatigue oculaire : voir Oculaire (fatigue)

Fausse couche (risque de)

Une fausse couche, ou avortement spontané, s'annonce par des pertes de sang et/ou des sensations anormales ou des douleurs dans le bas-ventre.

Consultez sans tarder.

Remèdes et posologie

En attendant la consultation, vous pouvez prendre 3 granules toutes les 15 minutes de ***Juniperus sabina 5 CH*** et d'***Arnica montana 5 CH***, en alternance.

Fibrome : voir Utérus (troubles de l')

Fièvre

La température normale du corps humain est comprise entre environ 36,5 °C le matin au réveil et 37,5 °C le soir. L'élévation de la température du corps, ou fièvre, n'est pas une maladie en soi mais révèle une réaction de l'organisme. Celle-ci est le plus souvent due à une infection bactérienne ou virale mais peut avoir de nombreuses autres causes.

Une fièvre traînante doit inciter à consulter rapidement un médecin.

Remèdes et posologie

Si vous avez de la fièvre, buvez abondamment et prenez 3 granules 3 fois par jour de l'un ou plusieurs des remèdes suivants, à choisir en fonction des troubles et/ou du contexte

- suite à un coup de froid sec : ***Aconitum napellus 5 CH*** ;
- suite à un coup de froid humide : ***Dulcamara 5 CH*** ;
- suite à un coup de froid par temps chaud : ***Bryonia alba 5 CH*** ;
- après un bain froid : ***Rhus toxicodendron 5 CH*** ;
- avec rougeur du visage : ***Belladonna 5 CH*** ;
- avec pâleur du visage : ***Ferrum phosphoricum 5 CH*** ;
- avec agitation : ***Aconitum napellus 5 CH*** ;
- avec abattement : ***Belladonna 5 CH*** ;
- avec abattement et prostration : ***Muriaticum acidum 5 CH*** ;
- avec tremblements : ***Gelsemium sempervirens 5 CH*** ;
- avec courbatures : ***Arnica montana 5 CH*** ;
- avec soif intense : ***Eupatorium perfoliatum 5 CH***.

Fièvre de Malte : voir Brucellose

Foie (troubles du)

Nombreuses sont les personnes à se plaindre d'être « patraques », d'avoir une « crise de foie », de se sentir nauséeuses, écœurées, etc. Dans la plupart des cas, de tels troubles, dont l'origine médicale est encore discutée, cèdent rapidement.

Le foie peut aussi être le siège d'affections graves telles qu'une hépatite, une cirrhose, un déficit en production de bile, etc.

Si vos troubles persistent au-delà de quelques jours, consultez un médecin.

Remèdes et posologie

Si vous êtes « patraque », prenez 10 gouttes 2 fois par jour de ***Chelidonium majus composé*** et 1 ampoule par jour, au petit déjeuner, de ***Raphanus sativus niger***.

■ Voir Alcoolisme ; Cirrhose ; Hépatite

Foulure : voir Entorse

Fracture

À la moindre suspicion de fracture, consultez un médecin sans attendre, et ne vous livrez surtout à aucune manipulation qui pourrait avoir des conséquences catastrophiques.

Les médecines alternatives ont fait leurs preuves pour la consolidation des fractures, après réduction chirurgicale ; il est conseillé d'associer au traitement quelques mesures diététiques : alimentation riche en vitamines (fruits) et en calcium (laitages), et de prendre garde à ne pas grossir en raison de l'immobilisation.

Remèdes et posologie

Reportez-vous à Traumatisme, si le choc vient de se produire.

Après traitement chirurgical et jusqu'à consolidation, prenez 3 granules 3 fois par jour de ***Symphytum officinale 4 CH*** et de ***Calcarea phosphorica 4 CH***.

■ Voir Traumatisme

Fringale

Cette petite faim vite rassasiée répond souvent à une chute du taux de sucre dans le sang, liée à une consommation insuffisante de sucres lents (présents dans les pâtes, le riz, les pommes de terre...). Elle doit être distinguée de la boulimie, pulsion qui conduit à manger n'importe quoi, n'importe comment et en quantité excessive : la fringale est organique, alors que la boulimie est psychique.

Remèdes et posologie

Prenez 3 granules 3 fois par jour de l'un des remèdes suivants, à choisir en fonction des troubles

- faim vite rassasiée la nuit : ***Lycopodium clavatum 4 CH*** ;
- faim après être allé à la selle : ***Petroleum 4 CH*** ;
- faim permanente : ***Antimonium crudum 4 CH*** ;
- pour maigrir tout en mangeant sans se priver (à condition d'avoir une alimentation équilibrée) : ***Iodum 4 CH***.

■ Voir aussi Amaigrissant (traitement) ; Appétit (troubles de l'), chapitre L'enfant

Furoncle

Il s'agit d'une infection localisée à la racine d'un poil avec constitution d'un amas de pus et tendance à l'extension aux poils voisins. Le germe le plus fréquemment en cause est le staphylocoque doré.

Souffrir de furoncles à répétition ou d'une furonculose étendue est le signe d'un affaiblissement des défenses de l'organisme, et souvent de diabète. Consultez impérativement un médecin.

Remèdes et posologie

En cas de furoncle isolé, prenez 1 dose tous les 4 jours de ***Staphylococcinum 15 CH*** et 3 granules 3 fois par jour de ***Pyrogenium 5 CH*** et d'***Arnica montana 5 CH***.

Consultez un médecin si le furoncle ne disparaît pas rapidement.

■ Voir Anthrax

Ganglions (gonflement des) : voir Adénopathie

Gastrite

Cette inflammation chronique ou aiguë de la muqueuse gastrique se traduit par l'observation de nombreux symptômes : nausées, brûlures, éructations, vomissements, voire hémorragies. Son origine est souvent due à une alimentation riche et épicée, mais elle peut aussi être médicamenteuse ou liée au stress.

Remèdes et posologie

Prenez 3 granules 3 fois par jour de l'un ou plusieurs des remèdes suivants, à choisir en fonction des troubles

- si aigreurs et acidité : ***Argentum nitricum 5 CH*** et ***Sulfuricum acidum 5 CH*** ;
- si brûlures avec soif de petites quantités d'eau glacée : ***Arsenicum album 5 CH*** ;
- si brûlures avec soif de grandes quantités d'eau glacée : ***Phosphorus 5 CH***.

Gastro-entérite

C'est la manifestation brutale d'une infection de l'appareil digestif par des microbes. Elle se traduit par des douleurs d'estomac, souvent accompagnées de vomissements, d'une violente diarrhée, de fièvre et d'une faiblesse générale.

Chez les nourrissons, les enfants et les personnes âgées, une gastro-entérite peut entraîner une déshydratation importante mettant en jeu le pronostic vital ; la diarrhée verte du nourrisson en est une forme aiguë, qui nécessite une réhydratation d'urgence.
En cas de gastro-entérite, il est indispensable de boire (ou faire boire) abondamment pour compenser les pertes en eau ; une hospitalisation peut être nécessaire dans les cas graves. Consultez un médecin si les troubles persistent au-delà de quelques heures.

Remèdes et posologie

En attendant la consultation, prenez 3 granules toutes les heures d'***Aloe socotrina 5 CH***, de ***Chamomilla vulgaris 5 CH*** et de ***Veratrum album 5 CH***.

■ Voir aussi Intoxication alimentaire

Gencives (troubles des) : voir Gingivite

Gêne à respirer : voir Dyspnée

Gingivite

L'inflammation des gencives se traduit par des saignements ou un gonflement. Les causes peuvent être purement locales (périostite, c'est-à-dire inflammation osseuse, alvéolodentaire) ou plus générales (rhumatisme dentaire).

Consultez un dentiste sans tarder.

Remèdes et posologie

En attendant la consultation chez le dentiste, prenez 3 granules toutes les 3 heures de ***Mercurius solubilis 4 CH*** et d'***Aurum metallicum 5 CH***, jusqu'à amélioration.
Vous pouvez également pratiquer des bains de bouche en diluant dans un grand verre d'eau tiède 1 cuillerée à café de teinture mère de ***Calendula officinalis*** et de ***Plantago major***.

Glaucome

Ce terme regroupe plusieurs types d'affections de l'œil et se caractérise par une élévation importante de la tension intraoculaire en rapport avec une mauvaise circulation de l'humeur aqueuse.

Le glaucome aigu doit être opéré d'urgence sinon soigné par un ophtalmologiste. Douleurs violentes de l'œil atteint, vision trouble, dureté du globe oculaire... en sont les principaux signes. Céphalées, larmoiements nocturnes, photophobie... témoignent d'un glaucome chronique. Un traitement d'accompagnement du traitement classique pourra être établi par l'homéopathe au cas par cas.

Gorge (troubles de la)

Dans le langage courant, le terme « gorge » est employé pour désigner le carrefour (oropharynx) entre l'appareil respiratoire (larynx) et digestif (œsophage). Les maux de gorge les plus fréquents sont les angines et les pharyngites.

■ **Voir Angine ; Laryngite ; Pharyngite**

Goutte

C'est la formation de cristaux d'urate dans les articulations consécutive à un excès d'acide urique dans le sang (déchet normalement éliminé dans les urines). La goutte est souvent favorisée par un facteur héréditaire ; elle évolue vers la chronicité par crises aiguës, généralement dues à des excès alimentaires. Les crises atteignent le plus souvent la racine d'un gros orteil, qui devient rouge, gonflé, et est le siège d'une douleur pulsatile violente et invalidante.

Consultez un médecin ; il vous prescrira un traitement et un régime alimentaire appropriés.

Remèdes et posologie

Pour soulager les crises douloureuses, prenez 3 granules toutes les heures de ***Colchicum autumnale 4 CH***, d'***Apis mellifica 4 CH*** et de ***Bryonia alba 4 CH***, jusqu'à amélioration.

Grain de beauté : voir Nævus

Grippe

Cette affection virale, survenant généralement l'hiver et par épidémies, débute par une forte fièvre accompagnée de courbatures. Elle ne doit pas être confondue avec un simple rhume, car elle peut être redoutable, particulièrement chez les personnes fragiles (personnes âgées ou ayant un système immunitaire déficient).

Remèdes et posologie

En période d'épidémie, prenez en prévention 1 dose tous les 8 ou 15 jours d'***Influenzinum 30 CH***.

En cas de grippe déclarée, prenez dès le début des symptômes 1 dose d'***Influenzinum 15 CH***, puis 3 granules 3 fois par jour de ***Gelsemium sempervirens 5 CH***, de ***Ferrum phosphoricum 5 CH*** et d'***Eupatorium perfoliatum 5 CH***.

Grossesse (petits maux de la)

La grossesse est fréquemment associée à des troubles bénins mais parfois très gênants : nausées, dégoûts, envies alimentaires et problèmes digestifs (notamment en début de grossesse), mais aussi infection urinaire, insomnie, anxiété... L'homéopathie peut aider à les combattre. Elle a l'avantage d'être sans danger pour l'enfant à naître, contrairement à de nombreux médicaments classiques dont l'emploi est déconseillé aux femmes enceintes, mais ne dispense aucunement d'une surveillance régulière quant au bon déroulement de la gestation.

Remèdes et posologie

Prenez 3 granules 3 fois par jour de l'un ou plusieurs des remèdes suivants, à choisir en fonction des troubles

- anxiété : ***Actaea racemosa 5 CH*** ;
- constipation : ***Collinsonia canadensis 5 CH*** ;
- crampes : ***Cuprum metallicum 5 CH*** ;
- cystite : ***Cantharis vesicatoria 5 CH*** ;
- dégoûts alimentaires : ***Sepia officinalis 5 CH*** ;
- démangeaisons de la vulve : ***Ambra grisea 5 CH*** ;
- dépression : ***Ambra grisea 5 CH*** ;
- diarrhée : ***Phosphorus 5 CH*** ;
- douleurs dans le dos : ***Kalium carbonicum 5 CH*** ;
- douleurs dans les jambes : ***Bellis perennis 5 CH*** ;
- douleurs dues aux mouvements du bébé : ***Arnica montana 5 CH*** ;
- douleurs générales, diffuses : ***Sepia officinalis 5 CH*** ;
- douleurs sans cause : ***Helonias dioïca 5 CH*** ;
- hoquet : ***Cuprum metallicum 5 CH*** ;
- incontinence urinaire : ***Natrum muriaticum 5 CH*** ;
- masque de grossesse : ***Sepia officinalis 5 CH*** ;
- nausées : ***Ipecacuanha 5 CH*** ;

- rétention d'eau : ***Natrum sulfuricum 5 CH*** ;
- vomissements : ***Ipecacuanha 5 CH***.

■ Voir aussi Accouchement

Haleine (mauvaise)

Elle peut être due à une mauvaise hygiène dentaire ou à une constipation opiniâtre ou encore à des problèmes digestifs, sans oublier le tabagisme et l'alcoolisme. Avant tout, il importe de respecter quelques règles simples (lavage régulier des dents après les repas...) et de traiter la cause.

Remèdes et posologie

En attendant une consultation, vous pouvez prendre 3 granules 3 fois par jour de ***Mercurius corrosivus 4 CH*** et/ou de ***Nux vomica 5 CH***.

Hallux valgus : voir Oignon

Hématome

Un hématome est une collection de sang consécutive à un saignement interne, découlant le plus fréquemment d'un choc ou d'une contusion. Il s'agit le plus souvent d'un trouble bénin, qui prend sur la peau l'aspect d'une ecchymose (bleu). Les enfants tombent plus souvent que les adultes et sont donc plus sujets aux bleus, mais le traitement est le même.

Remèdes et posologie

Prenez 3 granules 3 fois par jour d'***Arnica montana 4 CH***, en association avec des applications de ***pommade à l'arnica***.

Hémiplégie

Paralysie de la moitié du corps, elle est due à une lésion cérébrale. Quand elle est située à droite, elle correspond à une lésion dans la partie gauche du cerveau, et vice versa.

Il n'existe pas de traitement homéopathique.

■ Voir Accident vasculaire cérébral (AVC)

Hémophilie

Cette maladie grave est due à un gène récessif empêchant le sang de coaguler ; elle est héréditaire, se transmet par les femmes et affecte les personnes du sexe masculin. Elle nécessite un suivi médical sérieux.

Il n'existe pas de traitement homéopathique.

Hémorroïdes

Ce sont des varices des veines internes ou externes de l'anus. Les hémorroïdes sont parfois responsables de douleurs très vives ; dans d'autres cas, elles se traduisent par des suintements, des démangeaisons ou des saignements. Si vous souffrez d'hémorroïdes, évitez les facteurs favorisant la constipation : mangez des aliments contenant des fibres alimentaires, pratiquez une activité physique régulière et buvez suffisamment d'eau. Évitez également les excitants digestifs (épices, alcool).

Consultez un médecin si aucune amélioration ne se fait sentir après quelques jours de traitement : les hémorroïdes peuvent avoir une cause grave, qu'il conviendra de dépister.

Remèdes et posologie

Dans tous les cas, prenez 10 gouttes 3 fois par jour d'***Aesculus hippocastanum composé***.

Adjoignez-y 3 granules 3 fois par jour de l'un des remèdes suivants, à choisir en fonction des troubles

- douleurs violentes avant et après chaque selle : ***Paeonia 4 CH*** ;
- douleurs aiguës et brûlantes : ***Ratanhia 4 CH*** ;
- brûlures intenses associées à des démangeaisons : ***Nux vomica 4 CH*** ;
- saignement de sang foncé : ***Hamamelis virginiana 4 CH***.

Hépatique (colique) : voir Calcul de la vésicule biliaire

Hépatite

Cette inflammation du foie se traduit par des symptômes pouvant évoquer ceux d'une grippe : grande fatigue, maux de tête..., puis par l'apparition d'une jaunisse, d'urines foncées, d'une envie de vomir. Les hépatites les plus fréquentes sont virales (A, B, C) ; il en existe même des formes néonatales (B et C), liées à la transmission du virus à l'enfant par la mère pendant la grossesse ou lors de l'accouchement. Mais elles peuvent avoir d'autres origines (intoxication par l'alcool, infection par une bactérie ou un parasite, réaction à certains médicaments, etc.).

Le principal danger d'une hépatite réside dans le risque de chronicité, pouvant déboucher à terme sur une incapacité du foie à remplir ses fonctions.

Si vous avez une hépatite, consultez impérativement un médecin.

Remèdes et posologie

En complément du traitement classique, vous pouvez prendre 3 granules 3 fois par jour de ***Chelidonium majus 5 CH, Lycopodium clavatum 5 CH*** et ***Phosphorus 5 CH***.

■ Voir aussi Alcoolisme ; Cirrhose ; Foie (troubles du)

Hernies de la paroi abdominale

Formant une proéminence de taille variable sous la peau, les hernies traduisent le passage d'une portion des intestins à travers la paroi de l'abdomen ; elles sont dues à un relâchement musculaire ou, pour certaines, à une cause congénitale. Il en existe plusieurs types : les hernies inguinales (localisées dans l'aine) ; les hernies crurales (localisées sur la paroi de l'abdomen, à la racine de la cuisse) ; les hernies ombilicales (siégeant autour du nombril) ; les hernies de la ligne blanche (siégeant sur la ligne médiane de l'abdomen entre le nombril et le pubis). La seule intervention est d'ordre chirurgical.

Il n'existe pas de traitement homéopathique des hernies.

Herpès

Cette maladie cutanée contagieuse, due à une infection par le virus *Herpes simplex*, peut se localiser dans n'importe quelle zone du corps. Dans les cas les plus gênants, l'herpès siège autour de la bouche (herpès buccal) et/ou sur les organes génitaux (herpès génital sexuellement transmissible). Il existe une forme néonatale de l'herpès, liée à la transmission de l'affection par la mère à l'enfant.

L'herpès se manifeste par des démangeaisons et une sensation de cuisson, puis par la formation d'une plaque rouge surmontée de vésicules. Une personne infectée par le virus de l'herpès est sujette, selon une périodicité très variable, à des « poussées », particulièrement en cas de maladies infectieuses, périodes de fatigue, stress, avant les règles, etc.

Si un herpès se déclare, consultez le médecin, car il est indispensable d'évaluer votre état général et de prescrire un traitement de fond (antiviral).

Remèdes et posologie

L'homéopathie en traitement d'appoint peut se révéler d'une grande aide. Prenez 3 granules 3 fois par jour de ***Rhus toxicodendron 4 CH*** ou de ***Mezereum 4 CH***.

Vous pouvez également faire appel à une technique de relaxation si les poussées d'herpès surviennent surtout dans un contexte émotif.

Hodgkin (maladie de)

Cette affection qui atteint les ganglions lymphatiques et d'autres organes lymphoïdes (rate, foie) a des causes encore peu connues. Elle se caractérise par des ganglions augmentés de volume et, à un stade avancé, par une fièvre, des démangeaisons et un amaigrissement important.
L'homéopathie ne peut intervenir que pour un traitement d'accompagnement que seul le médecin déterminera en fonction de l'état du patient.

Hoquet

Il s'agit d'une contraction rythmique et involontaire du diaphragme, qui survient souvent lorsque l'ingestion des aliments s'est faite trop vite, et qui s'installe parfois pour de longs moments. Consultez s'il persiste plus que quelques heures.

Remèdes et posologie

Prenez 3 granules toutes les 2 minutes de ***Cuprum metallicum 4 CH*** et de ***Nux vomica 4 CH***, jusqu'à disparition du hoquet.

Hydarthrose

Appelée improprement épanchement de synovie, l'hydarthrose est un épanchement de liquide séreux à l'intérieur d'une articulation. Le plus souvent, l'épanchement survient après un choc, faisant gonfler l'articulation. Il peut devenir chronique.

Consultez un médecin, qui jugera de la nécessité d'une ponction et du traitement à suivre.

Remèdes et posologie

Prenez 3 granules 3 fois par jour de l'un des remèdes suivants, à choisir en fonction du trouble
- après un choc : ***Arnica montana 5 CH*** ;
- sans choc : ***Apis mellifica 5 CH*** ;
- aggravé par le mouvement : ***Rhus toxicodendron 5 CH*** ;
- avec douleur dans l'articulation : ***Ruta graveolens 5 CH*** ;
- récidivant : ***Sticta pulmonaria 5 CH***.

Hydrocèle : voir Testicules (troubles des)

Hygroma

Également appelée bursite, c'est l'inflammation d'une bourse séreuse (structure facilitant le glissement des muscles et des tendons sur les os). Elle se traduit par la formation d'une poche de liquide au niveau d'une articulation, en général le coude ou le genou. Elle s'observe fréquemment chez les carreleurs et les plâtriers.

Remèdes et posologie

Un hygroma ancien nécessite une intervention chirurgicale. S'il est pris au début, l'homéopathie peut donner de bons résultats. Prenez 3 granules 3 fois par jour d'***Apis mellifica 4 CH*** et de ***Bryonia alba 4 CH***.

Hypersialorrhée

Cette sécrétion trop importante de salive peut survenir au cours de nombreuses affections : angine, diabète, gingivite, névralgies du visage, stomatite... Dans tous les cas, seul le traitement de la cause y mettra fin.

Remèdes et posologie

Parallèlement au traitement, vous pouvez prendre 3 granules chaque soir de ***Pilocarpus jaborandi 4 CH*** et de ***Mercurius solubilis 5 CH***.

• Si l'hypersialorrhée est associée à des nausées : 3 granules chaque soir d'***Ipecacuanha 5 CH***.

Hypersomnie

Le besoin de sommeil varie beaucoup d'une personne à l'autre, certaines ayant besoin de 10 heures pour être reposées.

Le terme hypersomnie s'applique lorsque le besoin de sommeil devient un handicap réel, particulièrement s'il se traduit par des somnolences irrépressibles pendant la journée (narcolepsie). En outre, il peut également s'agir d'un symptôme de dépression.

Consultez un médecin ; des examens seront nécessaires afin de déterminer si vous êtes réellement hypersomniaque, et pour prescrire, le cas échéant, un traitement approprié.

Remèdes et posologie

Avant de consulter, vous pouvez tenter de vous traiter par homéopathie. Prenez 1 dose tous les 5 jours d'***Opium 9 CH*** et 3 granules 3 fois par jour de ***Nux vomica 5 CH***.

H

Hypertension artérielle

Une tension trop élevée peut être responsable de troubles sévères ; elle doit donc toujours faire l'objet d'une consultation médicale, d'autant que seul un médecin sera à même d'en apprécier la gravité et la cause. Une hypertension importante nécessite de recourir à la médecine allopathique, l'homéopathie ne devant intervenir qu'en complément ou pour traiter des hypertensions « légères » ou d'origine « nerveuse ».

Remèdes et posologie

L'homéopathie préconise dans certains cas la prise de 30 gouttes tous les jours de ***Viscum album*** ou d'***Olea europaea***. Ces deux remèdes se présentent sous forme de ***bourgeons macérat glycériné D1*** (préparation de bourgeons de plantes en première dilution décimale hahnemannienne). Toutefois, le traitement dépendant de la cause, il doit être établi pour chaque cas particulier par un médecin homéopathe.

■ Voir Tension artérielle

Hypotension artérielle

C'est la baisse de la tension artérielle. Elle se manifeste par des vertiges, de la fatigue, des bourdonnements d'oreille et des sensations de déséquilibre. Elle peut être ponctuelle et sans gravité, ou constituer le signe d'une maladie.

En cas d'hypotension, il convient de consulter un médecin, qui seul pourra déterminer sa cause et vous prescrire un traitement adapté.

■ Voir Tension artérielle

Hypothyroïdie : voir Myxœdème

I

Ictère : voir Jaunisse

Impétigo : voir ce terme, chapitre L'enfant

Incontinence urinaire : voir Énurésie

Indigestion : voir Digestion difficile

Infarctus du myocarde

Il est la conséquence de l'oblitération brutale d'une des artères irriguant le muscle cardiaque. L'infarctus du myocarde fait souvent suite à des crises d'angine de poitrine. Il se traduit presque toujours par une douleur très violente dans la poitrine, irradiant vers le bras gauche et la mâchoire, et associée à une sensation très forte d'oppression et d'angoisse. L'infarctus du myocarde est une urgence médicale.

Remèdes et posologie

En attendant l'arrivée des secours, vous pouvez administrer au malade 3 granules toutes les 5 minutes d'***Arnica montana 4 CH***, de ***Cactus grandiflorus 4 CH*** et d'***Aconitum napellus 4 CH***.

■ Voir Angine de poitrine

Infarctus pulmonaire

Il s'agit d'une embolie pulmonaire (oblitération brutale de l'artère pulmonaire) qui peut être secondaire à la migration d'un caillot au cours d'une phlébite ou d'un embole infectieux au cours d'une maladie infectieuse grave. L'infarctus pulmonaire constitue une urgence médicale grave.

Il n'existe pas de traitement homéopathique.

Infection urinaire :

Les infections urinaires sont le plus souvent dues à la prolifération de colibacilles dans l'appareil urinaire, chez les femmes sujettes à la constipation. Elles peuvent être occasionnelles, récidivantes ou chroniques.

■ Voir Cystite

Inflammation des plis : voir Intertrigo

Insecte (piqûre d') : voir Piqûre d'insecte

Insolation : voir Coup de chaleur, chapitre L'enfant

Insomnie

C'est le fait ou l'impression de dormir trop peu ou d'un sommeil insuffisamment réparateur. Une personne insomniaque peut avoir du mal à trouver le sommeil (insomnie d'endormissement) ou encore se réveiller trop tôt, sans parvenir à se rendormir. L'insomnie du « petit matin » peut être un signe de dépression. N'hésitez pas à consulter en cas de troubles persistants.

Mieux vaut éviter de laisser une insomnie s'installer : cette situation peut vous conduire en effet à faire usage régulier de somnifères, dont vous aurez du mal à vous passer par la suite. Suivez également quelques règles simples pour retrouver un sommeil réparateur : le soir, évitez de manger trop et de consommer de l'alcool, de vous adonner à des activités physiques ou intellectuelles trop intenses, dormez dans une pièce correctement aérée et à bonne température...

Remèdes et posologie

Prenez 3 granules 3 fois par jour de l'un des remèdes suivants, à choisir en fonction des circonstances

- insomnie par excès d'alcool : ***Nux vomica 5 CH*** ;
- par excès de café : ***Coffea cruda 5 CH*** ;
- par excès alimentaires : ***Nux vomica 5 CH*** ;
- par excitation mentale : ***Coffea cruda 5 CH*** ;
- après une mauvaise nouvelle : ***Gelsemium sempervirens 5 CH*** ;
- après une contrariété : ***Ignatia amara 5 CH*** ;
- due à une colère : ***Nux vomica 5 CH*** ;
- due à l'anxiété : ***Arsenicum album 5 CH*** ;
- due à une frayeur : ***Aconitum napellus 5 CH*** ;
- due à un surmenage intellectuel : ***Kalium phosphoricum 5 CH*** ;
- insomnie avec les pieds brûlants, qu'il faut sortir du lit : ***Sulfur 5 CH*** ;
- insomnie avec des impatiences dans les jambes : ***Zincum metallicum 5 CH***.

■ **Voir aussi Décalage des cycles de sommeil ; Dépression et état dépressif ; Jet lag**

Insuffisance cardiaque

Le muscle cardiaque (cœur) est une pompe qui fait circuler le sang dans l'organisme. Lorsqu'il y a dysfonctionnement, la circulation se ralentit, entraînant une stase (arrêt du sang) au niveau du poumon et des membres inférieurs. La conséquence en est un essoufflement, une oppression thoracique et un gonflement des membres inférieurs.

Le traitement relève de la médecine classique ; l'homéopathe peut toutefois prescrire un traitement d'accompagnement au cas par cas.

Insuffisance hépatique

Elle correspond à une activité réduite du foie, lequel continue de « fonctionner » bien mais insuffisamment. Elle peut être à l'origine de nombreux troubles digestifs (nausées, diarrhées, constipation) et responsable de maux de tête, vertiges, « gueule de bois » le matin.

En cas d'insuffisance hépatique, évitez les viandes grasses, les sauces, les graisses, les fritures, les épices, le chocolat et les œufs (sauf s'ils sont très frais). Buvez beaucoup d'eau et prohibez l'alcool.

Consultez un médecin homéopathe, ce trouble nécessite un traitement individualisé.

Remèdes et posologie

En attendant la consultation, prenez quel que soit le cas 10 gouttes 2 fois par jour de ***Chelidonium majus composé*** et 3 granules 3 fois par jour de ***Solidago virga aurea 5 CH***.

Adjoignez-y 3 granules 3 fois par jour de l'un des remèdes suivants, à choisir en fonction des troubles

- en cas de nausées : ***Carduus marianus 4 CH*** ;
- en cas de selles décolorées, jaunes : ***Chelidonium majus 4 CH***.

Intertrigo

Il s'agit d'une inflammation des plis du corps (entre les orteils, sous les seins, entre les fesses...), qui révèle le développement de champignons microscopiques (mycose) ou de bactéries. L'intertrigo est favorisé par la macération liée à une hygiène corporelle insuffisante.

Remèdes et posologie

Pour faire disparaître un intertrigo, lavez-vous soigneusement chaque jour, de préférence avec un savon alcalin, appliquez sur les lésions 2 fois par jour une ***pommade au calendula***, et prenez 3 granules 3 fois par jour de ***Graphites 5 CH*** et de ***Croton tiglium 5 CH***.

■ Voir Mycose

Intervention chirurgicale

L'homéopathie peut se révéler une aide efficace si vous devez subir une intervention chirurgicale.

Remèdes et posologie

Prenez la veille de l'intervention 1 dose d'***Arnica montana 15 CH***, et les jours suivants 3 granules 3 fois par jour d'***Arnica montana 4 CH***.

Intestins (troubles des)

Lorsque les intestins fonctionnent normalement, il est de règle d'émettre des selles une ou deux fois par 24 heures (cette norme variant beaucoup d'une personne à l'autre), sans douleur, les matières étant fournies et foncées sans être dures, et de ne pas souffrir d'émission de gaz ni de ballonnements excessifs.

Les troubles intestinaux peuvent avoir de très nombreuses causes : colite, infestation par un parasite, présence de diverticules, spasmes, malformation (intestin trop gros par exemple), etc. Certains (ballonnements, diarrhée, constipation, irritation, etc.) tendent à s'estomper par la prise de bactéries lactiques (ultralevures) ; toutefois, celles généralement proposées ne sont guère efficaces, car elles ne contiennent pas de probiotiques, substances revitalisant les bactéries avant leur arrivée dans l'intestin et leur permettant ainsi de se fixer sur sa paroi ; les levures les plus efficaces contiennent du ***Lactobacillus acidophilus***, du ***Bifidobactérium bifidum*** et du ***Lactobacillus bulgaricus***.

N'hésitez pas à consulter pour déterminer la cause des troubles.

■ Voir Ballonnements ; Constipation ; Diarrhée ; Digestion difficile

Intoxication alimentaire

Cette infection du système digestif, le plus souvent sans gravité, est provoquée par l'ingestion d'aliments contenant des bactéries ou des toxines. Les aliments le plus fréquemment incriminés sont les œufs, les laitages, la charcuterie, les fruits de mer. Une intoxication alimentaire se traduit, selon le cas, par des douleurs dans l'abdomen, une fièvre, des vomissements et/ou une diarrhée. Chez l'enfant, elle se manifeste le plus souvent par des diarrhées et vomissements.

Remèdes et posologie

Pour combattre les effets d'une intoxication alimentaire, buvez abondamment et prenez 3 granules 3 fois par jour d'***Arsenicum album 5 CH***, de ***Nux vomica 5 CH*** et de ***Pyrogenium 5 CH***.

■ Voir Diarrhée ; Diarrhée de l'enfant, chapitre L'enfant ; Diarrhée du nourrisson, chapitre L'enfant ; Estomac (troubles de l') ; Gastro-entérite ; Vomissement, chapitre L'enfant

Intoxication par le tabac :
voir Tabagisme

Intoxication par les somnifères :
voir Somnifères (intoxication par les)

Iritis
Cette inflammation de l'iris est souvent en rapport avec une maladie infectieuse générale ou locale, proche ou à distance de l'œil. Dans tous les cas son traitement relève de l'ophtalmologie et de la médecine interne. Il n'existe pas de traitement homéopathique.

Irritation du gros intestin : voir Colite

Jambes lourdes
La sensation d'avoir les jambes lourdes est souvent liée à l'existence d'une insuffisance veineuse sans véritables signes apparents. Les femmes ont souvent les jambes lourdes avant leurs règles ou quand il fait chaud, troubles facilement soignés par les médecines alternatives. Il en est de même des impatiences, qui obligent à bouger les jambes sans cesse.

Remèdes et posologie
Assurez-vous que les chaussures que vous portez sont munies de semelles intérieures adaptées à la conformation de vos pieds, et que rien ne gêne la circulation du sang (chaussettes trop serrées, par exemple). Administrez-vous des douches fraîches sur les jambes et massez celles-ci régulièrement en remontant des chevilles jusqu'aux cuisses.
Par ailleurs, prenez 20 gouttes par jour d'***Hamamelis composé***.
Adjoignez-y 3 granules 3 fois par jour de l'un des remèdes suivants, à choisir selon le trouble
- crampes dans les mollets : ***Cuprum metallicum 4 CH*** ;
- impatiences dans les jambes : ***Zincum metallicum 4 CH***.

■ Voir aussi Varice

Jaunisse
Une jaunisse, ou ictère, peut être le symptôme d'un calcul de la vésicule biliaire ou d'une hépatite. Le signe le plus visible en est la modification

de la couleur de la peau et du blanc de l'œil, qui deviennent jaunes, associée à des démangeaisons, des urines marron, des selles décolorées.

Si vous avez un ictère, consultez impérativement un médecin. Par ailleurs, une jaunisse d'origine virale étant contagieuse pendant la période d'incubation, prenez la précaution de nettoyer à part la vaisselle de la personne malade et évitez tout contact salivaire (baisers).

■ **Voir aussi Calcul de la vésicule biliaire ; Hépatite**

Jet lag

Pour prévenir le jet lag (décalage des cycles du sommeil lié à un décalage horaire important lors d'un voyage), il n'existe qu'un seul médicament (allopathique), disponible dans certains pays mais actuellement non autorisé en France.

■ **Voir Décalage des cycles du sommeil**

Langue (troubles de la)

La langue peut être le siège de différentes affections bénignes dont les aphtes. Elle peut aussi être « chargée », c'est-à-dire enduite d'une pellicule de couleur variable, notamment après un excès alimentaire et/ou en cas de digestion difficile.

Si vous constatez la persistance sur la langue d'une petite plaque blanche indolore, consultez un médecin sans tarder : il peut s'agir d'une leucoplasie, lésion précancéreuse dont l'ablation doit être pratiquée au plus vite.

Remèdes et posologie

Prenez 3 granules 2 fois par jour de l'un des remèdes suivants, à choisir en fonction des symptômes

- inflammation de la langue : ***Cantharis vesicatoria 4 CH*** ;
- langue noire : ***Carbo vegetabilis 5 CH*** ;
- langue rouge : ***Kalium bichromicum 5 CH*** ;
- langue brûlante après avoir mangé trop chaud : ***Cantharis vesicatoria 5 CH*** ;
- langue enflée, douloureuse, blanchâtre : ***Mercurius corrosivus 5 CH*** ;
- langue épaisse, jaune à la base, rayée à la pointe : ***Mercurius protoiodatus 5 CH ;***
- langue chargée : ***Antimonium crudum 5 CH***.

■ **Voir aussi Aphte**

Laryngite

Cette inflammation du larynx se traduit le plus souvent par un enrouement voire une extinction de voix.

Si vous souffrez de laryngite chronique ou ne cédant pas rapidement au traitement homéopathique, consultez le médecin.

Remèdes et posologie

En cas de laryngite ponctuelle, vous pouvez prendre 3 granules 3 fois par jour de l'un des remèdes suivants, en fonction des caractéristiques du trouble

- suite à un coup de froid sec : ***Aconitum napellus 4 CH*** ;
- avec une vive douleur vers les oreilles : ***Belladonna 4 CH*** ;
- avec l'impression d'avoir une écharde dans la gorge : ***Argentum nitricum 4 CH*** ;
- avec enrouement : ***Arum triphyllum 4 CH*** ;
- avec extinction de voix : ***Causticum 4 CH*** ;
- avec gêne à respirer : ***Spongia tosta 4 CH***.

Leucémie

Maladie du sang et des organes hématopoïétiques (moelle, rate...), elle peut se présenter sous forme aiguë ou chronique. Dans les deux cas, elle relève de la médecine classique.
Il n'existe pas de traitement homéopathique.

Leucorrhées

Les leucorrhées, ou pertes blanches, sont considérées comme normales lorsqu'elles sont légères, blanches et inodores.

En revanche, si elles sont anormalement épaisses, jaunâtres ou irritantes, consultez sans tarder car elles peuvent être le signe d'une infection ou d'une inflammation : un prélèvement ou un frottis à des fins d'analyse peuvent être nécessaires afin de prescrire le bon traitement.

Remèdes et posologie

Outre le traitement allopathique, ou en attendant la consultation, vous pouvez prendre 3 granules 3 fois par jour de l'un des remèdes suivants, à choisir en fonction des troubles

- pertes accompagnées de jambes lourdes et pieds gonflés : ***Sepia officinalis 4 CH*** ;

- à mauvaise odeur : ***Kreosotum 4 CH*** ;
- non irritantes : ***Borax veneta 4 CH*** ;
- irritantes : ***Kreosotum 4 CH*** ;
- gluantes : ***Nitricum acidum 4 CH*** ;
- très abondantes : ***Alumina 4 CH*** ;
- jaunes : ***Pulsatilla 4 CH*** ;
- chez la petite fille : ***Aletris farinosa 4 CH*** ;
- chez la femme enceinte : ***Sepia officinalis 4 CH.***

■ Voir Écoulements génitaux

Lèvres gercées

Sous l'effet du froid notamment, l'épiderme des lèvres peut être le lieu de fissures sans gravité : les gerçures.

Remède et posologie

Prenez 3 granules 3 fois par jour de ***Natrum muriaticum 5 CH***, en association avec l'application d'une crème pour les lèvres.

Lichen plan

Cette maladie cutanéo-muqueuse évolue par poussées successives et est souvent déclenchée par des facteurs psychoaffectifs. Elle se caractérise par l'apparition de petites taches saillantes siégeant le plus souvent au niveau des poignets, dos des mains, chevilles... et peut atteindre les muqueuses. Ces papules entraînent des démangeaisons. Le traitement relève de la médecine générale mais peut s'accompagner d'une thérapeutique homéopathique.

Remèdes et posologie

En complément du traitement allopathique, vous pouvez prendre 3 granules 3 fois par jour de ***Sulfur iodatum 5 CH*** et d'***Urtica urens 5 CH***, associé à 10 gouttes de ***Passiflora incarnata composé*** matin et soir.

Lordose : voir Dos (mal de)

Lumbago

Également appelé « tour de reins », c'est une vive douleur, en barre, survenant dans le bas du dos, le plus souvent brutalement et à l'occasion d'un effort (en se relevant, en soulevant une charge...) ou d'un refroidissement.

Si cette douleur se prolonge, consultez un médecin, car il pourra être nécessaire d'en déterminer la cause pour vous prescrire un traitement approprié.

Remèdes et posologie

Prenez 3 granules 3 fois par jour de l'un des remèdes suivants, à choisir en fonction des caractéristiques du lumbago

- aggravé par le mouvement : ***Bryonia alba 4 CH*** ;
- amélioré par le mouvement : ***Rhus toxicodendron 4 CH*** ;
- après un coup de froid sec : ***Aconitum napellus 4 CH*** ;
- après un coup de froid humide : ***Dulcamara 4 CH***.

Lymphangite

Il s'agit de l'infection d'un vaisseau lymphatique partant d'une porte d'entrée le plus souvent cutanée (furoncle, abcès), qui se traduit par un gonflement, une rougeur et une douleur accompagnée le plus souvent de fièvre et d'une sensation de malaise.

Une lymphangite nécessite de consulter impérativement un médecin, qui prescrira sans doute un traitement d'urgence par antibiotiques. En attendant la consultation, vous pouvez appliquer de la teinture mère de ***Calendula officinalis*** *sur la zone infectée.*

Il n'existe pas de traitement homéopathique.

Mal de dos : voir Dos (mal de)

Mal de mer :

voir Transports (mal des), chapitre L'enfant

Mal de tête : voir Céphalée ; Migraine

Maladie d'Addison : voir Addison (maladie d')

Maladie d'Alzeimer :

voir Alzeimer (maladie d')

Maladie de Basedow :

voir Basedow (maladie de)

Maladie de Crohn : voir Crohn (maladie de)

Maladie de Dupuytren :
voir Dupuytren (maladie de)

Maladie de Hodgkin :
voir Hodgkin (maladie de)

Maladie de Menière :
voir Menière (maladie de)

Maladie de Parkinson :
voir Parkinson (maladie de)

Maladie maniaco-dépressive :
voir Maniaco-dépressive (maladie)

Maladies psychosomatiques :
voir Psychosomatiques (maladies)

Maladies sexuellement transmissibles
(MST) : voir Blennorragie ; Condylome génital ; Écoulements génitaux ; Herpès ; Hépatite

Malaise : voir Syncope

Maniaco-dépressive (maladie)

Cette maladie psychiatrique se caractérise par l'alternance de l'humeur, des phases d'excitation succédant à des phases de dépression. Le traitement classique est le lithium.

Il est impératif de consulter un médecin.

Manque d'appétit : voir Appétit (manque d')

Mastose : voir Seins (affections des)

Mémoire (problèmes de)

Chacun peut être ponctuellement sujet à des « trous de mémoire » ; ceux-ci sont favorisés par la fatigue, la prise de certains médicaments (somnifères, par exemple). Mais les troubles de la mémoire à court terme (portant sur les quelques minutes qui viennent de s'écouler) ou à long terme peuvent aussi constituer l'un des symptômes d'une dépression, ou de graves maladies telles que la démence sénile ou la maladie d'Alzheimer.

L'impression que votre mémoire vous fait durablement défaut peut justifier une consultation.

La mémoire, comme un muscle, diminue si elle n'est pas suffisamment sollicitée. Exercez-la en lisant, en faisant des mots croisés, en jouant aux cartes, etc.

Remèdes et posologie

Quels que soient les troubles, prenez 10 gouttes 2 fois par jour de ***Phosphoricum acidum composé***.

Adjoignez-y 3 granules 3 fois par jour de l'un des remèdes suivants, à choisir en fonction du trouble

- chez la personne âgée à qui la mémoire récente fait défaut : ***Baryta carbonica 3 CH*** ;
- chez l'enfant : ***Anacardium orientale 9 CH*** ;
- chez le fumeur : ***Nicotiana tabacum 9 CH*** ;
- chez une personne ayant un excès de poids, congestionnée : ***Sulfur 9 CH*** ;
- en cas de difficulté à trouver le mot juste : ***Lycopodium clavatum 9 CH*** ;
- en cas de difficulté à fixer son attention : ***Baryta carbonica 9 CH***.

Menière (maladie de)

La maladie de Menière est due à un accident vasculaire au niveau de l'oreille interne. C'est une urgence médicale. Elle se manifeste par un grand vertige rotatoire accompagné de vomissements clouant le patient au sol. Ses conséquences sont une surdité totale et définitive ou une audition détériorée et des vertiges résiduels chroniques.

Elle doit être distinguée du syndrome de Menière, dû à des troubles vasculaires transitoires au niveau de l'oreille interne et qui se traduit par des sensations vertigineuses chroniques, parfois accompagnées d'une baisse unilatérale de l'audition.

Le syndrome de Menière est accessible, en appoint, à un traitement homéopathique individualisé que seul un médecin pourra prescrire

Méningite : voir ce terme, chapitre L'enfant

Ménopause

La ménopause est la période, chez la femme, au cours de laquelle les ovaires cessent de fonctionner. Précédée de la préménopause, où les cycles commencent à se dérégler, elle survient généralement entre 45 et 55 ans, et s'accompagne souvent de troubles diversement associés, parfois très pénibles : bouffées de chaleur, prise de poids, suées, sautes d'humeur, etc. Les médecines alternatives peuvent être d'un réel soutien durant cette phase transitoire dans la vie de chaque femme.

Remèdes et posologie

Prenez 3 granules 1 fois par jour de l'un ou plusieurs des remèdes suivants, à choisir en fonction des troubles

- bouffées de chaleur très importantes : ***Sanguinaria canadensis 4 CH*** ;
- bouffées de chaleur avec sueurs chaudes : ***Pilocarpus jaborandi 4 CH*** ;
- bouffées de chaleur avec sueurs froides : ***Lilium tigrinum 4 CH*** ;
- bouffées de chaleur avec sueurs nocturnes : ***Salvia officinalis 5 CH*** ;
- bouffées de chaleur avec réapparition des règles : ***China officinalis 5 CH*** et ***Ustilago maïdis 5 CH*** ;
- sensation d'épuisement général : ***Sepia officinalis 5 CH***, 3 granules 3 fois par jour ;
- agitation : ***Lachesis mutus 9 CH*** ;
- excitation sexuelle : ***Murex purpurea 5 CH*** ;
- dépression, tristesse : ***Sepia officinalis 9 CH*** ;
- règles traînantes et irrégulières : ***Ustilago maïdis 4 CH*** ;
- palpitations : ***Lycopus virginicus 4 CH*** et ***Spigelia anthelmia 4 CH*** ;
- congestion du visage : ***Melilotus officinalis 4 CH*** ;
- femme ne supportant rien autour du cou : ***Lachesis mutus 9 CH***.

■ Voir aussi Dépression et état dépressif ; Règles (troubles des)

Migraine

Ce sont des accès de violents maux de tête, survenant d'un seul côté, accompagnés parfois d'autres signes : incapacité à supporter la lumière ou le bruit, nausées..., et dont les causes sont encore mal connues. Une forme particulière, dite migraine ophtalmique, se caractérise par des troubles visuels : perception de points lumineux, incapacité à voir sur l'un des côtés...

Une personne sujette aux migraines sent généralement venir la crise, et doit commencer le traitement avant que la douleur ne soit installée ; les médecines alternatives peuvent apporter un réel soulagement.

Remèdes et posologie

Prenez 3 granules toutes les 5 minutes de l'un ou plusieurs des remèdes suivants, à choisir en fonction des troubles

- avec vertiges : ***Cyclamen europaeum 4 CH*** ;
- avec battements dans la tête : ***Belladonna 4 CH*** ;
- avec nausées : ***Iris versicolor 4 CH*** ;
- avec visage rouge : ***Sanguinaria canadensis 4 CH*** ;
- suite à un coup de froid : ***Aconitum napellus 4 CH*** ;
- suite à un excès alimentaire : ***Nux vomica 4 CH*** ;
- migraine ophtalmique avec troubles de la vue : ***Iris versicolor 4 CH*** et ***Gelsemium sempervirens 4 CH***.

Montagnes (mal des)

C'est un ensemble de troubles (maux de tête, bourdonnements d'oreille, nausées...) survenant lors d'un séjour en altitude, sous l'effet de la raréfaction de l'oxygène.

Remède et posologie

Prenez 3 granules 3 fois par jour de ***Coca 5 CH***, jusqu'à amélioration.

Muscles douloureux

Les douleurs musculaires sont souvent provoquées par une activité physique (courbatures) mais peuvent aussi survenir sans cause apparente. Le claquage désigne la rupture de fibres musculaires ; la crampe, la contraction involontaire et douloureuse d'un muscle.

Remèdes et posologie

Prenez 3 granules 3 fois par jour de l'un des remèdes suivants, à choisir en fonction des troubles

- contractures musculaires : ***Agaricus muscarius 4 CH*** ;
- courbatures après un effort physique : ***Arnica montana 4 CH*** ;
- courbatures sans raison : ***Ruta graveolens 4 CH*** ;
- douleurs musculaires : ***Rhus toxicodendron 4 CH***.

■ **Voir aussi Claquage ; Crampe**

Mycose

Ce terme regroupe toutes les infections par levures et champignons microscopiques, comme les candidoses ou le pityriasis versicolor.

Remèdes et posologie

En complément d'une prescription classique si nécessaire, prenez en traitement de fond 3 granules 3 fois par jour de ***Kalium iodatum 5 CH*** et de ***Sepia officinalis 5 CH***.

■ **Voir Candidose ; Intertrigo ; Pityriasis versicolor**

Myocarde (infarctus du) :

voir Infarctus du myocarde

Myopathie : voir ce terme, chapitre L'enfant

Myxœdème

Synonyme d'hypothyroïdie, le myxœdème traduit la diminution de la production hormonale de la glande thyroïde. Cela entraîne un ralentissement du métabolisme en général, avec tendance à la somnolence, à la prise de poids, à la constipation, etc. Dans certains cas, la glande thyroïde grossit en partie ou en totalité, parfois excessivement, réalisant l'aspect du goître.

Un myxœdème impose un traitement médical.

Remèdes et posologie

Dans les formes légères, il est possible, sous contrôle médical et avec l'accord du médecin, de prendre 3 granules au coucher de ***Lycopodium clavatum 5 CH*** et ***Baryta carbonica 5 CH***, et 1 dose tous les 5 jours d'***Iodum 9 CH***.

Nævus

Les nævus, ou grains de beauté, sont de petites taches, planes ou en relief, bénignes dans leur grande majorité.

✚ *Toutefois, si vous constatez que l'un de vos grains de beauté change d'aspect (modification de sa couleur, augmentation de sa taille), s'il se met à vous démanger ou à saigner, consultez un médecin sans attendre : de tels signes peuvent indiquer une évolution cancéreuse, nécessitant une ablation chirurgicale du nævus.*

Il n'existe pas de traitement homéopathique.

Nausées et vomissements

Dans la plupart des cas, les nausées et vomissements sont la manifestation d'une intolérance alimentaire ou de l'incapacité à digérer un aliment. Ces troubles sont également fréquents dans les premiers mois de la grossesse.

✚ *Toutefois, nausées et vomissements peuvent aussi être le symptôme d'une maladie sérieuse : s'ils persistent, consultez un médecin sans attendre.*

Remèdes et posologie

Prenez jusqu'à amélioration 3 granules toutes 30 minutes de l'un des remèdes suivants, à choisir en fonction des symptômes

- langue blanche et chargée : ***Antimonium crudum 4 CH*** ;
- vomissements violents avec diarrhée douloureuse : ***Arsenicum album 4 CH*** ;
- vomissements bilieux : ***Bryonia alba 4 CH*** ;
- vomissements qui ne soulagent pas : ***Ipecacuanha 4 CH***.

■ Voir aussi Digestion difficile ; Gastro-entérite ; Grossesse (petits maux de la) ; Intoxication alimentaire

Néphrétique (colique) : voir Calcul rénal

Nervosité

Être légèrement nerveux n'a en soi rien d'anormal, sauf à devenir complètement indifférent, apathique et sans réaction ! La nervosité ne devient un problème, tant pour soi que pour son entourage, que lorsqu'elle est trop importante. Le plus souvent, elle est due à une mauvaise hygiène de vie : abus de café, de tabac, d'alcool, excès de stress, manque de sommeil, de détente ou d'exercice physique.

Remèdes et posologie

Prenez, quelle que soit l'origine de la nervosité, 10 à 20 gouttes 3 fois par jour de ***Passiflora incarnata composé***.

Adjoignez-y 3 granules 3 fois par jour de l'un des remèdes suivants, à choisir en fonction des troubles

- personne précipitée, qui voudrait avoir fini avant de commencer : ***Argentum nitricum 4 CH*** ;
- personne préoccupée, ayant peur d'être seule : ***Lilium tigrinum 4 CH*** ;
- personne ne supportant pas la compagnie tout en ne voulant pas rester seule : ***Lycopodium clavatum 4 CH*** ;
- personne parlant à tort et à travers : ***Actaea racemosa 4 CH*** ;
- personne prise de tremblements nerveux : ***Gelsemium sempervirens 4 CH***.

■ Voir aussi Angoisse et anxiété ; Dépression et état dépressif ; Précipitation ; Trac.

Névralgie

Il s'agit d'une vive douleur due à l'irritation ou à la lésion d'un nerf. Certaines névralgies ont une origine précise (zona, traumatisme, inflammation), d'autres n'ont aucune cause apparente.

Si une névralgie persiste, consultez un médecin.

Remèdes et posologie

Prenez 3 granules 3 fois par jour de l'un ou plusieurs des remèdes suivants, à choisir en fonction des caractéristiques de la névralgie

- survenue lors d'un refroidissement par temps sec : ***Aconitum napellus 4 CH*** ;
- survenue lors d'un refroidissement par temps humide : ***Dulcamara 4 CH*** ;
- causée par un choc : ***Arnica montana 4 CH*** ;
- mobile : ***Pulsatilla 4 CH*** ;
- violente, commençant et finissant brusquement : ***Magnesia phosphorica 4 CH*** ;
- en éclair : ***Kalmia latifolia 4 CH*** ;

- aggravée par le moindre contact : ***Asa fœtida 4 CH*** ;
- aggravée par la moindre secousse : ***Belladonna 4 CH*** ;
- améliorée par le repos et la pression : ***Bryonia alba 4 CH*** ;
- aggravée lors des changements de temps : ***Rhododendron chrysanthum 4 CH***.

Nez (saignement de) : voir Épistaxis

Obésité

Une personne est atteinte d'obésité quand elle présente un excès de poids par augmentation de la masse de son tissu adipeux. L'origine peut être héréditaire mais tient, le plus souvent, à une alimentation trop riche et une mauvaise hygiène de vie. L'obésité nécessite une prise en charge médicale car ses conséquences peuvent être graves (diabète, hypertension). L'homéopathie pourra être indiquée en traitement d'accompagnement au cas par cas.

Oculaire (fatigue)

Due à un mauvais éclairage ou au travail prolongé sur un écran informatique, la fatigue oculaire se traduit par des maux de tête, une sensation de pesanteur au niveau des paupières, des picotements dans les yeux...

Consultez un ophtalmologiste pour un éventuel port de lunettes.

Remède et posologie

Si vous ressentez l'impression que vos yeux sont tirés en arrière, prenez 3 granules 2 fois par jour de ***Paris quadrifolia 5 CH***.

Odorat (troubles de l')

Le sens de l'odorat (sens du goût) est parfois altéré : il peut s'agir d'une anosmie (perte complète ou partielle de l'odorat), d'origine traumatique (accident) ou médicale, ou plus simplement due à une dégénérescence normale des cellules olfactives liée à l'âge ; d'une sensation de mauvaises odeurs qui n'existent pas pouvant être la manifestation d'un trouble du cerveau ou des muqueuses nasales.

Dans tous les cas, consultez un médecin.

Il n'existe pas de traitement homéopathique.

Œdème de Quincke :

voir Quincke (œdème de)

Œil (affections de l')

Organe de la vue, l'œil peut être sujet à des affections (décollement de la rétine, cataracte, glaucome, iritis) qui nécessitent, pour la plupart, de consulter un ophtalmologiste.

■ **Voir Cataracte ; Conjonctivite ; Glaucome ; Iritis ; Oculaire** (fatigue)

Œsophage (spasmes de l')

L'œsophage, qui relie le pharynx à l'estomac, peut être le lieu de contractions (spasmes) le plus souvent dues à la nervosité.

Remèdes et posologie

Prenez dès que le besoin s'en fait sentir 3 granules de l'un des remèdes suivants, à choisir en fonction des troubles

• sensation de contraction douloureuse apparaissant et disparaissant brusquement : ***Cuprum metallicum 4 CH*** ;

• spasme accompagné de bruits de liquide dans l'estomac : ***Hydrocyanicum acidum 4 CH*** ;

• sensation de boule montant de l'estomac à la gorge : ***Asa fœtida 4 CH*** ;

• douleurs brûlantes parfois accompagnées de vomissements : ***Iris versicolor 4 CH*** ;

• sensation de boule dans la gorge accompagnée de brûlures et de pesanteur gastrique après les repas : ***Nux vomica 4 CH***.

■ Voir Avaler (difficultés à)

Oignon

Également appelé hallux valgus, il s'agit d'une déviation du gros orteil vers l'intérieur. Une déformation importante et ancienne ne pourra être traitée que de façon chirurgicale.

Remèdes et posologie

Prenez, en cas de déformation récente, 3 granules 3 fois par jour d'***Apis mellifica 5 CH*** et/ou 3 gouttes de teinture mère d'***Hypericum perforatum*** à appliquer matin et soir.

Ongles (troubles des)

Une altération de l'aspect des ongles traduit le plus souvent un déséquilibre général (fatigue, carence en calcium...) mais peut aussi être due à une infection locale par un champignon microscopique.

Il n'existe pas de traitement homéopathique spécifique pour aider à ne plus se ronger les ongles.

Remèdes et posologie

Prenez 3 granules 3 fois par jour de l'un des remèdes suivants, à choisir en fonction des troubles

- ongles cassants : ***Calcarea phosphorica 5 CH*** ;
- avec présence de taches blanches : ***Anantherum 5 CH*** ;
- fendillés dans le sens de la longueur : ***Silicea 5 CH*** ;
- ondulés dans le sens de la longueur : ***Thuya occidentalis 5 CH*** ;
- anormalement bombés : ***Nitricum acidum 5 CH*** ;
- tendant à s'incarner : ***Teucrium marum 5 CH***.

Oppression

C'est la sensation d'avoir le thorax entouré d'un étau, qui empêche d'effectuer normalement les mouvements respiratoires. L'oppression peut avoir une cause psychique (émotion, contrariété...) ou physique (bronchite, pleurésie...).

Remèdes et posologie

Si la sensation d'oppression fait suite à une contrariété ou à une émotion, prenez 3 granules toutes les heures d'***Ignatia amara 9 CH***, jusqu'à amélioration.

En cas d'autre cause, reportez-vous à Dyspnée.

■ **Voir aussi Angoisse et anxiété ; Bronchite ; Pleurésie ; Stress**

Orchite

Cette inflammation d'un ou des testicules peut notamment survenir dans le cadre des oreillons.

Une telle affection nécessite une consultation immédiate chez un médecin.

Orgelet

Également appelé compère-loriot, c'est un petit furoncle rouge et douloureux, en forme de grain d'orge, situé au bord d'une paupière.

Il nécessite de consulter un médecin.

Remèdes et posologie

Prenez 3 granules 3 fois par jour de ***Staphysagria 5 CH*** et d'***Hepar sulfur 5 CH***, et procédez à 3 applications par jour de ***pommade au calendula***.

Ostéophyte

Il s'agit d'une excroissance osseuse qui se forme le plus fréquemment autour d'une surface articulaire atteinte par l'arthrose. Lorsqu'ils surviennent au niveau des vertèbres, les ostéophytes constituent des becs-de-perroquet, lesquels peuvent comprimer les vaisseaux et les nerfs émergeant de la colonne vertébrale, provoquant des douleurs à distance et des troubles circulatoires (spasmes, insuffisance circulatoire) au niveau des vaisseaux du cou, ainsi que des affections parfois graves (vertiges, trous de mémoire, déséquilibre, impossibilité de marcher).

La présence d'ostéophytes nécessite un suivi médical.

Il n'existe pas de traitement homéopathique.

■ Voir aussi Rhumatismes

Ostéoporose

Due à l'appauvrissement de la structure protéique des os avec une fragilisation de ceux-ci, l'ostéoporose a des causes multiples, dont la plus fréquente est la chute des œstrogènes chez la femme ménopausée (dans ce cas, elle est généralement prévenue par un traitement substitutif hormonal). Mais elle peut être associée à d'autres affections (diabète...). Les fractures sont la principale manifestation de l'ostéoporose.

Remède et posologie

En accompagnement d'un traitement classique avec vitamine D, calcium... prenez 1 dose tous les 7 jours de ***Phosphorus triiodatus***.

Otite : voir ce terme, chapitre L'enfant

Ovaires (troubles des)

Les ovaires, glandes sexuelles de la femme situées de part et d'autre de l'utérus auquel elles sont reliées par les trompes de Fallope, peuvent être notamment le siège d'inflammations et de kystes.

De telles affections nécessitent impérativement une consultation médicale.

■ Voir Règles (troubles des)

Oxyures : voir Vers (infestation par les)

Palpitations

Les contractions du muscle cardiaque ne sont normalement pas perceptibles. Dans le cas contraire, il s'agit de palpitations : la personne ressent des chocs dans la poitrine ou a la sensation que son cœur s'emballe. Si vous souffrez de palpitations occasionnelles, provoquées par des motifs aisés à repérer tels qu'une vive émotion ou l'abus d'une substance excitante (alcool, thé, café), vous pouvez faire appel au traitement homéopathique mentionné ci-dessous.

En revanche, en cas de palpitations fréquentes ou survenant sans cause apparente, consultez un médecin.

Remèdes et posologie

Prenez 3 granules 3 fois par jour de l'un des remèdes suivants, à choisir en fonction des troubles

- après une émotion : ***Gelsemium sempervirens 4 CH*** ;
- après une contrariété : ***Ignatia amara 4 CH*** ;
- après avoir bu de l'alcool : ***Nux vomica 4 CH*** ;
- par abus de café : ***Coffea cruda 4 CH*** ;
- par abus de tabac : ***Nicotiana tabacum 4 CH*** ;
- suite à de gros efforts physiques : ***Arnica montana 4 CH*** ;
- à la ménopause : ***Lachesis mutus 4 CH*** ;
- après les repas : ***Lycopodium clavatum 4 CH***.

■ Voir aussi Arythmie ; Tachycardie

Paludisme

Transmise par la piqûre du moustique, cette maladie récurrente se rencontre fréquemment dans les pays chauds. Il est essentiel, si vous êtes amené à voyager dans certains pays infestés (Afrique noire...), de prendre un traitement préventif. Le paludisme se caractérise par des crises accompagnées de fortes fièvres, tremblements, sueurs profuses, un état plus ou moins confusionnel et, enfin, une altération notoire de l'état général.

Remède et posologie

Si un traitement allopathique énergique est indispensable, dans les suites de la maladie prenez 3 granules 2 fois par jour de ***China officinalis 5 CH***.

Panaris

Cet abcès, localisé à un doigt, est dû à une infection microbienne : le plus souvent, il s'agit d'un staphylocoque doré.

Consultez impérativement un médecin, car un panaris peut nécessiter un traitement antibiotique.

Remèdes et posologie

En complément du traitement classique, vous pouvez prendre 3 granules 3 fois par jour d'***Hepar sulfur 5 CH*** et de ***Belladonna 5 CH***.

Pancréatite

L'inflammation de la glande pancréatique peut être aiguë ou chronique.

Dans le premier cas, elle se traduit par des douleurs très violentes dans la région de l'estomac et une altération importante de l'état général. Elle peut être mortelle et nécessite une hospitalisation immédiate.

La pancréatite chronique est caractérisée par des troubles digestifs divers et des selles molles et graisseuses. Un suivi médical est nécessaire.

Remèdes et posologie

Dans la forme chronique, en accompagnement d'un traitement classique, prenez 3 granules 2 fois par jour de ***Phosphorus 9 CH*** et de ***Nux vomica 5 CH***.

Paraphlébite : voir Phlébite

Parkinson (maladie de)

Maladie neurologique souvent familiale et d'origine inconnue, elle se traduit par un tremblement intentionnel (quand on veut faire un mouvement, on tremble ; quand on fait un geste automatique, on ne tremble pas). La démarche du parkinsonien est caractéristique (petits pas précipités), son visage inexpressif. L'allopathie dispose de traitement efficace où l'homéopathie peut intervenir comme complément. Le médecin homéopathe jugera au cas par cas du traitement à prescrire.

Parodontite : voir Déchaussement des dents

Paupières (troubles des)

Les membranes mobiles qui protègent les yeux peuvent être le lieu de différentes affections.

Remèdes et posologie

Prenez jusqu'à amélioration 3 granules 3 fois par jour de l'un des remèdes suivants, à choisir en fonction des troubles

- paupières collées le matin : ***Graphites 5 CH*** ;
- enflammées : ***Tellurium 5 CH*** ;
- tombantes : ***Physostigma 5 CH***.

■ Voir aussi Chalazion ; Conjonctivite ; Orgelet ; Ptôsis

Périarthrite de l'épaule

C'est une inflammation des structures de l'articulation de l'épaule (tendons, bourse séreuse, capsule articulaire), qui se traduit par des douleurs d'intensité variable et/ou par un blocage de l'épaule. Le plus souvent, ces douleurs surviennent lors des changements de temps ou en période de fatigue, avant d'évoluer vers une chronicité ; la radiographie révèle fréquemment la présence de calcifications autour de l'articulation.

Remède et posologie

En cas de crises douloureuses, prenez 3 granules 3 fois par jour de ***Ferrum metallicum 5 CH***.

■ Voir aussi Rhumatismes

Périphlébite : voir Phlébite

Perlèche

Inflammation cutanée, localisée aux commissures des lèvres, elle se manifeste le plus souvent des deux côtés par de petites fissures de la peau.

Remède et posologie

En dehors des soins locaux, prenez 3 granules 3 fois par jour de ***Graphites 4 CH***.

Pertes blanches : voir Leucorrhées

Peur

Avoir peur est une réaction normale, à ne traiter que si elle advient sans cause et évolue vers une phobie.

■ **Voir Phobie**

Pharyngite

Cet état congestif du pharynx, seul ou associé à celui du nez (rhino-pharyngite), est fréquent en hiver, surtout chez les enfants, et s'accompagne d'écoulements par le nez et d'une sensation de brûlure de la gorge.

Remèdes et posologie

Prenez 3 granules 3 fois par jour de l'un ou plusieurs des remèdes suivants, à choisir en fonction des troubles

- douleur dans la gorge comme si une écharde y était plantée : ***Argentum nitricum 4 CH*** ;
- émission d'épais crachats jaunes : ***Kalium bichromicum 4 CH*** ;
- émission d'épais crachats jaunes et collants : ***Hippuricum acidum 4 CH*** ;
- douleur cuisante et toux sèche : ***Arum triphyllum 4 CH***.

Phlébite

Il s'agit de la constitution d'un caillot de sang à l'intérieur d'une veine. La phlébite affecte notamment les personnes sujettes aux varices ou contraintes à une longue immobilisation ou un alitement prolongé. Elle se traduit par une douleur brutale au mollet de type coup de fouet, parfois accompagnée d'un gonflement de la zone atteinte, d'une petite fièvre et d'une accélération du pouls.

Elle peut également apparaître, sans signe avant-coureur, chez les personnes à risque (c'est à dire celles qui ont des varices). Si vous faites partie de celles-ci, vous devez avant un voyage en avion, prendre la veille et le jour même, sauf contre-indication, un peu d'aspirine (qui a la propriété de fluidifier le sang) et porter des bas ou des chaussettes de contention.

Les périphlébites, également appelées paraphlébites, sont des phlébites des veines superficielles ; non traitées, elles peuvent tout comme les phlébites avoir de graves conséquences et nécessitent une consultation médicale rapide.

✚ *Une phlébite est une urgence médicale, le risque majeur étant la migration du caillot vers les artères pulmonaires (embolie pulmo-*

naire). En cas de doute, consultez votre médecin le plus vite possible.

Il n'existe pas de traitement homéopathique.

■ **Voir aussi Varice**

Phobie

C'est la crainte excessive, démesurée, d'une chose ou d'une situation identifiée par la personne comme un risque majeur mais hypothétique. Les plus répandues sont la crainte de la foule et des espaces vides (agoraphobie), la peur des endroits clos (claustrophobie), celle d'animaux tels que les insectes ou les reptiles. L'homéopathie peut aider à combattre ces peurs, éventuellement en parallèle avec une psychothérapie.

Remèdes et posologie

Prenez 3 granules 3 fois par jour de l'un des remèdes suivants, à choisir en fonction du motif de la peur

- peur de la foule : ***Gelsemium sempervirens 9 CH*** ;
- des insectes : ***Latrodectus mactans 9 CH*** ;
- de l'orage : ***Phosphorus 9 CH*** ;
- de la nuit : ***Stramonium 9 CH*** ;
- de l'eau : ***Hydrophobinum 9 CH*** ;
- de la mort : ***Aconitum napellus 9 CH*** ;
- de la maladie : ***Arsenicum album 9 CH*** ;
- des voleurs : ***Natrum muriaticum 9 CH*** ;
- de devenir fou : ***Actaea racemosa 9 CH*** ;
- de l'avenir : ***Calcarea carbonica 9 CH*** ;
- claustrophobie : ***Actaea racemosa 9 CH***.

Piqûre d'insecte

En dehors des cas graves qui nécessitent une hospitalisation d'urgence (piqûre d'abeille dans la gorge, morsure de vipère...), l'homéopathie peut être efficace.

Toutefois, consultez sans attendre en cas d'antécédents allergiques ou si vous constatez une détérioration de l'état général (nausées, vomissements, pouls rapide...).

Remèdes et posologie

Prenez, jusqu'à amélioration, 3 granules toutes les 30 minutes de l'un ou plusieurs des remèdes suivants, à choisir en fonction de la piqûre

- piqûre d'abeille, de guêpe, de frelon, d'aoûtat : ***Apis mellifica 5 CH*** ;

- piqûre de moustique : ***Culex 4 CH*** et ***Ledum palustre 5 CH*** ;
- piqûre d'araignée : ***Tarentula hispanica 5 CH*** et ***Ledum palustre 5 CH***.

Pytiriasis simplex : voir Dartre

Pityriasis versicolor

Cette variété de mycose se traduit par l'apparition sur la peau du buste de petites taches décolorées ou brunâtres.

Remèdes et posologie

Reportez-vous au traitement mentionné à Mycose, et adjoignez-y 3 granules 3 fois par jour de ***Sulfur iodatum 5 CH***.

■ Voir Mycose

Pleurésie

C'est une inflammation de la plèvre, c'est-à-dire des membranes entourant le poumon. Elle peut entraîner la production d'un liquide, l'épanchement pleural, à l'aspect clair ou infecté. Une pleurésie peut aussi être sèche (sans épanchement). Elle se manifeste par une douleur (violent point de côté), de la toux, une gêne respiratoire.

Il est impératif de consulter un médecin.

Il n'existe pas de traitement homéopathique.

Pneumonie

Quand une partie du poumon s'infecte après contraction d'un virus, une pneumonie se déclare. Cette pathologie se manifeste par une douleur violente (coup de poignard) accompagnée de fièvre et d'une altération de l'état général. Au bout de quelques heures, des crachats légèrement sanglants peuvent apparaître.

Il s'agit d'une urgence, qui nécessite de consulter un médecin.

■ Voir aussi Broncho-pneumonie

Point de côté

Caractérisé par une douleur dans le côté du thorax, le point de côté survient le plus souvent à la suite d'un effort (course à pied...). Reposez-vous et adoptez une position de manière à relâcher vos muscles.

Si la douleur persiste, consultez un médecin, car un problème pulmonaire, vertébral ou cardiaque n'est pas à exclure.

Remède et posologie

Dans tous les cas, prenez, jusqu'à la disparition de la douleur, 3 granules toutes les 30 minutes d'***Arnica montana 4 CH***.

Points noirs : voir Acné

Poliomyélite

Cette maladie virale, qui attaque la moelle épinière et provoque des paralysies irréversibles, est aujourd'hui en voie de disparition. En effet, une vaccination systématique contre la poliomyélite est pratiquée depuis 50 ans. N'oubliez pas qu'un rappel régulier de ce vaccin est indispensable.

Polyarthrite rhumatoïde

Cette maladie est auto-immune, ce qui signifie que le système immunitaire se dérègle, identifiant certains tissus de l'organisme comme corps étrangers qu'il doit détruire. Ses manifestations sont essentiellement articulaires, d'où son nom, au niveau des mains et des pieds. Évoluant par poussées inflammatoires douloureuses, cette affection entraîne des déformations irréversibles.

Il n'existe pas de traitement homéopathique spécifique mais le médecin pourra établir au cas par cas une thérapeutique en accompagnement.

Pouls

Les battements du pouls correspondent au passage du sang dans les artères, et à chacune de ces pulsations correspond une contraction du cœur. À l'état normal, le pouls bat régulièrement, à raison de 72 contractions par minute environ (norme variable d'une personne à l'autre) ; il s'accélère sous l'effet d'un effort ou sous le coup d'une émotion mais reste régulier.

Si votre pouls est irrégulier, ralentit ou accélère sans cause malgré un repos en position allongée, consultez votre médecin.

■ Voir Arythmie ; Tachycardie

Poux : voir ce terme, chapitre L'enfant

Précipitation

C'est le propre des personnes impatientes, qui voudraient avoir fini avant d'avoir commencé.

Remède et posologie

Prenez 3 granules au coucher d'***Argentum nitricum 9 CH***.

Prémenstruel (syndrome)

Ce syndrome (ensemble de symptômes) se retrouve souvent chez les femmes réglées. Il survient entre le 3e et le 7e jour précédant les règles, et se manifeste par l'un ou plusieurs des signes suivants : gonflement des seins, irritabilité, troubles du sommeil, palpitations, rétention d'eau avec gonflement des pieds ou/et des mains, prise de poids et pesanteur abdominale.

Remède et posologie

Il existe un traitement homéopathique très efficace : prenez 1 dose de ***Folliculinum 15 CH*** les 7e, 14e et 21e jours qui suivent le début du cycle.

Prolapsus : voir Utérus (troubles de l')

Prostate (troubles de la) :

voir Adénome de la prostate

Prurit

Un prurit, ou démangeaison, peut constituer l'un des symptômes d'une affection cutanée ou d'une maladie générale. Dans ce cas, c'est cette dernière qu'il faut traiter : le prurit disparaîtra avec sa guérison.

Vous devez donc consulter sans hésiter votre médecin en cas de prurit persistant.

Certaines démangeaisons surviennent isolément, sans cause apparente. Dans ce cas, vous pouvez essayer les traitements mentionnés ci-dessous pour y remédier.

Remèdes et posologie

Prenez 3 granules 3 fois par jour de l'un des remèdes suivants, à choisir en fonction de la localisation

- au cuir chevelu : ***Arsenicum album 5 CH*** ;
- au cou : ***Crataegus oxyacantha 5 CH*** ;
- au nez : ***Arum triphyllum 5 CH*** ;
- dans les conduits auditifs : ***Manganum aceticum 5 CH*** ;
- aux chevilles : ***Ledum palustre 5 CH*** ;
- derrière les genoux : ***Sepia officinalis 5 CH*** ;
- aux doigts : ***Anagallis arvensis 5 CH*** ;
- aux mains : ***Selenium 5 CH*** ;
- aux orteils : ***Agaricus muscarius 5 CH*** ;
- aux pieds : ***Ledum palustre 5 CH*** ;
- aux bourses : ***Croton tiglium 5 CH*** ;
- à la vulve : ***Ambra grisea 5 CH*** ;
- dans les plis du corps : ***Selenium 5 CH***.

Psoriasis

Maladie de peau d'origine encore discutée, le psoriasis se traduit par l'éruption de plaques rouges recouvertes d'une petite peau sèche, qui se détache en squames quand on la gratte. Il peut revêtir plusieurs aspects : en gouttes, en carte de géographie, etc.

S'il n'y a pas d'amélioration, consultez votre médecin homéopathe pour un traitement de fond.

Remèdes et posologie

En accompagnement du traitement classique, prenez 10 gouttes matin et soir de ***Saponaria officinalis composé***, ainsi que 3 granules 3 fois par jour de l'un ou plusieurs des remèdes suivants, à choisir selon les caractéristiques des lésions

- à la racine des cheveux : ***Hydrastis canadensis 5 CH*** ;
- sur les mains et les pieds : ***Graphites 5 CH*** ;
- dans les plis du corps : ***Graphites 5 CH*** ;
- accompagnées de démangeaisons : ***Urtica urens 5 CH*** ;
- avec peau très épaissie et squameuse au niveau des lésions : ***Dolichos pruriens 5 CH*** ;
- avec de larges squames : ***Arsenicum iodatum 5 CH***.

Psychose

Cette maladie psychiatrique chronique consiste en une désorganisation de la personnalité du patient, lequel est souvent sujet à des délires.

Elle débute fréquemment vers la fin de l'adolescence à la suite d'un facteur déclenchant : drogue (cannabis, cocaïne, ecstasy...), accident de voiture, problèmes familiaux. Une stabilisation des troubles survient la plupart du temps vers 50 ans. La psychose peut prendre différentes formes. Souvent elle comporte un risque suicidaire.
Cette maladie grave nécessite une prise en charge psychiatrique.
Il n'existe pas de traitement homéopathique.

Psychosomatiques (maladies)

Ce terme s'applique à toute maladie physique ou tout dysfonctionnement organique qui trouve son origine dans un trouble psychique, par exemple un ulcère de l'estomac provoqué par le stress. Les maladies psychosomatiques sont nombreuses, et plus nombreuses encore celles aggravées par un déséquilibre nerveux.

Les médecines alternatives ont fait leurs preuves dans le traitement de ces maladies ; mais seul un médecin pourra poser le diagnostic et vous orienter vers le type de thérapie qui convient à votre cas.

Ptôsis

Cette faiblesse du muscle releveur de la paupière partielle ou totale, qui se traduit par la chute permanente de la paupière supérieure, est soit congénitale soit secondaire à la paralysie de ce muscle (choc...).

Remèdes et posologie

Le traitement est chirurgical, mais si le ptôsis est consécutif à un choc prenez 3 granules 3 fois par jour d'***Arnica montana 4 CH***.

■ Voir Intervention chirurgicale

Purpura

Cette affection se caractérise par l'apparition sur la peau de petites taches rouges autour des vaisseaux. Elle peut être le signe d'une maladie très grave (leucémie, maladie de Hodgkin, cancer, septicémie) ou témoigner d'une simple fragilité des capillaires (petits vaisseaux).

C'est au médecin de poser le diagnostic et de juger du traitement.

■ Voir aussi Cancer ; Hodgkin (maladie de) ; Leucémie ; Septicémie

Quincke (œdème de)

Cette réaction allergique se traduit par un gonflement, circonscrit aux muqueuses de la bouche, des voies respiratoires et des tissus sous-cutanés du visage. Quand l'œdème est important, il y a un risque d'étouffement.

Appelez d'urgence un médecin.

Raynaud (maladie de)

Cette maladie atteint les vaisseaux de la main, et notamment des doigts, dont le diamètre se réduit. Elle peut être héréditaire et affecte plutôt la population féminine. Il n'existe pas de traitement homéopathique.
Il existe une forme plus légère, le syndrome de Raynaud, caractérisé par une réaction des doigts au froid (ils deviennent blancs). Au réchauffement, les doigts deviennent violets et très douloureux pendant quelques minutes. Reportez-vous au traitement d'Acrocyanose.

■ Voir Acrocyanose

Recto-colite hémorragique :

voir Crohn (maladie de)

Reflux gastro-œsophagien :

voir ce terme, chapitre L'enfant

Régime : voir Amaigrissant (traitement)

Règles (troubles des)

L'écoulement de sang menstruel survient généralement chez la jeune fille âgée de 10 à 15 ans. Le cycle de la femme est d'environ 28 jours (norme variable d'une femme à l'autre), les règles durant 5 jours en général. Les règles ne s'interrompent que lors des grossesses et disparaissent à la ménopause après une phase de transition (préménopause) où elles sont irrégulières ou traînantes.

Remèdes et posologie

Prenez 3 granules 3 fois par jour de l'un ou plusieurs des remèdes suivants, à choisir en fonction des troubles

- règles trop abondantes et douloureuses : ***Juniperus sabina 4 CH*** ;

- trop abondantes avec un flux augmenté par le mouvement : ***Erigeron canadensis 4 CH*** ;
- très abondantes avec violentes douleurs sacro-lombaires : ***Juniperus sabina 4 CH*** ;
- saignements très abondants ne survenant que la nuit : ***Bovista gigantea 4 CH*** ;
- douloureuses avec pesanteur vers le bas : ***Sepia officinalis 4 CH*** ;
- avec violentes douleurs s'estompant si on se plie en deux : ***Colocynthis 4 CH*** ;
- avec violentes douleurs s'estompant si on s'allonge à plat : ***Dioscorea villosa 4 CH*** ;
- avec douleurs aggravées par le mouvement : ***Juniperus sabina 4 CH*** ;
- avec douleurs s'estompant par la compression de l'abdomen : ***Trillium pendulum 4 CH*** ;
- avec douleurs insupportables : ***Chamomilla vulgaris 4 CH*** ;
- avec de fortes crampes et une sensation de froid : ***Veratrum album 4 CH*** ;
- peu abondantes : ***Pulsatilla 4 CH*** ;
- trop courtes : ***Sepia officinalis 4 CH*** ;
- en pointillé (s'arrêtant puis repartant): ***Pulsatilla 4 CH*** ;
- ne survenant que 1 cycle sur 2 (par exemple tous les 56 jours si le cycle est de 28 jours) : ***Thlaspi bursa pastoris 4 CH*** ;
- en avance et survenant toujours dans la journée : ***Lilium tigrinum 4 CH*** ;
- en avance et survenant toujours dans la nuit, avec diarrhée et vomissements : ***Ammonium muriaticum 4 CH*** ;
- en retard : ***Pulsatilla 4 CH*** ;
- absentes à la suite d'un coup de froid humide : ***Dulcamara 4 CH*** ;
- absentes après une peur : ***Aconitum napellus 4 CH*** ;
- absentes après une fatigue nerveuse générale : ***Natrum muriaticum 4 CH*** ;
- absentes après une anémie : ***Manganum aceticum 4 CH*** ;
- remplacées ou accompagnées d'une hémorragie nasale : ***Senecio aureus 4 CH*** ;
- épaisses et noires : ***Magnesia muriatica 4 CH*** ;
- fatigantes : ***China officinalis 4 CH*** ;
- survenant à la suite d'une contrariété : ***Calcarea carbonica 4 CH*** ;

- survenant après une émotion : ***Calcarea carbonica 4 CH*** ;
- saignements entre les règles après des secousses (par exemple en voiture) : ***Hamamelis virginiana 4 CH***.

Rétine (décollement de la)

Lorsque la rétine se décolle, quelle qu'en soit la cause, il est impératif de consulter d'urgence un ophtalmologiste, qui pratiquera un traitement au laser.

Il n'existe pas de traitement homéopathique.

Rhinite : voir Rhume ; Rhume des foins

Rhino-pharyngite :

voir ce terme, chapitre L'enfant

Rhumatismes

Le terme recouvre toutes les affections responsables d'une gêne des mouvements articulaires, quelle qu'en soit l'origine (infection, inflammation, usure...).

Si vous souffrez de rhumatismes, consultez un médecin qui déterminera l'origine des troubles et prescrira un traitement approprié.

Remèdes et posologie

En accompagnement d'un traitement classique, l'homéopathie peut soulager certains symptômes, en particulier la raideur et la douleur.

Prenez 3 granules 3 fois par jour de l'un ou plusieurs des remèdes suivants, à choisir en fonction des troubles

- aggravés par la chaleur : ***Ledum palustre 4 CH*** ;
- améliorés par la chaleur : ***Rhus toxicodendron 4 CH*** ;
- aggravés par les changements de temps : ***Rhododendron chrysanthum 4 CH*** ;
- aggravés par le froid humide : ***Antimonium crudum 4 CH*** ;
- améliorés par le froid humide : ***Stellaria media 4 CH*** ;
- aggravés par l'humidité : ***Dulcamara 4 CH*** et ***Natrum sulfuricum 4 CH*** ;
- aggravés par le froid sec : ***Causticum 4 CH*** ;
- améliorés par le froid sec : ***Ledum palustre 4 CH*** ;
- aggravés par le mouvement : ***Bryonia alba 4 CH*** ;

- améliorés par le mouvement : ***Rhus toxicodendron 4 CH*** et ***Ruta graveolens 4 CH*** ;
- améliorés si on s'étire : ***Angustura 4 CH*** ;
- avec difficultés de « dérouillage » le matin : ***Rhus toxicodendron 4 CH*** ;
- associés à des douleurs osseuses : ***Manganum aceticum 4 CH, Phytolacca decandra 4 CH, Mezereum 4 CH*** et ***Hypericum perforatum 4 CH*** ;
- associés à des névralgies : ***Kalmia latifolia 4 CH*** et ***Magnesia phosphorica 4 CH*** ;
- douleur déchirante des petites articulations et surtout des poignets : ***Actaea spicata 4 CH***.

■ Voir aussi Arthrite ; Arthrose

Rhume

C'est une irritation des fosses nasales et/ou des bronches qui se traduit par un écoulement par le nez et/ou par une toux souvent accompagnée de crachats.

Remèdes et posologie

Prenez 3 granules 3 fois par jour de l'un ou plusieurs des remèdes suivants, à choisir en fonction des troubles

- nez bouché : ***Nux vomica 5 CH*** ;
- nez qui démange : ***Cina maritima 5 CH*** ;
- éternuements : ***Nux vomica 5 CH*** ;
- écoulement nasal sans irritation : ***Allium cepa 4 CH*** ;
- écoulement nasal avec irritation : ***Euphrasia officinalis 4 CH*** ;
- écoulement jaune et épais : ***Hydrastis canadensis 4 CH*** ;
- nez très irrité : ***Arum triphyllum 4 CH*** ;
- nez sec, bouché : ***Sambucus nigra : 4 CH***.

Rhume des foins

C'est un rhume d'origine allergique, le plus souvent saisonnier, qui survient aux périodes de floraison des graminées et autres plantes à fleurs.

Remèdes et posologie

En prévention, prenez environ 1 mois avant la période de floraison 1 dose tous les 5 jours de ***Poumon histamine 30 CH.***

En cas de rhume des foins déclaré, prenez 3 granules 3 fois par jour de ***Pollens 9 CH***, de ***Sabadilla 9 CH*** et de ***Naphtalinum 9 CH***, et

10 gouttes au coucher de ***Pollens de graminées 7, 9, 15 et 30 CH*** (mélange des dilutions à commander en pharmacie).

■ **Voir Allergie**

Ronflement

Il est provoqué par la vibration du voile du palais au cours du sommeil. Pour limiter le ronflement, il est possible d'adopter certaines règles de vie : ne pas boire d'alcool et manger léger le soir, essayer de dormir sur le ventre, faire au besoin une cure d'amaigrissement. Dans certains cas, l'ablation chirurgicale de la luette peut être proposée.

Il n'existe pas de traitement homéopathique spécifique.

■ **Voir aussi Apnée du sommeil**

Rot et renvoi de gaz : voir Aérophagie

Saignement de nez : voir Épistaxis

Saignement des gencives : voir Gencives (troubles des)

Salivation excessive : voir Hypersialorrhée

Salpingite

Caractérisée par l'infection due au développement d'un microbe ou d'un parasite dans une ou deux trompes de Fallope, cette maladie peut être aiguë ou chronique (dans le cas d'un parasite). Elle est sexuellement transmissible (MST).

Dans sa forme aiguë, il s'agit d'une urgence médicale absolue pouvant mettre en jeu la vie de la femme et sa fécondité.

Dans sa forme chronique, elle nécessite un traitement au long cours. Aucune de ces deux formes ne relève de l'homéopathie, sauf en traitement d'accompagnement individualisé par le médecin au cas par cas.

Sciatique

C'est une douleur provoquée par l'irritation du nerf sciatique, qui chemine depuis le bas du dos jusqu'à l'extérieur du pied en passant par la pointe de la fesse, l'arrière de la cuisse, du genou, du mollet et l'extérieur de la cheville. Elle est due à une compression d'une ou plusieurs racines au niveau des espaces intervertébraux (5e racine lombaire et 1re racine sacrée) du nerf. La douleur survient, selon le cas, derrière la cuisse, à l'extérieur de la jambe, sur le dos du pied et dans le premier orteil (atteinte de la 5e racine lombaire) ou dans le mollet, le talon et la plante du pied (atteinte de la 1re racine sacrée).

Une sciatique impose une consultation médicale ; certaines, causées par une hernie discale, nécessitent un traitement spécifique, parfois chirurgical. L'homéopathie peut être une aide efficace en cas de sciatique d'origine rhumatismale ou due à la fatigue.

Remèdes et posologie

Prenez 3 granules 3 fois par jour de l'un ou plusieurs des remèdes suivants, à choisir en fonction des troubles

- si aggravation de la douleur en toussant : ***Tellurium 5 CH*** ;
- si aggravation en position debout : ***Sulfur 5 CH*** ;
- si aggravation en position assise : ***Ammonium muriaticum 5 CH*** ;
- si aggravation en bougeant : ***Bryonia alba 5 CH*** ;
- si aggravation en restant immobile : ***Rhus toxicodendron 5 CH*** ;
- si amélioration de la douleur en appuyant du côté douloureux : ***Bryonia alba 5 CH*** ;
- si amélioration en position assise : ***Gnaphalium dioicum 5 CH*** ;
- si amélioration en marchant : ***Rhus toxicodendron 5 CH*** ;
- si amélioration en se penchant en avant : ***Colocynthis 5 CH*** ;
- si amélioration en pliant les jambes : ***Kalium bichromicum 5 CH***.

Scoliose : voir Dos (mal de)

Sécheresse de la bouche :

voir Bouche (sécheresse de la)

Seins (affections des)

Un examen régulier des seins est nécessaire et peut être effectué par toute femme : chaque mois, il lui suffit, en position allongée, de les palper avec la main bien ouverte et à plat pour déceler la moindre anomalie. Cette mesure simple, associée à un examen échographique et/ou radiographique de dépistage régulier (mammographie), permet chaque année de déceler au plus tôt et de traiter efficacement les tumeurs malignes, affections relativement fréquentes puisqu'elles touchent environ 1 femme sur 13, majoritairement entre 50 et 60 ans.

Si vous décelez une anomalie à la palpation, consultez un médecin sans tarder mais ne cédez pas à la panique : les seins sont souvent le siège, pendant toute la période d'activité génitale, de mastoses, noyaux de cellules sécrétoires (de lait) qui gonflent et endolorissent la poitrine à certaines périodes du cycle, sans danger mais qui exigent une surveillance régulière.

Remèdes et posologie

Prenez 3 granules 3 fois par jour de l'un des remèdes suivants, à choisir en fonction des troubles

- douleur après un coup : ***Arnica montana 5 CH et Bellis perennis 5 CH*** ;
- douleur avant les règles : ***Lac caninum 5 CH*** ;
- congestion des seins (mastose) avant les règles : ***Phytolacca decandra 5 CH***.

Septicémie

Cette infection grave, qui dégénère et s'amplifie, est due à la présence dans le sang de microbes qui se disséminent dans l'organisme. Les symptômes en sont une forte fièvre avec des pics, frissons, et une altération significative de l'état général. Elle peut être mortelle.

Consultez immédiatement un médecin, qui prescrira un traitement d'antibiotiques. L'homéopathie ne trouvera sa place que dans la convalescence.

■ Voir Convalescence.

Sexualité (troubles de la)

Les troubles sexuels peuvent avoir une origine psychologique ou physiologique. Chez l'homme, l'incapacité à obtenir ou à conserver une érection satisfaisante est ainsi liée à des troubles vasculaires ou à des causes psychologiques très diverses. Chez la femme, la frigidité découle fréquemment d'un état psychologique en rapport avec l'éducation reçue ou de douleurs lors des rapports sexuels (dyspareunies). celles-ci nécessitent de consulter, afin de s'assurer qu'aucune cause anatomique n'en est à l'origine.

Si les troubles persistent en dépit du traitement homéopathique, n'hésitez pas à consulter : le médecin vous conseillera un autre type de traitement, au besoin une sexothérapie.

Remèdes et posologie

Chez l'homme

Prenez 3 granules 3 fois par jour de l'un des remèdes suivants, à choisir en fonction du trouble

- manque de puissance sexuelle, pris au début : ***Selenium 5 CH*** ;
- manque de puissance sexuelle installée : ***Lycopodium clavatum 5 CH*** ;
- manque de puissance sexuelle ancienne : ***Baryta carbonica 5 CH*** ;
- excitation sexuelle permanente chez un congestif : ***Cantharis vesicatoria 5 CH*** ;
- excitation sexuelle permanente chez un nerveux : ***Cannabis indica 5 CH*** ;
- éjaculation précoce : ***Selenium 5 CH*** ;
- érection qui ne tient pas : ***Argentum nitricum 5 CH***.

Chez la femme

Prenez 3 granules 3 fois par jour d'un des remèdes suivants, à choisir en fonction du trouble

- frigidité : ***Ferrum metallicum 5 CH*** ;
- excès de désir sexuel : ***Hyoscyamus niger 5 CH*** ;
- excitation violente des organes sexuels, avec désir impératif de coït : ***Murex purpurea 5 CH*** ;
- douleurs pendant les rapports sexuels : ***Lycopodium clavatum 5 CH***.

Sida

Cette affection grave due aux virus VH1 et VH2 se caractérise par l'effondrement du système immunitaire de l'individu (sida signifiant syndrome immunodéficitaire acquis). Toute infection peut alors devenir mortelle. La contamination s'effectue par voie sanguine (transfusion, seringue...), sexuelle (la plus répandue) ou encore au cours de la grossesse (la mère porteuse du virus le transmet au fœtus).

L'homéopathie intervient en traitement d'accompagnement que le médecin prescrira au cas par cas.

Sinusite

Il s'agit d'une inflammation aiguë ou chronique des sinus de la face.

Si vous souffrez d'une sinusite aiguë et qu'elle persiste plus de 24 heures en dépit du traitement homéopathique, ou en cas de sinusite chronique, consultez un médecin. Le traitement ci-après peut être pris dans tous les cas, seul ou en association avec une thérapeutique allopathique.

Remèdes et posologie

Prenez 3 granules 3 fois par jour de l'un ou plusieurs des remèdes suivants, à choisir en fonction des troubles :

- sinusite aiguë frontale : ***Allium cepa 5 CH, Hepar sulfur 5 CH*** et ***Hydrastis canadensis 5 CH*** ;
- sinusite aiguë maxillaire : ***Mezereum 5 CH*** et ***Hepar sulfur 5 CH*** ;
- sinusite chronique : ***Silicea 5 CH*** ;
- écoulement jaune et épais par le nez : ***Hydrastis canadensis 5 CH*** ;
- sinusite d'origine allergique : ***Poumon histamine 4 CH***, au coucher, à prendre en plus, le cas échéant, de l'un des remèdes ci-dessus.

Sommeil (troubles du) : voir Insomnie ; Hypersomnie ; Somnambulisme, chapitre L'enfant ; Somnolence

Somnambulisme : voir ce terme, chapitre L'enfant

Somnifères (intoxication par les)

Lorsque l'organisme souffre d'une imprégnation chronique et régulière par des somnifères, l'homéopathie peut aider à « décrocher ».

Cette désintoxication doit impérativement être effectuée sous contrôle médical, l'interruption brutale de certains somnifères n'étant pas exempte de dangers, parfois sérieux, pour la santé.

Remèdes et posologie

Le sevrage doit être progressif, sur une durée de 2 mois environ, le médicament devant être progressivement remplacé, au coucher, par 50 à 100 gouttes de teinture mère d'***Eschscholtzia californica*** diluées dans une petite tasse d'infusion de tilleul, et 3 granules de ***Coffea cruda 5 CH***. Reportez-vous à Insomnie pour compléter le traitement.

■ Voir Insomnie

Somnolence

Une somnolence pendant la journée trouve le plus souvent son origine dans un manque de sommeil pendant la nuit et/ou dans une mauvaise hygiène de vie (repas du soir indigeste, trop riche et trop copieux, abus d'alcool, de certains médicaments ou d'excitants tels que le café et le tabac...). Pour éviter de somnoler pendant la journée, dormez suffisamment et révisez votre régime alimentaire.

Une somnolence diurne persistante peut être le signe d'apnées du sommeil (pauses respiratoires anormalement longues ou fréquentes) ; si votre somnolence résiste au traitement homéopathique, consultez rapidement un médecin.

Remèdes et posologie

Prenez 3 granules de l'un des remèdes suivants, à choisir en fonction des troubles

• somnolence permanente : ***Opium 5 CH***, 3 fois par jour ;

• somnolence après les repas, améliorée en faisant une petite sieste : ***Nux vomica 5 CH***, avant le repas de midi ;

• somnolence après les repas, aggravée en faisant une petite sieste : ***Lycopodium clavatum 5 CH***, avant le repas de midi et du soir.

■ **Voir aussi Apnée du sommeil ; Digestion difficile**

Spasme

Caractérisé par la contraction involontaire d'un ou plusieurs muscles, il entraîne, selon sa localisation, des tressautements musculaires, des crampes, des vomissements ou des diarrhées.

Remèdes et posologie

Prenez 3 granules 3 fois par jour, de l'un ou plusieurs des remèdes suivants, à choisir en fonction des troubles

• spasme de la gorge : ***Ignatia amara 5 CH*** ;

• spasme des paupières : ***Belladonna 5 CH*** ;

• spasme de l'estomac : ***Nux vomica 5 CH*** ;

• spasme des muscles (crampes) : ***Cuprum metallicum 5 CH*** et ***Zincum metallicum 5 CH***.

Spasmes de l'œsophage :

voir Œsophage (spasmes de l')

Spasmophilie

Cette affection bénigne mais gênante atteint environ 15 % de la population, sous une forme latente ou déclarée, majoritairement des femmes de plus de 15 ans. Son origine ne fait pas l'unanimité parmi les médecins, certains l'assimilant à un trouble de type névrose-dépression et le traitant comme tel à l'aide de médicaments antidépresseurs et tranquillisants, d'autres considérant qu'elle est liée à un déséquilibre dans l'assimilation du calcium et du magnésium. La spasmophilie se traduit par un ensemble de troubles : grande fatigue le matin, anxiété, fourmillements, insomnie, etc., et parfois par des crises spectaculaires (crises de tétanie), survenant après une grande fatigue ou une contrariété, s'accompagnant d'une contracture des muscles des bras, des mains et des jambes, d'une sensation d'étouffement et d'un grand malaise.

Cette maladie requérant un traitement de fond, consultez un médecin compétent qui saura l'adapter en fonction de vos symptômes et de votre personnalité.

Spondylarthrite ankylosante

Cette maladie chronique et aiguë des articulations sacro-iliaques évolue vers le blocage de celles-ci. Elle s'accompagne de douleurs irradiantes de la partie lombaire dans les fesses et les cuisses, qui se réveillent de façon caractéristique au petit matin, et évolue par poussée.

Remèdes et posologie

Un traitement homéopathique d'appoint est possible mais c'est au médecin de l'évaluer au cas par cas. La plupart du temps, un ou plusieurs de ces remèdes se retrouveront : ***Sulfur, Rhus toxicodendron, Dulcamara***...

Stérilité

Il s'agit du fait de ne pas pouvoir procréer. La stérilité peut venir de l'homme (sperme insuffisant, de mauvaise qualité, malformation des spermatozoïdes...) ou de la femme (malformations organiques, suite d'infection, déficit hormonal...).

Il n'existe pas de traitement homéopathique spécifique mais le médecin homéopathe pourra prescrire une thérapeutique individualisée d'accompagnement selon le sexe et la cause.

■ Voir aussi Salpingite

Stomatite

Le terme renvoie à toute lésion survenant au niveau de la cavité buccale (bouche). Les stomatites peuvent être infectieuses, virales (herpès), microbiennes, mécaniques (dentier mal adapté), en rapport avec une mauvaise hygiène (alcool, tabac, non brossage des dents) ou cancéreuses.

Elles nécessitent une consultation.

Une thérapeutique homéopathique d'accompagnement en complément d'un traitement classique peut être prescrite au cas par cas selon les troubles.

Stress

C'est l'ensemble des perturbations métaboliques et viscérales provoquées dans l'organisme par des agents agresseurs variés (choc chirurgical, froid, maladie infectieuse, émotion, etc.) ou des conditions extérieures mettant en danger l'équilibre intérieur. L'homéopathie peut permettre une meilleure adaptation au stress et en limiter ainsi les conséquences. Un traitement de fond individualisé, prescrit par un médecin homéopathe, est nécessaire.

Suites de couches : voir Accouchement

Syncope

Il s'agit d'une perte brève de connaissance, qui touche surtout les personnes sensibles et impressionnables, à la suite d'une émotion, d'une frayeur, à la vue du sang, etc. La propension aux syncopes répétées peut être traitée par les médecines alternatives.

Il est toutefois prudent de consulter un médecin, pour vérifier qu'un trouble plus grave n'est pas à l'origine de ces malaises.

Remèdes et posologie

Prenez 3 granules toutes les 3 minutes de l'un des remèdes suivants, à choisir suivant la caractéristique de la syncope

- déclenchée par la chaleur : ***Pulsatilla 9 CH*** ;
- par la colère : ***Gelsemium sempervirens 9 CH*** ;
- par le chagrin : ***Gelsemium sempervirens 9 CH*** ;
- par une contrariété : ***Ignatia amara 9 CH*** ;
- par une douleur : ***Chamomilla vulgaris 9 CH*** ;

- par la peur : ***Opium 9 CH*** ;
- par un rapport sexuel : ***Moschus 9 CH***.

Syndrome de Menière :

voir Menière (maladie de)

Syndrome de Raynaud :

voir Raynaud (maladie de)

Syndrome prémenstruel :

voir Prémenstruel (syndrome)

Synovie (épanchement de) : voir Hydarthrose

Syphilis

Cette maladie sexuellement transmissible (MST), due au triponène pâle, se caractérise par l'apparition d'un chancre (petite ulcération) sur les parties génitales de l'homme ou de la femme (syphilis primaire) puis, si elle n'a pas été soignée, par différents signes : taches rosacées autour du cou (collier de Vénus), fatigue, fièvre, maux de tête, gonflement des ganglions (syphilis secondaire) ; les viscères eux-mêmes peuvent être atteints, la maladie évoluant alors vers des complications neurologiques (paralysie générale, syphilis tertiaire), voire mortelles.

Remède et posologie

En accompagnement du traitement allopathique, prenez 1 dose tous les mois de ***Luesinum 30 CH***.

Tabagisme

La consommation régulière de tabac est dangereuse pour la santé, car elle favorise l'apparition de nombreuses maladies du système respiratoire, du cancer à la bronchite chronique en passant par divers autres affections et troubles cardio-vasculaires. S'il n'existe pas de solution miracle pour arrêter de fumer, les médecines alternatives (homéopathie mais aussi acupuncture, hypnose, relaxation...), alliées à une solide volonté, peuvent vous y aider.

Remèdes et posologie

Faites préparer par votre pharmacien une dizaine de tubes d'***isothérapique du tabac*** que vous fumez habituellement en dilution 9 CH. Prenez 3 granules de cette préparation chaque fois que vous avez envie de fumer, ainsi que 3 granules 3 fois par jour de ***Nux vomica 4 CH***.

Tachycardie

Normalement, le cœur bat régulièrement, à raison de 72 contractions par minute environ. Il y a tachycardie lorsque ce rythme augmente beaucoup tout en restant régulier. Il y tachyarythmie s'il augmente en étant irrégulier.

Vous pouvez tenter de faire disparaître une tachycardie par homéopathie. Si elle persiste, consultez un médecin.

Remèdes et posologie

Prenez 3 granules 3 fois par jour de ***Lycopus virginicus 4 CH***, et/ou 4 à 6 gélules par jour de ***Crataegus oxyacantha***.

■ Voir Palpitations

Talalgie : voir Talon (douleur au)

Talon (douleur au)

Elle peut être due, entre autres, à l'os du talon, au tendon d'Achille ou encore au port de chaussures mal adaptées. Les douleurs du talon sont fréquentes chez les adolescents en fin de croissance et n'ont généralement pas de conséquences.

Un avis médical s'impose si les douleurs reviennent fréquemment.

Remèdes et posologie

Prenez 1 dose tous les 8 jours de ***Calcarea carbonica 9 CH*** et 3 granules 3 fois par jour de ***Rhus toxicodendron 5 CH***.

Tendinite

C'est l'inflammation d'un tendon, qui se traduit par une douleur localisée, lancinante ; une tendinite peut s'observer en cas de surmenage (chez les sportifs par exemple) mais aussi chez la personne âgée (tendinite dégénérative par usure du tendon) et au cours de certaines affections.

Remèdes et posologie

Prenez 3 granules 3 fois par jour d'***Arnica montana* 5 CH** et de ***Rhus toxicodendron* 5 CH**.

Tennis elbow : voir Épicondylite

Tension artérielle

La tension artérielle est la pression du sang dans les artères. Elle est indiquée par deux nombres, qui correspondent, pour le plus élevé à la pression lors de la contraction du cœur (systole), pour le plus bas à la pression lors du temps de repos du cœur (diastole) entre chaque contraction. Lorsque la pression est élevée, il y a hypertension, et hypotension dans le cas contraire.

Voici un moyen simple mais approximatif pour calculer la tension artérielle normale entre 10 et 50 ans : normalement, le nombre maximum doit être égal à 10 augmenté du chiffre de la dizaine d'année d'âge moins 1 (soit, pour une personne de 46 ans : 10 + 4 - 1 = 13) et le nombre minimum être égal à la moitié du maximum plus 1 (soit, pour cette même personne : 13 : 2 = 6,5 + 1 = 7,5). La tension artérielle « normale » est donc de 13/7,5 pour une personne de la quarantaine. Passé 50 ans, il est souhaitable que le nombre maximal de la tension maximale se maintienne entre 14 et 15.

■ **Voir Hypertension ; Hypotension**

Testicules (troubles des)

Les testicules peuvent être le siège de différentes affections, dont une hydrocèle (épanchement liquide autour du testicule consécutif à un choc), une orchite (inflammation), une torsion...

Quelle que soit l'affection, consultez rapidement un médecin.

Remèdes et posologie

En attendant, prenez 3 granules 3 fois par jour de l'un des remèdes suivants, à choisir en fonction des troubles

- douleur dans le testicule droit : ***Aurum metallicum* 4 CH** ;
- gonflement de la bourse droite : ***Clematis erecta* 4 CH** ;
- testicules gros et durs : ***Conium maculatum* 4 CH** ;
- douleurs dans le cordon : ***Rhododendron chrysanthum* 4 CH** ;

• démangeaisons des bourses : ***Croton tiglium 4 CH***.

■ **Voir Orchite**

Tétanie : voir Spasmophilie

Tétanos

Cette maladie infectieuse souvent mortelle est due à une bactérie, le bacille de Nicolaier, qui se développe dans le crottin de cheval et d'âne. L'infestation peut se faire à partir d'une piqûre de rosier ou d'une blessure (objet rouillé). Les symptômes en sont une contraction des muscles de la mâchoire puis de tous les autres, risquant d'entraîner la mort par asphyxie. Depuis la généralisation du vaccin et de ces rappels réguliers, la maladie est en voie de disparition.

Il n'existe pas de traitement homéopathique.

Tête (mal de) : voir Céphalée ; Migraine

Thyroïde (troubles de la glande)

La glande thyroïde, située à la base du cou, sécrète les hormones indispensables à la croissance et à la vie. Lorsqu'elle les produit en excès, il y a hyperthyroïdie (c'est le cas de la maladie de Basedow) ; ce trouble est notamment responsable de nervosité, amaigrissement, palpitations, etc. À l'inverse, lorsque la glande ne fonctionne pas assez, il y a hypothyroïdie (myxœdème), dont les signes manifestes sont un goitre, des yeux exorbités, une prise de poids, une frilosité et une chute de la tension artérielle.

■ **Voir Basedow (maladie de) ; Myxœdème**

Torticolis

C'est une contracture musculaire qui survient au niveau du cou, empêchant la tête de tourner normalement ; un torticolis peut être plus ou moins douloureux.

Remèdes et posologie

Dans tous les cas, prenez 3 granules toutes les 3 heures de ***Lachnantes tinctoria 4 CH***, jusqu'à amélioration.

Adjoignez-y 3 granules 3 fois par jour de l'un des remèdes suivants, à choisir en fonction des conditions de survenue du torticolis

- à la suite d'un froid humide : ***Dulcamara 4 CH*** ;
- à la suite d'un choc ou d'un effort : ***Arnica montana 4 CH***.

Tour de reins : voir Lumbago

Toux

Elle peut être une manifestation nerveuse ou la conséquence d'une inflammation de la trachée.

En cas de toux persistante, consultez un médecin.

Remèdes et posologie

En cas de toux ponctuelle, prenez 3 granules 3 fois par jour de l'un ou plusieurs des remèdes suivants, à choisir en fonction des troubles

- après une colère : ***Chamomilla vulgaris 5 CH*** ;
- après une émotion : ***Ignatia amara 5 CH*** ;
- après une infestation par des vers : ***Cina maritima 5 CH*** ;
- en avalant : ***Bromum 5 CH*** ;
- en riant : ***Stannum metallicum 5 CH*** ;
- par quintes : ***Corallium rubrum 5 CH*** ;
- rebelle : ***Drosera rotundifolia 5 CH*** ;
- suffocante : ***Cuprum metallicum 5 CH*** ;
- avec nausées : ***Ipecacuanha 5 CH*** ;
- sèche : ***Belladonna 4 CH*** ;
- d'irritation : ***Bryonia alba 4 CH*** ;
- grasse avec expectoration de crachats : ***Kalium bichromicum 4 CH***.

Trac

Il s'agit d'une anxiété ou d'une angoisse d'anticipation à l'approche d'un événement vécu comme un stress : l'étudiant qui tremble de devoir passer un examen, la personne qui se présente au permis de conduire en ayant la diarrhée, ou encore le conférencier qui aborde son public avec une boule dans la gorge souffrent tous du trac.

Remèdes et posologie

Si vous craignez d'avoir le trac en passant un examen, prenez, pendant les 3 jours qui le précèdent, 10 gouttes 3 fois par jour de ***Passiflora incarnata composé***.

Adjoignez-y 3 granules 3 fois par jour, et au besoin avant l'épreuve, de l'un ou plusieurs des remèdes suivants, à choisir en fonction des troubles

• état de fébrilité, d'impatience : ***Argentum nitricum 4 CH*** ;

• tremblement, avec ou sans abrutissement : ***Gelsemium sempervirens 4 CH*** ;

• boule dans la gorge : ***Ignatia amara 4 CH*** ;

• diarrhée émotive : ***Argentum nitricum 4 CH*** et ***Gelsemium sempervirens 4 CH*** ;

• envie constante d'uriner : ***Ignatia amara 4 CH*** et ***Gelsemium sempervirens 4 CH***.

■ Voir aussi Angoisse et anxiété ; Stress

Trachéite

C'est une inflammation chronique ou aiguë de la muqueuse de la trachée, le plus souvent associée à l'inflammation du larynx (laryngo-trachéïte).

■ Voir Laryngite

Transpiration excessive

La transpiration est l'élimination par les pores de la peau de la sueur, sécrétée par les glandes sudoripares. Il est normal de transpirer quand il fait trop chaud, le corps se rafraîchissant grâce à l'évaporation produite. En revanche, une transpiration sans cause ou excessive en certains endroits du corps (pieds, mains) peut devenir gênante et nécessiter un traitement.

Ce peut aussi être le signe d'une affection générale, parfois grave (anémie, tuberculose, etc.). N'hésitez pas à consulter si vous souffrez d'une transpiration excessive persistante.

Remèdes et posologie

Prenez 3 granules 3 fois par jour de l'un ou plusieurs des remèdes suivants, à choisir en fonction des troubles

• pendant la nuit : ***Mercurius solubilis 5 CH*** ;

• pendant une convalescence : ***China officinalis 5 CH*** ;

• au moindre effort : ***China officinalis 5 CH*** ;

• après les repas : ***Natrum muriaticum 5 CH*** ;

• avec de la fièvre : ***Mercurius solubilis 5 CH*** ;

• des mains et des pieds : ***Silicea 5 CH*** ;

• des aisselles : ***Sepia officinalis 5 CH*** ;

• pendant les règles : ***Veratrum album 5 CH*** ;

• à la ménopause : ***Pilocarpus jaborandi 5 CH*** ;

- sueurs froides : ***Nicotiana tabacum 5 CH*** ;
- sueurs chaudes : ***Belladonna 5 CH*** ;
- enfant transpirant de la tête : ***Calcarea carbonica 5 CH***.

Traumatisme

Un traumatisme est un choc. S'il est important, consultez un médecin au plus vite ; s'il est bénin, vous pouvez recourir à l'homéopathie, au besoin parallèlement à un traitement classique. Toutefois, si votre état ne s'améliore pas rapidement, n'hésitez pas, même si vous jugez qu'il est sans gravité, à consulter un médecin.

Remèdes et posologie

Prenez 3 granules 3 fois par jour de l'un des remèdes suivants, à choisir en fonction des troubles

- choc (sans possibilité de précision) : ***Arnica montana 4 CH*** ;
- choc sur la tête sans perte de connaissance : ***Natrum sulfuricum 4 CH*** ;
- choc sur les seins : ***Bellis perennis 4 CH*** ;
- choc sur le coccyx : ***Arnica montana 4 CH***.

Triglycérides : voir Athérosclérose

Ulcère gastroduodénal

Dû à l'attaque et à la destruction de la muqueuse de l'estomac et de la première partie de l'intestin grêle (duodénum), cet ulcère a des causes variées : hyperacidité, infection locale par un germe (*Helicobacter pylori*), mauvaise hygiène de vie (tabac, alcool, stress), médicaments (aspirine, corticoïdes...). Il se caractérise par une douleur qui ressemble à une crampe au-dessus du nombril 2 à 3 heures après les repas. Le diagnostic sera établi après une fibroscopie.

Remèdes et posologie

En dehors de l'ulcère dû au germe, vous pouvez prendre, en accompagnement du traitement classique, 3 granules 3 fois par jour de l'un des remèdes suivants, à choisir en fonction des troubles

- douleurs apparaissant et disparaissant brutalement : ***Cuprum 4 CH*** ;
- douleurs améliorées par la chaleur : ***Magnesia phosphorica 4 CH;***
- douleurs après les repas : ***Nux vomica 4 CH***.

Ulcère variqueux

Le plus souvent situé au niveau de la jambe, il est consécutif à une mauvaise circulation (varices) et un mauvais état de la peau. C'est une plaie qui s'étend et ne cicatrise pas, et qui peut s'accompagner de douleurs.

Remèdes et posologie

En accompagnement du traitement classique, prenez 10 gouttes d'***Hamamelis composé***, et 3 granules 3 fois par jour d'***Arsenicum album 5 CH*** et de ***Nitricum acidum 4 CH***.

• Si douleurs : 3 granules 3 fois par jour d'***Hypericum perforatum 4 CH*** et de ***Kalmia latifolia 4 CH***.

Urinaire (infection) : voir Infection urinaire

Urticaire

C'est l'une des manifestations de l'allergie, le plus souvent d'origine alimentaire. L'urticaire se traduit par de larges plaques rouges ou rosées, qui démangent fortement comme des piqûres d'orties. Une fois l'origine de l'allergie déterminée, évitez de consommer l'aliment en cause.

N'hésitez pas à consulter rapidement un médecin si les manifestations sont importantes.

Remèdes et posologie

Prenez dans tous les cas, dès que l'urticaire survient, 1 dose de ***Poumon histamine 30 CH***, ainsi que 3 granules 3 fois par jour de l'un des remèdes suivants, à choisir en fonction du facteur déclenchant

• viande : ***Antimonium crudum 5 CH*** ;

• beurre : ***Pulsatilla 5 CH*** ;

• choux : ***Lycopodium clavatum 5 CH*** ;

• fruits : ***Veratrum album 5 CH*** ;

• fraises : ***Fragaria vesca 5 CH*** ;

• œufs : ***Sulfur 5 CH*** ;

• vin : ***Antimonium crudum 5 CH*** ;

• contact avec de l'eau : ***Urtica urens 5 CH***.

■ Voir Allergie

Utérus (troubles de l')

L'utérus, organe creux situé dans le petit bassin de la femme et dans lequel se loge l'embryon pendant la grossesse, peut être le siège de différentes affections, dont les plus fréquentes sont le prolapsus (« descente d'organe ») et le fibrome, tumeur non cancéreuse qui se développe aux dépens du muscle utérin et se traduit par des saignements excessifs au moment des règles ; une intervention chirurgicale peut être nécessaire.

Consultez un médecin.

Remèdes et posologie

En accompagnement d'un traitement classique, vous pouvez prendre 3 granules 3 fois par jour de l'un ou plusieurs des remèdes suivants, à choisir en fonction des troubles

- fibrome (dans tous les cas) : ***Fraxinus americana 5 CH*** ;
- fibrome saignant au moment des règles : ***China officinalis 5 CH*** ;
- impression de sentir l'utérus : ***Helonias dioïca 5 CH*** ;
- sensation de pesanteur de l'utérus : ***Sepia officinalis 9 CH*** ;
- prolapsus : ***Sepia officinalis 9 CH***.

Varice

Les varices résultent de la dilatation permanente de la paroi des veines et apparaissent surtout sur les membres inférieurs, touchant plus volontiers les femmes. Outre des facteurs héréditaires, elles sont favorisées par un excès de poids, une vie trop sédentaire, un métier obligeant à de longues stations debout, la chaleur... À leur aspect inesthétiques s'ajoutent aussi des sensations de pesanteur et de gonflement. Un traitement classique (sclérose, ablation de la veine, ligature) demeure la seule solution pour faire disparaître définitivement des varices, mais l'association avec l'homéopathie peut se révéler efficace. Le traitement doit être établi par un médecin au cas par cas.

Remèdes et posologie

Pour soulager vos troubles quels qu'ils soient, vous pouvez prendre 10 gouttes 3 fois par jour d'***Hamamelis composé***.

Verrue

C'est une petite tumeur bénigne, d'origine virale, fréquente chez les enfants, sans que la raison en soit connue. Une verrue peut être retirée par application d'azote liquide ou au bistouri électrique, mais avant d'y recourir vous pouvez essayer de la faire disparaître avec un traitement homéopathique.

ADULTES
U
V

Remèdes et posologie

Prenez 3 granules 3 fois par jour de ***Nitricum acidum 5 CH*** et de ***Thuya occidentalis 5 CH***, ainsi que 3 granules 3 fois par jour de l'un des remèdes suivants, à choisir en fonction de la localisation

- sur le visage : ***Causticum 5 CH*** ;
- sur le dos des mains : ***Ruta graveolens 5 CH*** ;
- sur la paume : ***Anacardium orientale 5 CH*** ;
- sur les doigts : ***Causticum 5 CH*** ;
- dans la région génitale : ***Thuya occidentalis 5 CH*** ;
- sur la plante des pieds : ***Antimonium crudum 5 CH***.

Vers (infestation par des)

Il s'agit le plus souvent de petits vers, les oxyures, mais il existe bien d'autres sortes de vers parasites de l'intestin, dont les ascaris et le ver solitaire. L'infestation se contracte selon le type de parasite par l'ingestion d'aliments contaminés ou en portant les doigts de l'anus à la bouche (cas des oxyures). Il est fréquent que des enfants ramassent au sol des choses qui ont été en contact avec des déjections animales. C'est la raison pour laquelle ils sont plus que les adultes sujets aux vers intestinaux. Il est donc prudent d'éviter la fréquentation des bacs à sable douteux.

Dans tous les cas, consultez avant tout un médecin, qui vous prescrira un traitement approprié.

Remèdes et posologie

En complément du traitement allopathique, vous pouvez prendre, jusqu'à disparition des vers, 3 granules 3 fois par jour de ***Cina maritima 4 CH***.

- Si démangeaisons à l'anus : ajoutez 3 granules 3 fois par jour de ***Teucrium marum 4 CH***.

Vertige

C'est la sensation erronée que l'espace environnant se déplace, tourne autour de soi. Si vous souffrez de vertiges de courte durée et ne tendant pas à récidiver, vous pouvez faire appel aux médecines alternatives pour vous soulager.

Il est toutefois préférable de consulter un médecin, car un vertige peut être le signe d'une maladie non décelée.

Remèdes et posologie

Prenez 3 granules toutes les 15 minutes de l'un des remèdes suivants, à choisir en fonction des troubles

- après des excès alimentaires : ***Nux vomica 5 CH*** ;
- après avoir trop fumé : ***Nicotiana tabacum 5 CH*** ;
- en position couchée : ***Conium maculatum 5 CH*** ;
- en se levant : ***Bryonia alba 5 CH*** ;
- en tournant la tête : ***Colocynthis 5 CH*** ;
- en fermant les yeux : ***Theridion 5 CH*** ;
- dû à une fringale : ***Iodum 5 CH***.

■ Voir aussi Menière (maladie de)

Vésicule biliaire (douleurs de la)

Elles se manifestent sous les côtes à droite, et peuvent s'accompagner de nausées.

Ces douleurs sont le plus souvent dues à des spasmes de la vésicule ou des voies biliaires, mais elles peuvent aussi être liées à la présence de calculs : si elles ne cèdent pas rapidement au traitement homéopathique, consultez un médecin.

Remèdes et posologie

Prenez 3 granules 3 à 6 fois par jour de ***Chelidonium majus 4 CH*** et de ***Magnesia phosphorica 4 CH***.

■ Voir Calcul de la vésicule biliaire

Vision (troubles de la)

Les troubles de la vision (myopie, hypermétropie, astigmatisme...) ne sont pas du ressort de l'homéopathie et doivent faire l'objet d'une correction appropriée (lunettes, verres de contact). Consultez un ophtalmologiste.

Yeux (problèmes aux) : voir Blépharite ; Chalazion ; Conjonctivite ; Orgelet ; Paupières (troubles des) ; Ptôsis ; Vision (troubles de la)

Zona

Maladie virale due au virus zona-varicelle, le zona se manifeste par une éruption de vésicules le long du trajet d'un nerf : nerf intercostal, cervical, trijumeau (zona ophtalmique)... et par des douleurs, qui persistent souvent après la disparition de l'éruption ; dans certains cas, l'éruption passe inaperçue, l'affection ne se signalant que par ces douleurs. Outre les complications spécifiques au zona ophtalmique (risque de lésion de l'œil), les principales séquelles sont des douleurs résiduelles, difficiles à traiter.

L'homéopathie peut contribuer à soulager la douleur, ce qui ne vous dispense pas de consulter un médecin.

Remèdes et posologie

• Pendant l'éruption, prenez dès que possible 1 dose de ***Vaccinotoxinum 15 CH***, ainsi que 3 granules de ***Mezereum 5 CH*** 3 fois par jour, de ***Ranunculus bulbosus 5 CH*** 2 fois par jour, et de ***Rhus toxicodendron 5 CH*** 3 fois par jour.

• Après l'éruption, en cas de douleurs résiduelles, prenez 3 granules 3 fois par jour de ***Mezereum 9 CH***.

• En cas de douleurs de type décharge électrique : ***Hypericum perforatum 9 CH***, 3 granules 3 fois par jour.

Tableaux récapitulatifs : les troubles et maladies et leurs traitements

CES TABLEAUX SYNTHÉTIQUES VOUS AIDERONT À MIEUX VOUS SOIGNER PAR HOMÉOPATHIE.

TROIS CAS DE FIGURE SE PRÉSENTENT :

- **Traitements de base :** traitements homéopathiques que l'on utilise de façon standard pour soigner ces troubles ; ils peuvent être complétés avec un traitement de fond individualisé prescrit par le médecin.
- **Traitements d'accompagnement :** traitements homéopathiques qui peuvent accompagner un traitement classique pour le rendre plus efficace ; le médecin peut individualiser le traitement selon chaque cas.
- **Pas de traitement homéopathique spécifique :** une prise en charge allopathique est nécessaire, mais un complément homéopathique est toujours possible.

Pour plus d'informations, reportez-vous toujours au paragraphe traitant en détail le trouble (ou l'affection) recherché(e). En outre, vérifiez impérativement si une consultation chez le médecin s'impose, ou s'il s'agit d'une urgence médicale.

Troubles et maladies de l'enfant

TROUBLES / MALADIES	TRAITEMENTS
Abcès	Cf. Abcès chez l'adulte
Acétone (crise de) • en traitement de crise	**Traitement d'accompagnement** *Senna alexandrina* 4 CH + *Belladonna* 4 CH : 3 granules toutes les heures en alternance + régime pauvre en lait et en sucres pendant 2 ou 3 jours
Aérophagie • dans tous les cas	**Traitement de base** *Lycopodium clavatum* 5 CH + *Nux moschata* 5 CH : 2 granules 2 fois par jour + *Kalium carbonicum* 5 CH : 2 granules dans la matinée et l'après-midi
• si présence de gaz	*Ignatia amara* 5 CH : 2 granules dans l'après-midi + *Raphanus sativus niger* 4 CH : 2 granules 3 fois par jour
• si gaz intestinaux importants	*Carbo vegetabilis* 4 CH : 3 granules 3 fois par jour
Allaitement (troubles de l')	**Pas de traitement homéopathique spécifique**
Allergie	
• au niveau de la peau	Cf. Eczéma ; Érythème solaire ; Urticaire
• au niveau de l'œil	Cf. Conjonctivite ; Conjonctivite chez l'adulte
• au niveau du nez	Cf. Rhinite
• au niveau du poumon	Cf. Asthme
Ampoule	Cf. Ampoule chez l'adulte
Anémie	Cf. Anémie chez l'adulte
Angiome	**Traitement de base** *Calcarea fluorica* 7 CH : 3 granules matin et soir + application locale légère de teinture mère de *Bellis perennis* tous les soirs
Aphte	Cf. Aphte chez l'adulte
Appendicite	Cf. Appendicite chez l'adulte
Appétit (troubles de l') • dans tous les cas	**Traitement de base ou d'accompagnement** *Natrum muriaticum* 7 CH : 1 dose 1 fois par semaine + *Silicea* 5 CH : 3 granules le soir au coucher + 10 gouttes de *céréales germées* D1 le matin dans un peu d'eau minérale
• si faim canine	*Calcarea hypophosphatica* 4 CH : 3 granules 3 fois par jour à distance des repas
Asthme • dans tous les cas	**Traitement d'accompagnement** *Sambucus nigra* 4 CH + *Ipecacuanha* 4 CH + *Antimonium tartaricum* 4 CH : 3 granules toutes les 30 minutes en alternance
• si agitation	*Aconitum napellus* 4 CH : 3 granules toutes les 2 heures
• si amélioration en position assise	*Kalium carbonicum* 5 CH : 3 granules toutes les 15 minutes

TROUBLES / MALADIES	TRAITEMENTS
Bégaiement	**Pas de traitement homéopathique spécifique**
Bleu	Cf. Hématome chez l'adulte
Bronchiolite	**Traitement d'accompagnement** *Antimonium tartaricum* 5 CH : 3 granules 3 fois par jour + *Aconitum napellus* 4 CH : 3 granules matin et soir
Bronchite	Cf. Bronchite chez l'adulte
Bronchite asthmatiforme	Cf. Asthme
Brûlure	Cf. Brûlure chez l'adulte
Candidose	Cf. Candidose chez l'adulte
Caractère et comportement (troubles du)	**Traitement de base ou d'accompagnement** 3 granules 3 fois par jour selon les troubles :
• agitation à cause d'un mal de dents	*Chamomilla vulgaris* 5 CH
• agitation permanente	*Tarentula hispanica* 5 CH
• bégaiement	*Stramonium* 5 CH
• enfant colérique	*Colocynthis* 9 CH
• enfant douillet et irritable	*Chamomilla vulgaris* 5 CH
• enfant grognon	*Antimonium crudum* 9 CH
• enfant peureux	*Stramonium* 9 CH
• enfant pleurnichard	*Pulsatilla* 9 CH
• enfant timide	*Pulsatilla* 9 CH
• enfant irritable et coléreux, ne supportant pas la contrariété	*Chamomilla vulgaris* 9 CH
Carie (prévention)	**Traitement de base** *Kreosotum* 5 CH : 3 granules matin et soir
Céphalée	Cf. Céphalée chez l'adulte
Chalazion	Cf. Chalazion chez l'adulte
Cicatrisation	Cf. Cicatrisation chez l'adulte
Cinquième maladie	Cf. aussi Rubéole **Traitement de base** *Pulsatilla* 5 CH : 3 granules 3 fois par jour

TROUBLES / MALADIES	TRAITEMENTS
Cœliaque (maladie)	**Traitement d'accompagnement** *Aethusa cynapium* 5 CH + *Chamomilla vulgaris* 4 CH : 2 granules 2 fois par jour à distance des repas
Colique	Cf. aussi Diarrhée du nourrisson **Traitement de base ou d'accompagnement** *Paeonia* 4 CH : 3 granules 3 fois par jour
Conjonctivite	Cf. Conjonctivite chez l'adulte
Constipation occasionnelle	**Traitement de base** *Alumina* 4 CH : 3 granules au coucher + suppositoires à la *glycérine*
Contusion et petit traumatisme	Cf. Contusion et petit traumatisme chez l'adulte
Convulsions	**Pas de traitement homéopathique spécifique**
Coqueluche • dans tous les cas	**Traitement d'accompagnement** *Pertussinum* 7 CH : 1 dose + 3 granules 3 fois par jour selon les troubles :
• quintes violentes avec « chant du coq »	*Drosera rotundifolia* 5 CH
• quintes avec nausées	*Ipecacuanha* 5 CH
• quintes avec larmoiements et nez qui coule	*Scilla maritima* 5 CH
• quintes avec toux rauque et aboyante	*Spongia tosta* 5 CH
• quintes entrecoupées de somnolence	*Antimonium tartaricum* 5 CH
• quintes avec crachats épais	*Coccus cacti* 5 CH
• quintes avec étouffement et congestion du visage	*Corallium rubrum* 5 CH
• quintes calmées en buvant de l'eau froide	*Cuprum metallicum* 5 CH
Coup de chaleur	**Traitement d'accompagnement** *Belladonna* 5 CH : 1 cuillerée à café toutes les 10 minutes de 10 granules dissoutes dans de l'eau
• avec diarrhée profuse et obnubilation	*Natrum carbonicum* 5 CH : 3 granules 2 fois par jour
Coup de soleil	Cf. Coup de chaleur ; Érythème solaire ; Coup de soleil chez l'adulte
Coupure	Cf. Coupure chez l'adulte

TROUBLES / MALADIES	TRAITEMENTS
Croissance (troubles de la)	**Traitement d'accompagnement** En alternance tous les 15 jours *Natrum muriaticum* 9 CH : 1 dose tous les 8 jours pendant 6 mois + *Calcarea phosphorica* 5 CH : 3 granules 3 fois par jour
Croûtes de lait	**Traitement de base** *Saponaria officinalis composé* : 10 gouttes 2 fois par jour + *Calcarea carbonica* 4 CH, 3 granules 3 fois par jour
Cystite	Cf. infection urinaire
Démangeaison	Cf. Prurit chez l'adulte
Dentition (troubles de la)	**Traitement de base** 3 granules en fonction des troubles :
• douleur à la sortie d'une dent	*Chamomilla vulgaris* 5 CH : toutes les heures
• fièvre à la sortie d'une dent	*Belladonna 5 CH* : toutes les heures
• diarrhée à la sortie d'une dent	*Podophyllum peltatum* 5 CH : 3 fois par jour
• retard de dentition	*Silicea* 5 CH : 3 fois par jour
Déshydratation du nourrisson	Cf. Coup de chaleur ; Diarrhée du nourrisson
Diabète	Cf. Diabète chez l'adulte
Diarrhée de l'enfant	Cf. Diarrhée chez l'adulte
• si diarrhée profuse associée à des vomissements	**Traitement d'accompagnement** *Bismuthum* 5 CH : 3 granules 2 fois par jour
Diarrhée du nourrisson	**Pas de traitement homéopathique spécifique**
Digestion difficile	Cf. Digestion difficile chez l'adulte
Douleur abdominale chez le bébé	**Traitement de base ou d'accompagnement** *Chamomilla vulgaris* 4 CH : 3 granules toutes les heures
Eczéma	Cf. Eczéma chez l'adulte
Engelure	Cf. Engelure chez l'adulte
Entorse	Cf. Entorse chez l'adulte
Énurésie	**Traitement de base** 3 granules 3 fois par jour selon les troubles :
• dans tous les cas	*Pulsatilla* 5 CH
• urine en rêvant qu'il est aux toilettes, avec un sommeil agité	*Belladonna* 9 CH
• émet une urine à l'odeur forte	*Benzoïcum acidum* 5 CH

TROUBLES / MALADIES	TRAITEMENTS
• urine dans son premier sommeil, peu de temps après s'être couché	*Sepia officinalis* 9 CH
Épilepsie	Cf. Épilepsie chez l'adulte
Épistaxis	Cf. Épistaxis chez l'adulte
Érythème fessier du nourrisson	**Traitement de base** *Medorrhinum* 5 CH + *Belladonna* 5 CH : 3 granules 3 fois par jour en alternance + pommade au *calendula*
Érythème solaire	**Traitement de base ou d'accompagnement** *Sun ray* 4 CH : 3 granules 3 fois par jour
Exanthème subit	**Traitement de base** *Pulsatilla* 5 CH : 3 granules 3 fois par jour
Fesses rouges	Cf. Érythème fessier du nourrisson
Fièvre faible	**Traitement de base** *Chamomilla vulgaris* 5 CH + *Aconitum napellus* 5 CH + *Belladonna* 5 CH + *Arnica montana* 5 CH : 3 granules en alternance
Fontanelles	**Pas de traitement homéopathique spécifique** Cf. aussi Coup de chaleur ; Diarrhée du nourrisson
Fracture	Cf. Fracture chez l'adulte
Gastro-entérite	Cf. Gastro-entérite chez l'adulte
Gee-Herter (maladie de)	Cf. Cœliaque (maladie)
Grippe	Cf. Grippe chez l'adulte
Hématome	Cf. Hématome chez l'adulte
Hépatite	Cf. Hépatite chez l'adulte
Hernies de la paroi abdominale	Cf. Hernies de la paroi abdominale chez l'adulte
Herpès	Cf. Herpès chez l'adulte
Hoquet	**Pas de traitement homéopathique spécifique**
Hyperactivité	**Pas de traitement homéopathique spécifique**
Impétigo	**Traitement d'accompagnement** *Saponaria officinalis composé* : 10 gouttes matin et soir + *Graphites* 5 CH ou *Antimonium crudum* 5 CH : 3 granules 3 fois par jour
Infections ORL	Cf. Laryngite ; Otite ; Rhinite ; Rhino-pharyngite
Infection urinaire	Cf. Cystite chez l'adulte

TROUBLES / MALADIES	TRAITEMENTS
Intoxication alimentaire	Cf. Intoxication alimentaire chez l'adulte
Laryngite	Cf. Laryngite chez l'adulte
Lymphatisme	**Traitement de base ou d'accompagnement** *Natrum muriaticum* : 1 dose tous les 7 jours + *Acidum phosphoricum composé* : 10 gouttes matin et soir + *Gelsemium sempervirens* 9 CH + *Anacardium orientale* 9 CH : 3 granules 3 fois par jour, 15 jours l'un et 15 jours l'autre
Mal de tête	Cf. Céphalée chez l'adulte
Méningite	**Pas de traitement homéopathique spécifique**
Migraine	Cf. Migraine chez l'adulte
Mononucléose infectieuse	**Pas de traitement homéopathique spécifique**
Muguet	Cf. Candidose chez l'adulte
Mycose	Cf. Candidose chez l'adulte ; Mycose chez l'adulte
Myopathie	**Pas de traitement homéopathique spécifique**
Nombril	Cf. Ombilic (cicatrisation de l')
Ombilic (cicatrisation de l')	**Pas de traitement homéopathique spécifique**
Oreillons	**Traitement d'accompagnement** *Mercurius cyanatus* 5 CH + *Sulfur* 5 CH + *Arsenicum album* 5 CH : 3 granules 3 fois par jour
Orgelet	Cf. Orgelet chez l'adulte
Otite • otite aiguë	**Traitement de base ou d'accompagnement** *Capsicum annuum* 9 CH : 1 dose dès les premiers signes + *Belladonna* 4 CH, *Capsicum annuum* 4 CH + *Ferrum phosphoricum* 4 CH : 3 granules toutes les heures
• avec douleur vive	+ *Chamomilla vulgaris* 4 CH : 3 granules
Panaris	Cf. Panaris chez l'adulte
Peur	Cf. Peur chez l'adulte ; Phobie chez l'adulte
Phobie	Cf. Phobie chez l'adulte
Pipi au lit	Cf. Énurésie
Piqûre d'insecte	Cf. Piqûre d'insecte chez l'adulte
Poux	**Pas de traitement homéopathique spécifique**
Prurit	Cf. Prurit chez l'adulte

TROUBLES / MALADIES	TRAITEMENTS
Puberté (troubles de la)	Cf. aussi Acné chez l'adulte ; Règles (troubles des) chez l'adulte **Traitement de base**
• règles en retard ou irrégulières	*Pulsatilla* 5 CH : 3 granules 3 fois par jour
• irascibilité et sautes d'humeur	*Passiflora incarnata composé* : 10 à 30 gouttes par jour
• excitation véhémente chez le garçon avec agressivité	*Hyoscyamus niger* 9 CH : 3 granules le soir
• sens de la contradiction excessif chez la fille	*Ignatia amara* 9 CH : 3 granules le soir
• bavardage incessant	*Lachesis mutus* 9 CH : 3 granules au coucher
Rachitisme	**Traitement d'accompagnement** *Calcarea phosphorica* 4 CH + *Silicea* 4 CH : 3 granules 3 fois par jour
Reflux gastro-œsophagien	Cf. Tétée (troubles liés à la)
Régurgitation du nourrisson	Cf. Tétée (troubles liés à la)
Retard chez l'enfant	Cf. Croissance (troubles de la) **Traitement de base ou d'accompagnement** 3 granules 3 fois par jour selon les troubles :
• de la dentition	*Calcarea carbonica* 5 CH
• de la marche	*Calcarea carbonica* 5 CH
• de la parole	*Natrum muriaticum* 5 CH
• de prise de poids et de taille	*Silicea* 5 CH
Rhinite	Cf. Rhume chez l'adulte
Rhino-pharyngite • dans tous les cas	**Traitement de base ou d'accompagnement** *Arum triphyllum composé* : 10 gouttes 3 fois par jour + 3 granules 3 fois par jour selon les troubles :
• écoulement jaune et épais par le nez	*Hydrastis canadensis* 4 CH
• écoulement jaune et irritant par le nez	*Arsenicum iodatum* 4 CH
• écoulement verdâtre et irritant par le nez	*Mercurius solubilis* 4 CH
• nez bouché et qui coule	*Nux vomica* 4 CH
• éternuements, larmoiements, toux violente avec émission involontaire d'urine et de selles	*Scilla maritima* 4 CH
Rhume	Cf. Rhinite

TROUBLES / MALADIES	TRAITEMENTS
Roséole	Cf. Exanthème subit
Rougeole	**Traitement d'accompagnement** *Gelsemium sempervirens* 5 CH + *Belladonna* 5 CH + *Morbillinum* 5 CH : 3 granules 3 fois par jour
Rubéole	**Traitement de base** *Mercurius solubilis* 5 CH + *Sulfur* 5 CH : 3 granules 3 fois par jour
Saignement de nez	Cf. Épistaxis chez l'adulte
Sanglot (spasme du)	**Pas de traitement homéopathique spécifique**
Scarlatine	**Traitement d'accompagnement** *Gelsemium sempervirens* 5 CH + *Belladonna* 5 CH + *Arum triphyllum* 5 CH : 3 granules 3 fois par jour
Sinusite	Cf. Sinusite chez l'adulte
Sixième maladie	Cf. Exanthème subit
Sommeil (troubles du)	**Traitement de base ou d'accompagnement** 3 granules 3 fois par jour selon les troubles :
• enfant remuant, parlant, s'agitant dans son sommeil	*Belladonna* 5 CH
• ayant des terreurs nocturnes	*Stramonium* 5 CH
• transpirant en dormant	*Silicea* 5 CH
• transpirant de la tête en dormant	*Calcarea carbonica* 5 CH
• ayant des crises de somnambulisme	*Kalium bromatum* 9 CH + *Stramonium* 9 CH
Somnambulisme	**Traitement de base** *Nux vomica* 5 CH : 3 granules 3 fois par jour
Spasme du sanglot	Cf. Sanglot (spasme du)
Spasmophilie	Cf. Spasmophilie chez l'adulte
Tétée (troubles liés à la)	**Traitement de base ou d'accompagnement** 3 granules 2 à 3 fois par jour selon les troubles :
• hoquet après la tétée	*Nux vomica* 4 CH
• vomissement après la tétée	*Ipecacuanha* 4 CH
• gros rots après la tétée	*Argentum nitricum* 4 CH
Torticolis	Cf. Torticolis chez l'adulte
Toux	Cf. Laryngite chez l'adulte ; Toux chez l'adulte

TROUBLES / MALADIES	TRAITEMENTS
Trac	Cf. Trac chez l'adulte
Transpiration excessive	Cf. Transpiration excessive chez l'adulte
Transports (mal des)	**Traitement de base** *Cocculus indicus* 5 CH : 3 granules 1 heure avant le départ puis pendant le voyage chaque fois que l'enfant se sent mal
Traumatisme	Cf. Traumatisme chez l'adulte
Urinaire (infection)	Cf. Infection urinaire
Urticaire	Cf. Allergie
Vaccin • après la vaccination • si réaction locale à l'injection du vaccin	**Traitement de base** *Thuya occidentalis* 15 CH : 1 dose *Apis mellifica* 4 CH + *Belladonna* 4 CH : 3 granules 3 fois par jour
Varicelle	**Traitement de base ou d'accompagnement** *Rhus toxicodendron* 5 CH + *Mezereum* 5 CH + *Belladonna* 5 CH : 3 granules 3 fois par jour
Verrue	Cf. Verrue chez l'adulte
Vers intestinaux	Cf. Vers (infestation par les) chez l'adulte
Vomissements	Cf. aussi Tétée (troubles liés à la) **Traitement de base** *Aethusa cynapium* 4 CH : 3 granules par jour

Troubles et maladies de l'adulte

TROUBLES / MALADIES	TRAITEMENTS
Abattement	Cf. Aboulie ; Dépression et état dépressif **Traitement de base**
• abattement passager	*Phosphoricum acidum* 9 CH + *Acidum picricum* 9 CH : 3 granules 3 fois par jour
• sentiment d'indifférence, d'abattement physique et moral	*Phosphoricum acidum composé* : 10 à 30 gouttes matin, midi et soir
Abcès	Cf. aussi Panaris **Traitement de base ou d'accompagnement** 3 granules 3 fois par jour selon les troubles :
• abcès pris au début	*Apis mellifica* 5 CH + *Belladonna* 5 CH
• abcès constitué	*Pyrogenium* 5 CH + *Hepar sulfur* 5 CH
• abcès traînant	*Pyrogenium* 5 CH + *Silicea* 5 CH
Abcès dentaire	**Traitement de base ou d'accompagnement** *Pyrogenium* 5 CH + *Hepar sulfur* 5 CH + *Hypericum perforatum* 5 CH : 3 granules toutes les heures
Abdomen (douleurs à l')	Cf. aussi Colique abdominale ; Gastro-entérite ; Intoxication alimentaire **Traitement de base ou d'accompagnement** 3 granules toutes les heures selon les troubles :
• ventre chaud et sensible à la palpation	*Belladonna* 4 CH
• douleur de type crampe	*Cuprum metallicum* 5 CH
• douleur diminuant quand on se penche vers l'arrière	*Dioscorea villosa* 5 CH
• douleur diminuant quand on se penche vers l'avant	*Colocynthis* 5 CH
• douleur suite à une contrariété	*Ignatia amara* 5 CH
• douleur diminuant quand on appuie sur le ventre	*Magnesia phosphorica* 5 CH
• douleur diminuant par l'application de chaleur	*Magnesia phosphorica* 5 CH + *Bryonia alba* 5 CH
Aboulie	**Traitement de base ou d'accompagnement** *Phosphoricum acidum composé* : 10 à 30 gouttes matin, midi et soir après les repas + *Acidum picricum* 5 CH + *Opium* 5 CH : 3 granules au coucher, en alternance
Accident vasculaire cérébral (AVC)	**Pas de traitement homéopathique spécifique**

TROUBLES / MALADIES	TRAITEMENTS
Accouchement	**Traitement de base ou d'accompagnement** - Les 15 jours précédant l'accouchement
• pour prévenir le traumatisme de l'accouchement	*Arnica montana* 9 CH : 1 dose le lundi
• pour améliorer le travail	*Caulophyllum thalictroides* 9 CH : 1 dose le mercredi
• pour prévenir les risques d'infection	*Pyrogenium* 9 CH : 1 dose le vendredi
	- Pendant le travail
• au début des contractions	*Arnica montana* 5 CH + *Cimicifuga racemosa* 5 CH + *Colocynthis* 5 CH : 3 granules toutes les 30 minutes en alternance
• violentes douleurs lors de l'accouchement	*Chamomilla vulgaris* 4 CH + *Belladonna* 4 CH : 3 granules toutes les 5 minutes, en alternance
• travail difficile	*Caulophyllum thalictroides* 4 CH : 3 granules toutes les 15 minutes
• en cas d'angoisse	*Aconitum napellus* 9 CH : 3 granules toutes les 30 minutes
	- Suites de couches
• dans tous les cas	*Pyrogenium* 9 CH : 1 dose
	+ 3 granules 3 fois par jour selon les troubles :
• petits saignements	*China officinalis* 4 CH + *Juniperus sabina* 4 CH
• état dépressif	*Sepia officinalis* 9 CH
• courbatures	*Arnica montana* 4 CH
• fatigue	*China officinalis* 5 CH
• lochies traînantes	*Kreosotum* 5 CH
• tendance à la rétention d'urine	*Opium* 5 CH + *Aconitum napellus* 5 CH
Acné	Cf. Puberté (troubles de la) chez l'enfant **Traitement de base ou d'accompagnement**
• contre les points noirs	*Graphites* 5 CH : 3 granules 3 fois par jour + *Thuya occidentalis* 9 CH : 1 dose tous les 5 jours
• contre les pustules	*Kalium bromatum* 5 CH : 3 granules 3 fois par jour + *Pyrogenium* 9 CH : 1 dose tous les 7 jours
Acné rosacée	**Traitement de base** *Sanguinaria canadensis* 5 CH + *Calcarea fluorica* 9 CH : 3 granules 3 fois par jour
Acrocyanose	**Traitement de base** *Pulsatilla* 5 CH + *Hamamelis virginiana* 5 CH + *Secale cornutum* 5 CH : 3 granules 3 fois par jour
Addison (maladie d')	**Traitement d'accompagnement à établir par le médecin**

TROUBLES / MALADIES	TRAITEMENTS
Adénome de la prostate	**Traitement de base ou d'accompagnement** *Thuya occidentalis* 9 CH : 1 dose tous les 10 jours *Sabal serrulata composé* : 10 gouttes 3 fois par jour
Adénopathie	**Traitement de base à établir par le médecin**
Aérophagie	Cf. Ballonnements **Traitement de base** *Argentum nitricum* 4 CH + *Nux moschata* 5 CH : 3 granules 3 fois par jour
Agoraphobie	Cf. Phobie **Traitement de base ou d'accompagnement** *Argentum nitricum* 9 CH + *Gelsemium sempervirens* 5 CH : 3 granules 3 fois par jour ou en fonction des circonstances
Aigreurs d'estomac	Cf. Digestion difficile ; Gastrite ; Ulcère gastroduodénal **Traitement de base** 3 granules 3 fois par jour selon les troubles :
• aigreurs d'estomac	*Iris versicolor* 5 CH
• associées à une sensation de pesanteur gastrique	*Nux vomica* 5 CH
Aine (douleurs à l') • si d'origine musculaire	**Traitement de base** *Ruta graveolens* 4 CH : 3 granules 3 fois par jour
Albuminurie	**Traitement d'accompagnement** 3 granules 3 fois par jour selon les troubles :
• avec brûlures en urinant	*Cantharis vesicatoria* 5 CH
• avec gonflement sous les yeux	*Apis mellifica* 5 CH
• avec diminution de la quantité d'urine	*Sérum d'anguille* 5 CH
• suite à un coup de froid	*Aconitum napellus* 5 CH
Alcoolisme	Cf. Cirrhose ; Hépatite **Traitement d'accompagnement**
• alcoolisme aigu	*Nux vomica* 4 CH + *Absinthium* 4 CH : 3 granules toutes les 5 minutes, en alternance
• alcoolisme chronique	*Nux vomica* 15 CH : 1 dose par semaine + *Angustura* 5 CH : 3 granules 3 fois par jour
Allaitement (troubles liés à l')	Cf. aussi Allaitement (troubles liés à l') chez l'enfant **Traitement de base ou d'accompagnement** 3 granules 3 fois par jour selon les troubles :
• douleurs à la tétée	*Phellandrium aquaticum* 4 CH
• crevasses aux mamelons	*Kreosotum* 5 CH
• engorgement des seins	*Phellandrium aquaticum* 5 CH
• inflammation (risque d'abcès du sein)	*Belladonna* 5 CH + *Bryonia alba* 4 CH

TROUBLES / MALADIES	TRAITEMENTS
Allergie	Cf. Asthme ; Eczéma ; Rhume des foins ; Urticaire **Traitement de base ou d'accompagnement** *Poumon histamine* 30 CH : 1 dose en fonction de la survenue des troubles
Alopécie	**Traitement de base** 3 granules 3 fois par jour selon le trouble :
• chute diffuse et progressive	*Selenium* 4 CH
• chute associée à des pellicules	*Arsenicum album* 4 CH
• chute chez une personne ayant les cheveux gras	*Natrum muriaticum* 5 CH + Graphites 5 CH
• pelade d'origine nerveuse	*Thallium aceticum* 5 CH + Phosphorus 9 CH
Alzeimer (maladie d')	**Pas de traitement homéopathique spécifique**
Amaigrissant (traitement)	Cf. Fringale **Traitement de base ou d'accompagnement**
• pour calmer l'appétit	*Anacardium orientale* 4 CH ou Antimonium crudum 4 CH : 3 granules 3 fois par jour, 10 minutes avant les repas
• pour réguler l'état général	*Sulfur* 9 CH : 1 dose tous les 8 jours
Aménorrhée	Cf. Ménopause ; Règles (trouble des)
Ampoule	**Traitement de base** *Arnica montana* 4 CH : 3 granules 3 fois par jour + application 2 fois par jour de teinture mère de *Calendula officinalis* ou de pommade au calendula
Amputation • si douleurs du membre fantôme	**Traitement de base ou d'accompagnement** Hypericum perforatum 5 CH + *Allium cepa* 5 CH : 3 granules 3 fois par jour
Amygdalite aiguë	Cf. Angine
Amygdalite chronique	**Traitement d'accompagnement** *Kalium bichromicum* 5 CH : 3 granules 3 fois par jour
Anémie	**Traitement de base ou d'accompagnement** 3 granules 3 fois par jour selon les troubles :
• se traduisant par une fatigue	*China officinalis* 5 CH
• par une pâleur du visage	*Ferrum metallicum* 4 CH
• par un amaigrissement et une dépression	*Natrum muriaticum* 4 CH
Angine	Cf. Laryngite ; Pharyngite ; Rhino-pharyngite chez l'enfant **Traitement de base ou d'accompagnement** 3 granules 3 fois par jour selon les troubles :
• début d'angine	*Apis mellifica* 4 CH

TROUBLES / MALADIES	**TRAITEMENTS**
• amygdales rouge vif	*Belladonna* 4 CH + *Mercurius solubilis* 4 CH
• angine à points blancs	*Mercurius solubilis* 4 CH
• angine à gauche	*Lachesis mutus* 4 CH + *Mercurius biiodatus* 4 CH
• angine à droite	*Lycopodium clavatum* 4 CH + *Mercurius protoiodatus* 4 CH
• angine avec douleur irradiant vers les oreilles	*Mercurius dulcis* 4 CH
Angine de poitrine	Cf. Infarctus du myocarde **Traitement d'accompagnement** 3 granules toutes les 10 minutes selon les troubles :
• sensation de constriction du cœur comme dans un étau	*Cactus grandiflorus* 5 CH
• douleur angoissante irradiant dans le bras gauche	*Latrodectus mactans* 5 CH
• douleur accompagnée de nausées, sueurs froides et mains glacées	*Nicotiana tabacum* 5 CH
• survenant chez une personne dépressive	*Naja tripudians* 4 CH
• survenant chez un fumeur	*Nicotiana tabacum* 4 CH
Angiome	Cf. Angiome chez l'enfant
Angoisse et anxiété	Cf. Phobie ; Psychosomatiques (maladies) **Traitement de base ou d'accompagnement** 3 granules toutes les heures selon les troubles :
• agitation anxieuse associée à une peur de la mort	*Aconitum napellus* 9 CH
• sensation que le cœur va s'arrêter	*Gelsemium sempervirens* 9 CH
• boule dans la gorge empêchant de parler	*Ignatia amara* 9 CH
• angoisse associée à une agitation et à une soif d'eau glacée	*Arsenicum album* 9 CH
• angoisse associée à des tremblements	*Gelsemium sempervirens* 9 CH
• angoisse associée à des sueurs glacées	*Veratrum album* 9 CH

TROUBLES / MALADIES	TRAITEMENTS
• angoisse associée à une précipitation, une impatience	*Argentum nitricum* 9 CH
• angoisse survenant à la tombée du jour	*Phosphorus* 9 CH
Angor	Cf. Angine de poitrine
Anorexie	Cf. aussi Appétit (troubles de l') chez l'enfant **Traitement d'accompagnement** *Sulfur* 9 CH : 1 dose tous les 8 jours
Anosmie	**Traitement de base ou d'accompagnement** *Pulsatilla* 4 CH : 3 granules 3 fois par jour
Anthrax	Cf. Furoncle **Traitement de base ou d'accompagnement** *Anthracinum* 5 CH + *Hepar sulfur* 5 CH + *Arsenicum album* 5 CH : 3 granules toutes les heures, en alternance
Anus (troubles de l')	Cf. aussi Hémorroïdes **Traitement de base ou d'accompagnement** 3 granules 3 fois par jour selon les troubles :
• démangeaisons sans cause	*Dolichos pruriens* 4 CH
• démangeaisons dues à une infestation par des vers	*Cina maritima* 4 CH
• douleurs constantes avec faux besoins	*Aloe socotrina* 4 CH
• douleurs brûlantes avec irritation	*Cantharis vesicatoria* 4 CH
• douleurs brûlantes après la selle	*Capsicum annuum* 4 CH
• douleur lors de la marche	*Ignatia amara* 4 CH
• fissure anale	*Nitricum acidum* 4 CH
• rougeur et sensation de brûlure	*Sulfur* 5 CH
Anxiété	Cf. Angoisse et anxiété
Apathie	Cf. Aboulie
Aphonie	Cf. Laryngite
Aphte	**Traitement de base** 3 granules 3 fois par jour selon les troubles :
• vésicules brûlantes et régulières	*Borax veneta* 4 CH

TROUBLES / MALADIES	TRAITEMENTS
• vésicules brûlantes, douleur s'estompant à la chaleur	*Arsenicum album* 4 CH
• vésicules irrégulières emplies de liquide jaunâtre	*Sulfuricum acidum* 4 CH
• en association avec une haleine fétide	*Mercurius solubilis* 4 CH
Apnée du sommeil	**Traitement de base ou d'accompagnement** *Nux vomica* 9 CH : 3 granules au coucher
Appendicite	**Traitement d'accompagnement** *Bryonia alba* 4 CH + *Colocynthis* 4 CH : 3 granules toutes les heures, en alternance
Appétit (manque d') • si inappétence occasionnelle	**Traitement de base** *Silicea* 5 CH : 3 granules 1 fois par jour + *Natrum muriaticum* 7 CH : 1 dose , 1 fois par semaine + *céréales germées* D1 : 10 gouttes le matin
Artériosclérose	Cf. Athérosclérose
Artérite	Cf. Athérosclérose **Traitement d'accompagnement** *Secale cornutum* 5 CH + *Carbo vegetabilis* 5 CH : 3 granules 3 fois par jour
Arthrite	Cf. Arthrose ; Rhumatismes
Arthrose	Cf. Arthrite ; Rhumatismes
Arythmie	Cf. Palpitations **Traitement de base ou d'accompagnement** *Digitalis purpurea* 4 CH + *Spigelia anthelmia* 4 CH : 3 granules 3 fois par jour, en alternance
Ascaris	Cf. Vers (infestation par des)
Asthme • systématiquement en cas de crise	**Traitement d'accompagnement** *Sambucus nigra* 4 CH + *Ipecacuanha* 4 CH + *Antimonium tartaricum* 4 CH : 3 granules toutes les 30 minutes, en alternance
• avec agitation	+ 3 granules selon les troubles : *Aconitum napellus* 4 CH : toutes les 2 heures
• avec sueurs froides	*Arsenicum album* 5 CH : le soir
• si amélioration en position assise	*Kalium carbonicum* 5 CH : toutes les 15 minutes
• au moment des règles	*Cimicifuga racemosa* 5 CH : 3 fois par jour
• par temps humide	*Dulcamara* 5 CH : toutes les 15 minutes

TROUBLES / MALADIES	TRAITEMENTS
Athérosclérose	**Traitement d'accompagnement** *Baryta carbonica* 7 CH : 1 dose 1 fois par semaine + *Cholesterinum* 9 CH : 1 dose 1 fois par semaine
Attaque	Cf. Accident vasculaire cérébral (AVC) **Pas de traitement homéopathique spécifique**
Avaler (difficultés à)	Cf. Œsophage (spasme de l') **Traitement de base ou d'accompagnement**
• si spasmes nerveux	*Cuprum aceticum* 4 CH : 2 granules toutes les 15 minutes
• si impression de boule dans la gorge	*Ignatia amara* 4 CH : 2 granules toutes les 30 minutes + *valériane* en gélules
Balanite	Cf. Diabète **Traitement de base ou d'accompagnement** *Mercurius corrosivus* 5 CH : 3 granules 3 fois par jour + pommade au *calendula*
Ballonnements	Cf. Digestion difficile **Traitement de base** 3 granules 3 fois par jour selon les troubles :
• de la région de l'estomac	*Carbo vegetabilis* 5 CH
• au-dessous de la ceinture	*Lycopodium clavatum* 5 CH
• de tout le ventre	*Nux moschata* 5 CH
• après les repas	*Nux vomica* 5 CH
• pendant les règles	*Cocculus indicus* 5 CH
Bartholinite	**Traitement d'accompagnement** *Pyrogenium* 4 CH + *Hepar Sulfur* 4 CH : 3 granules 3 fois par jour
Basedow (maladie de)	**Traitement à établir par le médecin**
Battements de cœur	Cf. Arythmie ; Tachycardie
Bec-de-perroquet	Cf. Ostéophyte
Bégaiement	Cf. Bégaiement chez l'enfant
Blennoragie	**Pas de traitement homéopathique spécifique**
Blépharite	**Traitement d'accompagnement** 3 granules 3 fois par jour selon les troubles :
• paupières collées le matin	*Graphites* 5 CH
• paupières enflammées	*Tellurium* 5 CH
• paupières tombantes	*Physostigma* 5 CH
Bleu	Cf. Hématome

TROUBLES / MALADIES	TRAITEMENTS
Bouche (sécheresse de la)	**Traitement de base** *Alumina* 4 CH + *Nux moschata* 4 CH + *Bryonia alba* 4 CH : 3 granules 3 fois par jour
Bouffée de chaleur	Cf. Ménopause **Traitement de base** *Sepia officinalis* 9 CH : 3 granules 3 fois par jour
Boule dans la gorge (sensation de)	**Traitement de base** 3 granules 3 fois par jour selon les troubles :
• après une contrariété	*Ignatia amara* 4 CH
• sensation aggravée en buvant, s'estompant en mangeant	*Lachesis mutus* 4 CH
• sensation de boule remontant de l'estomac, s'estompant en avalant	*Asa fœtida* 4 CH
Boulimie	Cf. Fringale
Bourdonnements d'oreille	Cf. aussi Menière (maladie de) **Traitement de base ou d'accompagnement** *Natrum salicylicum* 5 CH + *Chininum sulfuricum* 5 CH : 3 granules 3 fois par jour
Bronchite • dans tous les cas	**Traitement de base ou d'accompagnement** *Antimonium tartaricum* 5 CH : 3 granules 3 fois par jour + 3 granules 3 fois par jour selon les symptômes :
• survenue par temps froid et sec	*Aconitum napellus* 4 CH
• survenue par temps froid et humide	*Dulcamara* 4 CH
• avec douleurs dans la cage thoracique et crachats	*Hepar sulfur* 4 CH
• avec douleurs aiguës dans la cage thoracique	*Ferrum phosphoricum* 4 CH
• avec toux violente et suffocante	*Ipecacuanha* 4 CH
• avec écoulement irritant par le nez	*Arum triphyllum* 4 CH
• avec émission de crachats jaunes épais	*Mercurius solubilis* 4 CH
Broncho-pneumonie	**Pas de traitement homéopathique spécifique**
Brucellose	**Pas de traitement homéopathique spécifique**
Bruit (incapacité à supporter le)	**Traitement de base** *Theridion* 9 CH : 1 dose tous les 5 jours

TROUBLES / MALADIES	TRAITEMENTS
Brûlure	Cf. aussi Coup de soleil **Traitement de base ou d'accompagnement** 3 granules 3 fois par jour selon les troubles :
• Brûlure légère, rosée	*Apis mellifica* 4 CH
• brûlure rouge	*Belladonna* 4 CH
• brûlure avec cloque	*Mezereum* 4 CH
Bursite	Cf. Hygroma
Café (troubles consécutifs à l'abus de) • nervosité, insomnie par abus de café	**Traitement de base** 3 granules 3 fois par jour selon les troubles : *Coffea cruda* 4 CH
• troubles digestifs après avoir bu du café	*Nux vomica* 4 CH
• diarrhée après avoir bu du café	*Cyclamen europaeum* 4 CH
• dégoût par l'odeur du café	*Ignatia amara* 4 CH
• palpitations liées à la consommation de café	*Spigelia anthelmia* 4 CH + *Nux vomica* 4 CH
Calcul de la vésicule biliaire • si colique hépatique	**Traitement d'accompagnement** *Colocynthis* 4 CH + *Bryonia alba* 4 CH + *Magnesia phosphorica* 4 CH : 3 granules toutes les 5 minutes, en alternance
Calcul rénal • si colique néphrétique	**Traitement d'accompagnement** *Calcarea carbonica* 5 CH + *Pareira brava* 5 CH + *Berberis vulgaris* 5 CH + *Belladonna* 5 CH + *Dioscorea villosa* 5 CH + *Colocynthis* 5 CH : 2 granules toutes les 3 minutes, en alternant les trois premiers et les trois derniers
Calcul urinaire	Cf. Calcul rénal
Calvitie	Cf. Alopécie
Cancer	**Traitement d'accompagnement spécifique** Pour soulager nausées, troubles du sommeil et autres effets secondaires en cas de cobaltothérapie ou chimiothérapie
Candidose • si crise	Cf. Intertrigo ; Muguet chez l'enfant **Traitement de base** *Candida* 5 CH + *Mercurius solubilis* 5 CH : 3 granules 3 fois par jour
Carie	Cf. Carie (prévention) chez l'enfant ; Rachitisme chez l'enfant **Traitement de base ou d'accompagnement** *Kreosotum* 5 CH + *Staphysagria* 5 CH : 3 granules 3 fois par jour
Cataracte	**Pas de traitement homéopathique spécifique**

TROUBLES / MALADIES	TRAITEMENTS
Cauchemar	**Traitement de base** *Chamomilla vulgaris* 4 CH : 3 granules au coucher
Cellulite	**Traitement de base** *Silicea* 4 CH : 3 granules 3 fois par jour + *Silicea* 9 CH :1 dose tous les 8 jours + *Hamamelis composé* : 10 gouttes matin et soir
Céphalée	Cf. aussi Migraine **Traitement de base ou d'accompagnement** 3 granules toutes les 30 minutes selon la survenue des symptômes :
• suite à des écarts alimentaires	*Nux vomica* 5 CH
• suite à un excès de café	*Coffea cruda* 5 CH
• après avoir bu de l'alcool	*Agaricus muscarius* 5 CH
• suite à un excès de tabac	*Nicotiana tabacum* 5 CH
• suite à un coup de froid	*Aconitum napellus* 5 CH
• après une exposition au soleil	*Glonoïnum* 5 CH
• avant un orage	*Phosphorus* 5 CH
• en même temps qu'une constipation	*Indolum* 5 CH
• avant les règles	*Cimicifuga racemosa* 5 CH
• après les règles	*Lilium tigrinum* 5 CH
• après des efforts musculaires	*Rhus toxicodendron* 5 CH
• après avoir dormi	*Lachesis mutus* 5 CH
• après un effort mental	*Phosphoricum acidum* 5 CH
• après une contrariété	*Natrum muriaticum* 5 CH
• après un choc	*Arnica montana* 5 CH
• périodiquement	*Cedron* 5 CH
Chagrin (suite de)	**Traitement de base ou d'accompagnement** *Ignatia amara* 4 CH : 3 granules 2 fois par jour + *Gelsemium sempervirens* 9 CH : 3 granules au coucher
Chalazion	**Traitement de base ou d'accompagnement** *Staphysagria* 5 CH : 3 granules 3 fois par jour pendant 3 mois
Chaude-pisse	Cf. Blennorragie
Chéloïde	Cf. Cicatrice

TROUBLES / MALADIES	TRAITEMENTS
Cheveux	Cf. Alopécie ; Calvitie ; Quincke (œdème de)
Choc émotionnel	Cf. aussi Tachycardie **Traitement de base** 3 granules 3 fois par jour selon les troubles :
• peine de cœur	*Natrum muriaticum* 9 CH
• peur	*Aconitum napellus* 9 CH
• tremblements	*Gelsemium sempervirens* 9 CH
Cholécystite	Cf. Calcul de la vésicule biliaire **Pas de traitement homéopathique spécifique**
Choléra	Cf. Diarrhée
Cholestérol	Cf. Athérosclérose
Chorée de Sydenham	**Traitement d'accompagnement** *Mygale pasiodora* 7 CH : 1 dose tous les jours + *Cicuta virosa* 4 CH : 2 granules toutes les heures
Chute des cheveux	Cf. Alopécie
Cicatrice • pour prévenir les vilaines cicatrices	**Traitement de base** *Graphites* 5 CH + *Symphytum officinale* 5 CH : 3 granules 3 fois par jour
• pour résoudre les chéloïdes	*Symphytum officinale* 15 CH : 1 dose par semaine pendant plusieurs mois
Cirrhose	Cf. Alcoolisme ; Foie (troubles du) ; Hépatite **Pas de traitement homéopathique spécifique**
Claquage • contre la douleur	**Traitement de base ou d'accompagnement** *Arnica montana* 4 CH : 3 granules 3 fois par jour
Claustrophobie	Cf. Angoisse et anxiété ; Phobie
Colère et irritabilité	Cf. Dépression et état dépressif **Traitement de base** 3 granules selon le contexte :
• homme colérique	*Nux vomica* 9 CH : 3 fois par jour
• femme colérique	*Ignatia amara* 9 CH : 3 fois par jour
• personne se sentant mal, oppressée après une colère	*Colocynthis* 9 CH : toutes les 30 minutes
Colique abdominale	Cf. Colite
Colite hépatique	Cf. Calcul de la vésicule biliaire
Colique néphrétique	Cf. Calcul rénal

TROUBLES / MALADIES	TRAITEMENTS
Colite • dans tous les cas	**Traitement de base** *Aloe socotrina composé* : 20 gouttes 2 fois par jour ou *Aloe socotrina* 4 CH : 3 granules 3 fois par jour
	+ 3 granules 3 fois par jour selon les troubles :
• douleurs violentes, d'apparition et de disparition brutales	*Magnesia phosphorica* 4 CH
• douleurs difficiles à supporter avec diarrhée à l'odeur d'œuf pourri	*Chamomilla vulgaris* 4 CH
Comédons	Cf. Acné
Compère-loriot	Cf. Orgelet
Condylome génital	**Traitement d'accompagnement** *Thuya occidentalis* 5 CH + *Nitricum acidum* 5 CH : 3 granules 3 fois par jour
Conjonctivite	**Traitement de base ou d'accompagnement** 3 granules 3 fois par jour selon les troubles :
• suite à un courant d'air	*Belladonna* 4 CH
• suite à un coup de froid sec	*Aconitum napellus* 4 CH
• suite à un choc	*Arnica montana* 4 CH
• associée à un larmoiement non irritant	*Allium cepa* 4 CH
• associée à un larmoiement irritant	*Euphrasia officinalis* 4 CH
• d'origine allergique	*Apis mellifica* 4 CH
• hémorragie conjonctivale	*Bothrops lanceolatus* 4 CH
Constipation	Cf. aussi Colite ; Intestins (troubles des) **Traitement de base** 3 granules 3 fois par jour selon les troubles :
• selles molles difficiles à évacuer	*Alumina* 4 CH
• selles décolorées, jaunes	*Chelidonium majus* 4 CH
• absence d'envie d'aller à la selle	*Plumbum metallicum* 4 CH
• selles dures	*Opium* 4 CH
• selles " à ressort ", ne voulant pas sortir	*Sanicula* 4 CH

TROUBLES / MALADIES	TRAITEMENTS
• constipation pendant les règles • selles en crottes de bique	*Platina* 4 CH *Magnesia muriatica* 4 CH
Contractions	Cf. Accouchement
Contusion et petit traumatisme • bleus, bosses constitués • pour prévenir la formation des bleus et des bosses • en cas d'écorchure	**Traitement de base ou d'accompagnement** *Arnica montana* 4 CH + *Bellis perennis* 4 CH : 3 granules 3 fois par jour + *Symphytum officinale* 5 CH : 3 granules matin et soir application de pommade d'arnica et de teinture mère d'*Arnica montana* application de teinture mère de *Calendula officinalis diluée* dans un peu d'eau bouillie
Convalescence	**Traitement de base** *Céréales germées* D1 : 10 gouttes midi et soir + *China officinalis* 30 CH : 1 dose tous les 5 jours
Cor	**Traitement de base** application de teinture mère de *Thuya occidentalis* matin et soir ou d'*essence d'ail* le soir
Coryza	Cf. Rhume ; Rhume des foins
Coup	Cf. Traumatisme
Coup de soleil	Cf. Coup de chaleur chez l'enfant **Pas de traitement homéopathique spécifique**
Couperose	**Traitement de base** *Sulfur iodatum* 5 CH + *Calcarea fluorica* 5 CH : 3 granules 3 fois par jour + *Achillea millefolium* 9 CH : 1 dose tous les 5 jours
Coupure • coupure nette • plaie contuse	**Traitement d'accompagnement** 3 granules 3 fois par jour selon les troubles : *Staphysagria* 4 CH *Arnica montana* 4 CH
Courbatures	Cf. Muscles douloureux
Crampe • dans tous les cas • crampe de l'écrivain (crispation de l'index et du majeur) • des membres inférieurs • des sportifs	**Traitement de base** *Cuprum aceticum* 4 CH + *Nux vomica* 4 CH : 3 granules 3 fois par jour + 3 granules selon les symptômes : *Cuprum metallicum* 5 CH : au coucher + *Magnesia phosphorica* 5 CH + *Paeonia* 5 CH : 2 fois par jour *Cuprum metallicum* 5 CH + *Zincum metallicum* 5 CH : au coucher remèdes des membres inférieurs + *Arnica montana* 5 CH + *Sarcolacticum acidum* 5 CH : 3 fois par jour

TROUBLES / MALADIES	TRAITEMENTS
Crevasse	Cf. Allaitement (troubles liés à l')
Crohn (maladie de)	**Traitement d'accompagnement** *China officinalis* 4 CH + *Phosphorus triiodatus* 5 CH + *Nitricum acidum* 5 CH : 2 granules matin et soir, en alternance
Cyphose	Cf. Dos (mal de)
Cystite	**Traitement de base ou d'accompagnement** *Sérum anticolibacillaire* D3 : 1 ampoule matin et soir + *Formica rufa composé* : 10 gouttes 3 fois par jour + *Hepar sulfur* 5 CH + *Cantharis vesicatoria* 5 CH : 3 granules 3 fois par jour
Danse de Saint-Guy	Cf. Chorée de Sydenham
Dartre	**Traitement de base** *Graphites* 5 CH + *Arsenicum album* 5 CH : 3 granules 3 fois par jour
Décalage des cycles de sommeil	Cf. Jet lag **Traitement de base ou d'accompagnement** *Coffea cruda* 9 CH : 3 granules au coucher + *Passiflora incarnata composé* : 10 à 30 gouttes au coucher
Décalcification	Cf. Ménopause ; Ostéoporose ; Rachitisme chez l'enfant **Traitement de base ou d'accompagnement** *Natrum muriaticum* 9 CH : 1 dose tous les 10 jours + *Baryta carbonica* 5 CH + *Symphytum officinalis* 5 CH : 3 granules 3 fois par jour
Déchaussement des dents	**Traitement de base ou d'accompagnement** *Lycopodium clavatum* 5 CH + *Symphytum officinale* 5 CH : 3 granules par jour pendant plusieurs mois
Décollement de la rétine	Cf. Rétine (décollement de la)
Démangeaisons	Cf. Prurit
Dents	Cf. Abcès dentaire ; Carie ; Déchaussement des dents ; Douleurs après une extraction dentaire ; Douleurs dentaires ; Gingivite
Dépression et état dépressif	**Traitement de base ou d'accompagnement** 3 granules 3 fois par jour selon le contexte de survenue des symptômes :
• après une contrariété	*Ignatia amara* 7 CH
• après un deuil	*Ignatia amara* 9 CH + *Lachesis mutus* 9 CH
• après un surmenage cérébral	*Phosphoricum acidum* 9 CH
• après un chagrin d'amour	*Staphysagria* 9 CH
• après un accouchement	*Sepia officinalis* 9 CH
• après avoir eu des idées noires	*Arum triphyllum* 9 CH
• associé à une anxiété	*Arsenicum album* 9 CH

TROUBLES / MALADIES	TRAITEMENTS
• associé à des trous de mémoire	*Kalium phosphoricum* 9 CH
• associé à un amaigrissement	*Natrum muriaticum* 9 CH
• associé à une frilosité	*Silicea* 9 CH
Diabète	**Traitement d'accompagnement à établir par le médecin**
Diarrhée	Cf. Gastro-entérite ; Intoxication alimentaire **Traitement de base ou d'accompagnement** 3 granules 3 fois par jour selon le contexte :
• suite à un coup de froid	*Aconitum napellus* 4 CH
• suite à un excès alimentaire	*Antimonium crudum* 4 CH
• suite à une émotion	*Gelsemium sempervirens* 4 CH
• très liquide	*China officinalis* 4 CH
• à l'odeur infecte	*Arsenicum album* 4 CH
• verdâtre, aqueuse, écumeuse, comme du frai de grenouille, à l'odeur acide	*Magnesia carbonica* 4 CH
• éclaboussante avec gaz	*Acalypha indica* 5 CH
• douloureuse, les douleurs tendant à diminuer si l'on se plie en deux	*Colocynthis* 4 CH
• explosive	*Gambogia* 4 CH
• brûlante et associée à des vomissements	*Iris versicolor* 4 CH
Difficultés à uriner	Cf. Dysurie
Digestion difficile	Cf. Ballonnements ; Colite ; Intestins (troubles des) **Traitement de base** 3 granules 3 fois par jour selon les troubles :
• pesanteur après les repas	*Antimonium crudum* 5 CH
• " pavé " sur l'estomac	*Bryonia alba* 5 CH
• digestion très lente	*Lycopodium clavatum* 4 CH
• troubles digestifs au moindre excès	*Allium sativum* 4 CH
• somnolence après les repas	*Nux vomica* 4 CH
• incapacité à digérer le beurre	*Pulsatilla* 4 CH

TROUBLES / MALADIES	TRAITEMENTS
• incapacité à digérer la bière	*Kalium bichromicum* 4 CH
• incapacité à digérer les œufs	*Ferrum metallicum* 4 CH
• incapacité à digérer les pommes de terre	*Alumina* 4 CH
• incapacité à digérer le vin	*Nux vomica* 4 CH
• chez l'enfant qui a mangé trop de chocolat ou de sucreries	*Nux moschata* 4 CH
Diphtérie	**Pas de traitement homéopathique spécifique**
Doigts (douleurs au niveau des)	Cf. Rhumatismes **Traitement de base ou d'accompagnement**
• engourdissement des doigts	*Secale cornutum* 5 CH : 3 granules 3 fois par jour
• rhumatismes localisés dans les doigts	remède approprié au rhumatisme + *Kalium iodatum* 5 CH : 3 granules 3 fois par jour
Dos (mal de)	Cf. Lumbago ; Rhumatismes ; Sciatique ; Torticolis **Pas de traitement homéopathique spécifique**
Douleurs après une extraction dentaire	**Traitement de base** *Arnica montana* 5 CH + *Menyanthes trifoliata* 5 CH + *Hypericum perfoliatum* 5 CH : 3 granules toutes les 30 minutes + bains de bouche au *calendula*
Douleurs dentaires	**Traitement de base ou d'accompagnement** 3 granules toutes les heures selon le contexte :
• soulagées par le chaud	*Arsenicum album* 5 CH
• soulagées par le froid	*Coffea cruda* 5 CH
• dans tous les cas	*Chamomilla vulgaris* 5 CH + *Rhododendron chrysanthum* 5 CH
Dupuytren (maladie de) • pour ralentir l'évolution de la maladie	**Traitement de base ou d'accompagnement** *Tuberculinum residuum* 9 CH : 3 granules chaque soir pendant plusieurs mois
Dysménorrhée	Cf. Règles (troubles des)
Dyspnée	**Traitement de base ou d'accompagnement** 3 granules 3 fois par jour selon le contexte :
• nervosité	*Ignatia amara* 5 CH
• approche des règles	*Lachesis mutus* 5 CH
• temps humide	*Dulcamara* 5 CH
• toux	*Drosera rotundifolia* 5 CH

TROUBLES / MALADIES	TRAITEMENTS
• digestion	*Nux moschata* 5 CH
• ballonnements digestifs	*Carbo vegetabilis* 5 CH
• effort physique	*Arnica montana* 5 CH
Dysurie	**Pas de traitement homéopathique spécifique**
Écoulements génitaux	Cf. Blennorragie ; Leucorrhées **Traitement de base ou d'accompagnement**
• chez l'homme, en cas d'écoulement indolore	*Thuya occidentalis* 5 CH + *Staphysagria* 5 CH : 3 granules 3 fois par jour
Eczéma	Cf. Allergie **Traitement de base ou d'accompagnement**
• dans tous les cas	*Saponaria officinalis composé* : 10 gouttes 2 fois par jour
	+ 3 granules 3 fois par jour selon les troubles :
• si l'allergène est connu	remède isothérapique en dilution 4 CH du produit responsable de l'allergie
• alimentaire	*Antimonium crudum* 5 CH
• sec	*Petroleum* 5 CH
• avec peau fissurée	*Nitricum acidum* 5 CH
• suintant	*Antimonium crudum* 5 CH
• infecté	*Hepar sulfur* 5 CH
• rosé	*Apis mellifica* 5 CH
• avec des vésicules	*Mezereum* 5 CH
• accompagné de fortes démangeaisons	*Dolichos pruriens* 5 CH
• de l'anus	*Berberis vulgaris* 5 CH
• de la bouche	*Sepia officinalis* 5 CH
• du cuir chevelu	*Nerium oleander* 5 CH
• génital	*Croton tiglium* 5 CH
• des mains	*Anagallis arvensis* 5 CH
• des paupières	*Carbolicum acidum* 5 CH
• des plis du corps	*Graphites* 5 CH
Embolie pulmonaire	Cf. Phlébite

TROUBLES / MALADIES	TRAITEMENTS
Emphysème	Cf. Bronchite **Traitement d'accompagnement** *Kalium iodatum* 4 CH + *Senega* 4 CH + *Ammonium carbonicum* 4 CH : 3 granules 3 fois par jour
Encéphalite	**Pas de traitement homéopathique spécifique**
Endormissement (problèmes d')	Cf. Insomnie
Engelure	**Traitement de base** 3 granules 3 fois par jour selon les troubles :
• aggravée par la chaleur	*Agaricus muscarius* 5 CH + *Pulsatilla* 5 CH
• aggravée par le froid	*Petroleum* 5 CH
• peau rouge	*Agaricus muscarius* 5 CH
• peau ulcérée	*Secale cornutum* 5 CH
Enrouement	Cf. Laryngite
Entérite	Cf. Diarrhée
Entorse • pour soulager la douleur	**Traitement de base ou d'accompagnement** *Arnica montana* 5 CH + *Apis mellifica* 5 CH + *Rhus toxicodendron* 5 CH : 3 granules 3 fois par jour + application de pommade au *calendula*
Énurésie	Cf. Énurésie chez l'enfant
Épanchement de synovie	Cf. Hydarthrose
Épaule (périarthrite de l')	Cf. Périarthrite de l'épaule
Épicondylite	Cf. Rhumatismes **Traitement de base ou d'accompagnement** remède du rhumatisme + *Rhus toxicodendron* 4 CH + *Ruta graveolens* 4 CH : 3 granules 3 fois par jour
Épilepsie	**Traitement d'accompagnement à établir par le médecin**
Épistaxis • en cas de saignement ponctuel	**Traitement de base ou d'accompagnement** *China officinalis* 4 CH + *Melilotus officinalis* 4 CH : 3 granules toutes les 15 minutes
	+ 3 granules en fonction du trouble :
• consécutif à un choc	*Arnica montana* 4 CH
• hémorragie abondante de sang rouge brillant	*Achillea millefolium* 5 CH
• associé à un mal de tête	*Aconitum napellus* 4 CH
Érysipèle	**Pas de traitement homéopathique spécifique**

TROUBLES / MALADIES	TRAITEMENTS
Érythème noueux	**Traitement d'accompagnement à établir par le médecin**
Essoufflement	Cf. Dyspnée
Estomac (troubles de)	Cf. Aigreurs d'estomac ; Ballonnement ; Colite ; Ulcère gastroduodénal **Traitement de base ou d'accompagnement** 3 granules 3 fois par jour selon les troubles :
• douleurs violentes calmées par l'alimentation	*Argentum nitricum* 5 CH ou *Sulfuricum acidum* 5 CH
• ballonnements	*Carbo vegetabilis* 5 CH
• brûlures avec soif constante de petites quantités d'eau glacée	*Arsenicum album* 5 CH
• brûlures avec soif constante de grandes quantités d'eau glacée	*Phosphorus* 5 CH
• crampes violentes apparaissant et disparaissant brutalement	*Cuprum metallicum* 4 CH
• crampes violentes améliorées par la chaleur	*Magnesia phosphorica* 4 CH
• crampes violentes après les repas	*Nux vomica* 4 CH
• pesanteur gastrique après avoir mangé (" pavé sur l'estomac ")	*Abies nigra* 4 CH
Étourdissement	Cf. Vertige
Examens (préparation aux)	Cf. Trac
Extinction de voix	Cf. Aphonie
Fatigue	Cf. aussi Abattement ; Aboulie ; Dépression et état dépressif **Traitement de base ou d'accompagnement** 3 granules 3 fois par jour selon les troubles :
• fatigue musculaire après un effort	*Arnica montana* 4 CH
• musculaire avec crampes	*Arnica montana* 4 CH + *Phytolacca decandra* 4 CH
• de croissance	*Calcarea phosphorica* 4 CH
• due à des insomnies	*Cocculus indicus* 4 CH
• mentale	*Phosphoricum acidum* 4 CH
• lors d'une convalescence	*China officinalis* 4 CH

TROUBLES / MALADIES	TRAITEMENTS
• avec amaigrissement marqué	*Abrotanum* 4 CH
• faiblesse extrême avec amaigrissement progressif et œdèmes	*Aceticum acidum* 5 CH
• surmenage intellectuel	*Opium* 9 CH : 3 granules le soir
Fatigue oculaire	Cf. Oculaire (fatigue)
Fausse couche (risque de)	**Traitement de base ou d'accompagnement** *Juniperus sabina* 5 CH + *Arnica montana* 5 CH : 3 granules toutes les 15 minutes, en alternance
Fibrome	Cf. Utérus (troubles de l')
Fièvre	**Traitement de base** 3 granules 3 fois par jour selon les troubles et le contexte :
• suite à un coup de froid sec	*Aconitum napellus* 5 CH
• suite à un coup de froid humide	*Dulcamara* 5 CH
• suite à un coup de froid par temps chaud	*Bryonia alba* 5 CH
• après un bain froid	*Rhus toxicodendron* 5 CH
• avec rougeur du visage	*Belladonna* 5 CH
• avec pâleur du visage	*Ferrum phosphoricum* 5 CH
• avec agitation	*Aconitum napellus* 5 CH
• avec abattement	*Belladonna* 5 CH
• avec abattement et prostration	*Muriaticum acidum* 5 CH
• avec tremblements	*Gelsemium sempervirens* 5 CH
• avec courbatures	*Arnica montana* 5 CH
• avec soif intense	*Eupatorium perfoliatum* 5 CH
Fièvre de Malte	Cf. Brucellose
Foie (troubles du)	Cf. Alcoolisme ; Cirrhose ; Hépatite) **Traitement de base**
• si " crise de foie "	*Chelidonium majus composé* : 10 gouttes 2 fois par jour + *Raphanus sativus niger* : 1 ampoule au petit déjeuner
Foulure	Cf. Entorse

TROUBLES / MALADIES	TRAITEMENTS
Fracture	Cf. Traumatisme **Traitement de base ou d'accompagnement**
• après traitement chirurgical et jusqu'à consolidation	*Symphytum officinale* 4 CH + *Calcarea phosphorica* 4 CH : 3 granules 3 fois par jour
Fringale	Cf. aussi Amaigrissant (traitement) : Appétit (troubles de l') chez l'enfant **Traitement de base** 3 granules 3 fois par jour selon les troubles :
• faim vite rassasiée la nuit	*Lycopodium clavatum* 4 CH
• faim après être allé à la selle	*Petroleum* 4 CH
• faim permanente	*Antimonium crudum* 4 CH
• pour maigrir tout en mangeant sans se priver (à condition d'avoir une alimentation équilibrée)	*Iodum* 4 CH
Furoncle	Cf. Anthrax **Traitement de base ou d'accompagnement**
• si furoncle isolé	*Staphylococcinum* 15 CH : 1 dose tous les 4 jours + *Pyrogenium* 5 CH + *Arnica montana* 5 CH : 3 granules 3 fois par jour
Ganglions (gonflements des)	Cf. Adénopathie
Gastrite	**Traitement de base ou d'accompagnement** 3 granules 3 fois par jour selon les troubles :
• aigreurs et acidité	*Argentum nitricum* 5 CH + *Sulfuricum acidum* 5 CH
• brûlures avec soif de petites quantités d'eau glacée	*Arsenicum album* 5 CH
• brûlures avec soif de grandes quantités d'eau glacée	*Phosphorus* 5 CH
Gastro-entérite	Cf. aussi Intoxication alimentaire **Traitement de base ou d'accompagnement** *Aloe socotrina* 5 CH + *Chamomilla vulgaris* 5 CH + *Veratrum album* 5 CH : 3 granules toutes les heures
Gencives (troubles des)	Cf. Gingivite
Gêne à respirer	Cf. Dyspnée
Gingivite	**Traitement de base** *Mercurius solubilis* 4 CH + *Aurum metallicum* 5 CH : 3 granules toutes les 3 heures + bains de bouche avec 1 cuillerée à café de teinture mère de *Calendula officinalis* et de *Plantago major* diluée dans un grand verre d'eau tiède
Glaucome	**Traitement d'accompagnement à établir par le médecin**
Gorge (troubles de la)	Cf. Angine ; Laryngite ; Pharyngite

TROUBLES / MALADIES	TRAITEMENTS
Goutte • pour soulager les crises douloureuses	**Traitement de base ou d'accompagnement** *Colchicum autumnale* 4 CH + *Apis mellifica* 4 CH + *Bryonia alba* 4 CH : 3 granules toutes les heures
Grain de beauté	Cf. Nævus
Grippe • en prévention quand période d'épidémie	**Traitement de base** *Influenzinum* 30 CH : 1 dose tous les 8 ou 15 jours
• en cas de grippe déclarée	*Influenzinum* 15 CH : 1 dose au début + *Gelsemium sempervirens* 5 CH + *Ferrum phosphoricum* 5 CH + *Eupatorium perfoliatum* 5 CH : 3 granules 3 fois par jour
Grossesse (petits maux de la)	Cf. aussi Accouchement **Traitement de base ou d'accompagnement** 3 granules 3 fois par jour selon les troubles :
• anxiété	*Actaea racemosa* 5 CH
• constipation	*Collinsonia canadensis* 5 CH
• crampes	*Cuprum metallicum* 5 CH
• cystite	*Cantharis vesicatoria* 5 CH
• dégoûts alimentaires	*Sepia officinalis* 5 CH
• démangeaisons de la vulve	*Ambra grisea* 5 CH
• dépression	*Ambra grisea* 5 CH
• diarrhée	*Phosphorus* 5 CH
• douleurs dans le dos	*Kalium carbonicum* 5 CH
• douleurs dans les jambes	*Bellis perennis* 5 CH
• douleurs dues au bébé	*Arnica montana* 5 CH
• douleurs générales, diffuses	*Sepia officinalis* 5 CH
• douleurs sans cause	*Helonias dioïca* 5 CH
• hoquet	*Cuprum metallicum* 5 CH
• incontinence urinaire	*Natrum muriaticum* 5 CH
• masque de grossesse	*Sepia officinalis* 5 CH
• nausées	*Ipecacuanha* 5 CH
• rétention d'eau	*Natrum sulfuricum* 5 CH
• vomissements	*Ipecacuanha* 5 CH

TROUBLES / MALADIES	TRAITEMENTS
Haleine (mauvaise)	**Traitement de base** *Mercurius corrosivus* 4 CH +/ou *Nux vomica* 5 CH : 3 granules 3 fois par jour
Hallux valgus	Cf. Oignon
Hématome	**Traitement de base** *Arnica montana* 4 CH + applications de pommade à l'arnica
Hémiplégie	Cf. Accident vasculaire cérébral (AVC) **Pas de traitement homéopathique spécifique**
Hémophilie	**Pas de traitement homéopathique spécifique**
Hémorroïdes • dans tous les cas	**Traitement de base ou d'accompagnement** *Aesculus hippocastanum composé* : 10 gouttes 3 fois par jour
	+ 3 granules 3 fois par jour selon les troubles :
• douleurs violentes avant et après chaque selle	*Paeonia* 4 CH
• douleurs aiguës et brûlantes	*Ratanhia* 4 CH
• brûlures intenses associées à des démangeaisons	*Nux vomica* 4 CH
• saignement de sang foncé	*Hamamelis virginiana* 4 CH
Hépatique (colique)	Cf. Calcul de la vésicule biliaire
Hépatite	Cf. Alcoolisme ; Cirrhose ; Foie (troubles du) **Traitement d'accompagnement** *Chelidonium majus* 5 CH + *Lycopodium clavatum* 5 CH + *Phosphorus* 5 CH : 3 granules 3 fois par jour
Hernies de la paroi abdominale	**Pas de traitement homéopathique spécifique**
Herpès	**Traitement d'accompagnement** *Rhus toxicodendron* 4 CH ou *Mezereum* 4 CH : 3 granules 3 fois par jour
Hodgkin (maladie de)	**Traitement d'accompagnement à établir par le médecin**
Hoquet	**Traitement de base** *Cuprum metallicum* 4 CH + *Nux vomica* 4 CH : 3 granules toutes les 2 minutes
Hydarthrose	**Traitement d'accompagnement** 3 granules 3 fois par jour selon le trouble :
• après un choc	*Arnica montana* 5 CH
• sans choc	*Apis mellifica* 5 CH
• aggravée par le mouvement	*Rhus toxicodendron* 5 CH
• avec douleur dans l'articulation	*Ruta graveolens* 5 CH

TROUBLES / MALADIES	TRAITEMENTS
• récidivante	*Sticta pulmanoria* 5 CH
Hydrocèle	Cf. Testicules (troubles des)
Hygroma	**Traitement de base ou d'accompagnement** *Apis mellifica* 4 CH + *Bryonia alba* 4 CH : 3 granules 3 fois par jour
Hypersialorrhée	**Traitement d'accompagnement** *Pilocarpus jaborandi* 4 CH + *Mercurius solubilis* 5 CH : 3 granules chaque soir
• associée à des nausées	*Ipecacuanha* 5 CH : 3 granules chaque soir
Hypersomnie	**Traitement de base ou d'accompagnement** Opium 9 CH : 1 dose tous les 5 jours + *Nux vomica* 5 CH : 3 granules 3 fois par jour
Hypertension artérielle	Cf. Tension artérielle **Traitement d'accompagnement à établir par le médecin**
Hypotension artérielle	Cf. Tension artérielle **Traitement d'accompagnement à établir par le médecin**
Hypothyroïdie	Cf. Myxœdème
Ictère	Cf. Jaunisse
Impétigo	Cf. Impétigo chez l'enfant
Indigestion	Cf. Digestion difficile
Infarctus du myocarde	Cf. Angine de poitrine **Traitement d'accompagnement**
• en attendant les secours	*Arnica montana* 4 CH + *Cactus grandiflorus* 4 CH + *Aconitum napellus* 4 CH : 3 granules toutes les 5 minutes
Infarctus pulmonaire	**Pas de traitement homéopathique spécifique**
Infection urinaire	Cf. Cystite
Inflammation des plis	Cf. Intertrigo
Insecte (piqûre d')	Cf. Piqûre d'insecte
Insolation	Cf. Coup de chaleur chez l'enfant
Insomnie	Cf. Décalage des cycles de sommeil ; Dépression et état dépressif ; Jet lag **Traitement de base ou d'accompagnement** 3 granules 3 fois par jour selon les circonstances :
• par excès d'alcool	*Nux vomica* 5 CH
• par excès de café	*Coffea cruda* 5 CH
• par excès alimentaires	*Nux vomica* 5 CH

TROUBLES / MALADIES	TRAITEMENTS
• par excitation mentale	*Coffea cruda* 5 CH
• après une mauvaise nouvelle	*Gelsemium sempervirens* 5 CH
• après une contrariété	*Ignatia amara* 5 CH
• due à une colère	*Nux vomica* 5 CH
• due à l'anxiété	*Arsenicum album* 5 CH
• due à une frayeur	*Aconitum napellus* 5 CH
• due à un surmenage intellectuel	*Kalium phosphoricum* 5 CH
• avec les pieds brûlants, qu'il faut sortir du lit	*Sulfur* 5 CH
• avec des impatiences dans les jambes	*Zincum metallicum* 5 CH
Insuffisance cardiaque	**Traitement d'accompagnement à établir par le médecin**
Insuffisance hépatique • dans tous les cas	**Traitement de base** *Chelidonium majus composé* : 10 gouttes 2 fois par jour + *Solidago virga aurea* 5 CH : 3 granules 3 fois par jour
	+ 3 granules 3 fois par jour selon les troubles :
• en cas de nausées	*Carduus marianus* 4 CH
• en cas de selles décolorées, jaunes	*Chelidonium majus* 4 CH
Intertrigo	Cf. Mycose **Traitement de base** *Graphites* 5 CH + *Croton tiglium* 5 CH : 3 granules 3 fois par jour + application de pommade au *calendula*
Intervention chirurgicale • la veille de l'intervention	**Traitement d'accompagnement** *Arnica montana* 15 CH : 1 dose
• les jours suivants	*Arnica montana* 4 CH : 3 granules 3 fois par jour
Intestins (troubles des)	Cf. Ballonnements ; Constipation ; Diarrhée ; Digestion difficile
Intoxication alimentaire	Cf. Diarrhée ; Diarrhée de l'enfant ; Diarrhée du nourrisson ; Estomac (troubles de l') ; Gastro-entérite ; Vomissement chez l'enfant **Traitement de base ou d'accompagnement** *Arsenicum album* 5 CH + *Nux vomica* 5 CH + *Pyrogenium* 5 CH : 3 granules 3 fois par jour
Intoxication par le tabac	Cf. Tabagisme
Intoxication par les somnifères	Cf. Somnifères (intoxication par les)

TROUBLES / MALADIES	TRAITEMENTS
Iritis	**Pas de traitement homéopathique spécifique**
Irritation du gros intestin	Cf. Colite
Jambes lourdes	Cf. aussi Varice **Traitement de base ou d'accompagnement** *Hamamelis composé* : 20 gouttes par jour + douches fraîches localement + 3 granules 3 fois par jour selon les troubles :
• crampes dans les mollets	*Cuprum metallicum* 4 CH
• impatiences dans les jambes	*Zincum metallicum* 4 CH
Jaunisse	Cf. Calcul de la vésicule biliaire ; Hépatite
Jet lag	Cf. Décalage des cycles de sommeil **Pas de traitement homéopathique spécifique**
Langue (troubles de la)	Cf. aussi Aphte **Traitement de base ou d'accompagnement** 3 granules 2 fois par jour selon les symptômes :
• inflammation de la langue	*Cantharis vesicatoria* 4 CH
• langue noire	*Carbo vegetabilis* 5 CH
• langue rouge	*Kalium bichromicum* 5 CH
• langue brûlante après avoir mangé trop chaud	*Cantharis vesicatoria* 5 CH
• langue enflée, douloureuse, blanchâtre	*Mercurius corrosivus* 5 CH
• langue épaisse, jaune à la base, rayée à la pointe	*Mercurius protoiodatus* 5 CH
• langue chargée	*Antimonium crudum* 5 CH
Laryngite	**Traitement de base ou d'accompagnement** 3 granules 3 fois par jour selon les caractéristiques du trouble :
• suite à un coup de froid sec	*Aconitum napellus* 4 CH
• avec une vive douleur vers les oreilles	*Belladonna* 4 CH
• avec l'impression d'avoir une écharde dans la gorge	*Argentum nitricum* 4 CH
• avec enrouement	*Arum triphyllum* 4 CH
• avec extinction de voix	*Causticum* 4 CH
• avec gêne à respirer	*Spongia tosta* 4 CH

TROUBLES / MALADIES	TRAITEMENTS
Leucémie	**Pas de traitement homéopathique spécifique**
Leucorrhées	Cf. Écoulements génitaux **Traitement d'accompagnement** 3 granules 3 fois par jour selon les troubles :
• pertes accompagnées de jambes lourdes et pieds gonflés	*Sepia officinalis* 4 CH
• à mauvaise odeur	*Kreosotum* 4 CH
• non irritantes	*Borax veneta* 4 CH
• irritantes	*Kreosotum* 4 CH
• gluantes	*Nitricum acidum* 4 CH
• très abondantes	*Alumina* 4 CH
• jaunes	*Pulsatilla* 4 CH
• chez la petite fille	*Aletris farinosa* 4 CH
• chez la femme enceinte	*Sepia officinalis* 4 CH
Lèvres gercées	**Traitement de base** *Natrum muriaticum* 5 CH : 3 granules 3 fois par jour + application d'une crème pour les lèvres
Lichen plan	**Traitement d'accompagnement** *Sulfur iodatum* 5 CH + *Urtica urens* 5 CH : 3 granules 3 fois par jour + *Passiflora incarnata composé* : 10 gouttes matin et soir
Lordose	Cf. Dos (mal de)
Lumbago	**Traitement de base ou d'accompagnement** 3 granules 3 fois par jour selon les caractéristiques du trouble :
• aggravé par le mouvement	*Bryonia alba* 4 CH
• amélioré par le mouvement	*Rhus toxicodendron* 4 CH
• après un coup de froid sec	*Aconitum napellus* 4 CH
• après un coup de froid humide	*Dulcamara* 4 CH
Lymphangite	**Pas de traitement homéopathique spécifique**
Mal de dos	Cf. Dos (mal de)
Mal de mer	Cf. Transports (mal des) chez l'enfant
Mal de tête	Cf. Céphalée ; Migraine
Maladie d'Addison	Cf. Addison (maladie d')

TROUBLES / MALADIES	TRAITEMENTS
Maladie d'Alzeimer	Cf. Alzeimer (maladie d')
Maladie de Basedow	Cf. Basedow (maladie de)
Maladie de Crohn	Cf. Crohn (maladie de)
Maladie de Dupuytren	Cf. Dupuytren (maladie de)
Maladie de Hodgkin	Cf. Hodgkin (maladie de)
Maladie de Menière	Cf. Menière (maladie de)
Maladie de Parkinson	Cf. Parkinson (maladie de)
Maladie maniaco-dépressive	Cf. Maniaco-dépressive (maladie)
Maladies psychosomatiques	Cf. Psychosomatiques (maladies)
Maladies sexuellement transmissibles (MST)	Cf. Blennorragie ; Condylome génital ; Écoulements génitaux ; Herpès ; Hépatite
Malaise	Cf. Syncope
Maniaco-dépressive (maladie)	**Pas de traitement homéopathique spécifique**
Manque d'appétit	Cf. Appétit (manque d')
Mastose	Cf. Seins (affections des)
Mémoire (problèmes de) • dans tous les cas	**Traitement de base ou d'accompagnement** *Phosphoricum acidum composé* : 10 gouttes 2 fois par jour + 3 granules 3 fois par jour selon les troubles :
• chez la personne âgée à qui la mémoire récente fait défaut	*Baryta carbonica* 3 CH
• chez l'enfant	*Anacardium orientale* 9 CH
• chez le fumeur	*Nicotiana tabacum* 9 CH
• chez une personne ayant un excès de poids, congestionnée	*Sulfur* 9 CH
• en cas de difficulté à trouver le mot juste	*Lycopodium clavatum* 9 CH
• en cas de difficulté à fixer son attention	*Baryta carbonica* 9 CH
Menière (maladie de)	**Pas de traitement homéopathique spécifique**
Menière (syndrome de)	**Traitement d'accompagnement à établir par le médecin**
Méningite	Cf. Méningite chez l'enfant

TROUBLES / MALADIES	TRAITEMENTS
Ménopause	Cf. aussi Dépression et état dépressif **Traitement de base ou d'accompagnement** 3 granules 1 fois par jour selon les troubles :
• bouffées de chaleur très importantes	*Sanguinaria canadensis* 4 CH
• bouffées de chaleur avec sueurs chaudes	*Pilocarpus jaborandi* 4 CH
• bouffées de chaleur avec sueurs froides	*Lilium tigrinum* 4 CH
• bouffées de chaleur avec sueurs nocturnes	*Salvia officinalis* 5 CH
• bouffées de chaleur avec réapparition des règles	*China officinalis* 5 CH + *Ustilago maïdis* 5 CH
• sensation d'épuisement général	*Sepia officinalis* 5 CH : 3 granules 3 fois par jour
• agitation	*Lachesis mutus* 9 CH
• excitation sexuelle	*Murex purpurea* 5 CH
• dépression, tristesse	*Sepia officinalis* 5 CH
• règles traînantes et irrégulières	*Ustilago maïdis* 4 CH
• palpitations	*Lycopus virginicus* 4 CH + *Spigelia anthelmia* 4 CH
• congestion du visage	*Melilotus officinalis* 4 CH
• difficulté à supporter quelque chose autour du cou	*Lachesis mutus* 9 CH
Migraine	**Traitement de base ou d'accompagnement** 3 granules toutes les 5 minutes selon les troubles :
• avec vertiges	*Cyclamen europaeum* 4 CH
• avec battements dans la tête	*Belladonna* 4 CH
• avec nausées	*Iris versicolor* 4 CH
• avec visage rouge	*Sanguinaria canadensis* 4 CH
• suite à un coup de froid	*Aconitum napellus* 4 CH
• suite à un excès alimentaire	*Nux vomica* 4 CH
• migraine ophtalmique avec troubles de la vue	*Iris versicolor* 4 CH + *Gelsemium sempervirens* 4 CH

TROUBLES / MALADIES	TRAITEMENTS
Montagnes (mal des)	**Traitement de base** *Coca* 5 CH : 3 granules 3 fois par jour
Muscles douloureux	Cf. aussi Claquage ; Crampe **Traitement de base** 3 granules 3 fois par jour selon les troubles :
• contractures musculaires	*Agaricus muscarius* 4 CH
• courbatures après un effort physique	*Arnica montana* 4 CH
• courbatures sans raison	*Ruta graveolens* 4 CH
• douleurs musculaires	*Rhus toxicodendron* 4 CH
Mycose	Cf. Candidose ; Intertrigo ; Pityriasis versicolor **Traitement d'accompagnement** *Kalium iodatum* 5 CH + *Sepia officinalis* 5 CH : 3 granules 3 fois par jour
Myocarde (infarctus du)	Cf. Infarctus du myocarde
Myopathie	Cf. Myopathie chez l'enfant
Myxœdème	**Traitement d'accompagnement** *Lycopodium clavatum* 5 CH + *Baryta carbonica* 5 CH : 3 granules au coucher + *Iodum* 9 CH : 1 dose tous les 5 jours
Nævus	**Pas de traitement homéopathique spécifique**
Nausées et vomissements	Cf. aussi Digestion difficile ; Gastro-entérite ; Grossesse (petits maux de la) ; Intoxication alimentaire **Traitement de base ou d'accompagnement** 3 granules toutes les 30 minutes selon les symptômes :
• langue blanche et chargée	*Antimonium crudum* 4 CH
• vomissements violents avec diarrhée douloureuse	*Arsenicum album* 4 CH
• vomissements bilieux	*Bryonia alba* 4 CH
• vomissements qui ne soulagent pas	*Ipecacuanha* 4 CH
Néphrétique (colique)	Cf. Calcul rénal
Nervosité	Cf. aussi Angoisse et anxiété ; Dépression et état dépressif ; Précipitation ; Trac **Traitement de base**
• dans tous les cas	*Passiflora incarnata composé* : 10 à 20 gouttes 3 fois par jour + 3 granules 3 fois par jour selon les troubles :
• personne précipitée, qui voudrait avoir fini avant de commencer	*Argentum nitricum* 4 CH

TROUBLES / MALADIES	TRAITEMENTS
• personne préoccupée, ayant peur d'être seule	*Lilium tigrinum* 4 CH
• personne ne supportant pas la compagnie tout en ne voulant pas rester seule	*Lycopodium clavatum* 4 CH
• personne parlant à tort et à travers	*Actaea racemosa* 4 CH
• personne prise de tremblements nerveux	*Gelsemium sempervirens* 4 CH
Névralgie	**Traitement de base ou d'accompagnement** 3 granules 3 fois par jour selon les caractéristiques du trouble :
• survenue lors d'un refroidissement par temps sec	*Aconitum napellus* 4 CH
• survenue lors d'un refroidissement par temps humide	*Dulcamara* 4 CH
• causée par un choc	*Arnica montana* 4 CH
• mobile	*Pulsatilla* 4 CH
• violente, commençant et finissant brusquement	*Magnesia phosphorica* 4 CH
• en éclair	*Kalmia latifolia* 4 CH
• aggravée par le moindre contact	*Asa fœtida* 4 CH
• aggravée par la moindre secousse	*Belladonna* 4 CH
• améliorée par le repos et la pression	*Bryonia alba* 4 CH
• aggravée lors des changements de temps	*Rhododendron chrysanthum* 4 CH
Nez (saignement de)	Cf. Épistaxis
Obésité	**Traitement d'accompagnement à établir par le médecin**
Oculaire (fatigue) • impression que les yeux sont tirés en arrière	**Traitement de base** *Paris quadrifolia* 5 CH : 3 granules 2 fois par jour
Odorat (troubles de l')	**Pas de traitement homéopathique spécifique**
Œdème de Quincke	Cf. Quincke (œdème de)

TROUBLES / MALADIES	TRAITEMENTS
Œil (affections de l')	Cf. Cataracte ; Conjonctivite ; Glaucome ; Iritis ; Oculaire (fatigue)
Œsophage (spasmes de l')	Cf. Avaler (difficultés à) **Traitement de base** 3 granules selon les troubles :
• sensation de contraction douloureuse apparaissant et disparaissant brusquement	*Cuprum metallicum* 4 CH
• spasme accompagné de bruits de liquide dans l'estomac	*Hydrocyanicum acidum* 4 CH
• sensation de boule montant de l'estomac à la gorge	*Asa fœtida* 4 CH
• douleurs brûlantes parfois accompagnées de vomissements	*Iris versicolor* 4 CH
• sensation de boule dans la gorge accompagnée de brûlures et de pesanteur gastrique après les repas	*Nux vomica* 4 CH
Oignon • en cas de déformation récente	**Traitement de base ou d'accompagnement** *Apis mellifica* 5 CH : 3 granules 3 fois par jour +/ou application de teinture mère d'*Hypericum perforatum* : 3 gouttes matin et soir
Ongles (troubles des)	**Traitement de base** 3 granules 3 fois par jour selon les troubles :
• ongles cassants	*Calcarea phosphorica* 5 CH
• avec présence de taches blanches	*Anantherum* 5 CH
• fendillés dans le sens de la longueur	*Silicea* 5 CH
• ondulés dans le sens de la longueur	*Thuya occidentalis* 5 CH
• anormalement bombés	*Nitricum acidum* 5 CH
• tendant à s'incarner	*Teucrium marum* 5 CH
Oppression	Cf. aussi Angoisse et anxiété ; Bronchite ; Pleurésie ; Stress **Traitement de base**
• suite à une contrariété ou à une émotion	*Ignatia amara* 9 CH : 3 granules toutes les heures
Orchite	**Pas de traitement homéopathique spécifique**

TROUBLES / MALADIES	TRAITEMENTS
Orgelet	**Traitement d'accompagnement** *Staphysagria* 5 CH + *Hepar sulfur* 5 CH : 3 granules 3 fois par jour + 3 applications par jour de pommade au *calendula*
Ostéophyte	Cf. aussi Rhumatismes **Pas de traitement homéopathique spécifique**
Ostéoporose	**Traitement d'accompagnement** *Phosphorus triiodatus* : 1 dose tous les 7 jours
Otite	Cf. Otite chez l'enfant
Ovaires (troubles des)	Cf. Règles (troubles des)
Oxyures	Cf. Vers (infestation par des)
Palpitations	Cf. aussi Arythmie ; Tachycardie **Traitement de base ou d'accompagnement** 3 granules 3 fois par jour selon les troubles :
• après une émotion	*Gelsemium sempervirens* 4 CH
• après une contrariété	*Ignatia amara* 4 CH
• après avoir bu de l'alcool	*Nux vomica* 4 CH
• par abus de café	*Coffea cruda* 4 CH
• par abus de tabac	*Nicotiana tabacum* 4 CH
• suite à de gros efforts physiques	*Arnica montana* 4 CH
• à la ménopause	*Lachesis mutus* 4 CH
• après les repas	*Lycopodium clavatum* 4 CH
Paludisme	**Traitement d'accompagnement** *China officinalis* 5 CH : 3 granules 2 fois par jour
Panaris • dans les suites de la maladie	**Traitement d'accompagnement** *Hepar sulfur* 5 CH + *Belladonna* 5 CH : 3 granules 3 fois par jour
Pancréatite • dans la forme chronique	**Traitement d'accompagnement** *Phosphorus* 9 CH + *Nux vomica* 5 CH : 3 granules 2 fois par jour
Paraphlébite	Cf. Phlébite
Parkinson (maladie de)	**Traitement d'accompagnement à établir par le médecin**
Parodontite	Cf. Déchaussement des dents

TROUBLES / MALADIES	TRAITEMENTS
Paupières (troubles des)	Cf. aussi Chalazion ; Conjonctivite ; Orgelet ; Ptôsis **Traitement de base** 3 granules 3 fois par jour selon les troubles :
• paupières collées le matin	*Graphites* 5 CH
• enflammées	*Tellurium* 5 CH
• tombantes	*Physostigma* 5 CH
Périarthrite de l'épaule	Cf. aussi Rhumatismes **Traitement de base ou d'accompagnement**
• si crise douloureuse	*Ferrum metallicum* 5 CH : 3 granules 3 fois par jour
Périphlébite	Cf. Phlébite
Perlèche	**Traitement de base** *Graphites* 4 CH : 3 granules 3 fois par jour
Pertes blanches	Cf. Leucorrhées
Peur	Cf. Phobie
Pharyngite	**Traitement de base ou d'accompagnement** 3 granules 3 fois par jour selon les troubles :
• douleur dans la gorge comme si une écharde y était plantée	*Argentum nitricum* 4 CH
• émission d'épais crachats jaunes	*Kalium bichromicum* 4 CH
• émission d'épais crachats jaunes et collants	*Hippuricum acidum* 4 CH
• douleur cuisante et toux sèche	*Arum triphyllum* 4 CH
Phlébite	Cf. aussi Varice **Pas de traitement homéopathique spécifique**
Phobie	**Traitement de base ou d'accompagnement** 3 granules 3 fois par jour selon le motif de la peur :
• peur de la foule	*Gelsemium sempervirens* 9 CH
• des insectes	*Latrodectus mactans* 9 CH
• de l'orage	*Phosphorus* 9 CH
• de la nuit	*Stramonium* 9 CH
• de l'eau	*Hydrophobinum* 9 CH
• de la mort	*Aconitum napellus* 9 CH
• de la maladie	*Arsenicum album* 9 CH

TROUBLES / MALADIES	TRAITEMENTS
• des voleurs	*Natrum muriaticum* 9 CH
• de devenir fou	*Actaea racemosa* 9 CH
• de l'avenir	*Calcarea carbonica* 9 CH
• claustrophobie	*Actaea racemosa* 9 CH
Piqûre d'insecte	**Traitement de base ou d'accompagnement** 3 granules toutes les 30 minutes selon la piqûre :
• piqûre d'abeille, de guêpe, de frelon, d'aoûtat	*Apis mellifica* 5 CH
• piqûre de moustique	*Culex* 4 CH + *Ledum palustre* 5 CH
• piqûre d'araignée	*Tarentula hispanica* 5 CH + *Ledum palustre* 5 CH
Pytiriasis simplex	Cf. Dartre
Pityriasis versicolor	Cf. Mycose **Traitement d'accompagnement** Traitement de la mycose + *Sulfur iodatum* 5 CH : 3 granules 3 fois par jour
Pleurésie	**Pas de traitement homéopathique spécifique**
Pneumonie	Cf. aussi Broncho-pneumonie **Pas de traitement homéopathique spécifique**
Point de côté	**Traitement de base** *Arnica montana* 4 CH : 3 granules toutes les 30 minutes
Points noirs	Cf. Acné
Poliomyélite	**Pas de traitement homéopathique spécifique**
Polyarthrite rhumatoïde	**Traitement d'accompagnement à établir par le médecin**
Pouls	Cf. Arythmie ; Tachycardie
Poux	Cf. Poux chez l'enfant
Précipitation	**Traitement de base** *Argentum nitricum* 9 CH : 3 granules au coucher
Prémenstruel (syndrome)	**Traitement de base** *Folliculinum* 15 CH : 1 dose les 7, 14 et 21e jours suivant le début du cycle
Prolapsus	Cf. Utérus (troubles de l')
Prostate (troubles de la)	Cf. Adénome de la prostate
Prurit	**Traitement de base** 3 granules 3 fois par jour selon la localisation :
• au cuir chevelu	*Arsenicum album* 5 CH

TROUBLES / MALADIES	TRAITEMENTS
• au cou	*Crataegus oxyacantha* 5 CH
• au nez	*Arum triphyllum* 5 CH
• dans les conduits auditifs	*Manganum aceticum* 5 CH
• aux chevilles	*Ledum palustre* 5 CH
• derrière les genoux	*Sepia officinalis* 5 CH
• aux doigts	*Anagallis arvensis* 5 CH
• aux mains	*Selenium* 5 CH
• aux orteils	*Agaricus muscarius* 5 CH
• aux pieds	*Ledum palustre* 5 CH
• aux bourses	*Croton tiglium* 5 CH
• à la vulve	*Ambra grisea* 5 CH
• dans les plis du corps	*Selenium* 5 CH
Psoriasis • dans tous les cas	**Traitement d'accompagnement** *Saponaria officinalis composé* : 10 gouttes matin et soir
	+ 3 granules 3 fois par jour selon les caractéristiques des lésions :
• à la racine des cheveux	*Hydrastis canadensis* 5 CH
• sur les mains et les pieds	*Graphites* 5 CH
• dans les plis du corps	*Graphites* 5 CH
• accompagnées de démangeaisons	*Urtica urens* 5 CH
• avec peau très épaissie et squameuse au niveau des lésions	*Dolichos pruriens* 5 CH
• avec de larges squames	*Arsenicum iodatum* 5 ch
Psychose	**Pas de traitement homéopathique spécifique**
Psychosomatiques (maladies)	**Traitement de base à établir par le médecin**
Ptôsis • consécutif à un choc	**Traitement d'accompagnement** *Arnica montana* 4 CH : 3 granules 3 fois par jour
Purpura	Cf. aussi Cancer ; Hodgkin (maladie de) ; Leucémie ; Septicémie **Traitement à établir par le médecin**
Quincke (œdème de)	**Pas de traitement homéopathique spécifique**

TROUBLES / MALADIES	TRAITEMENTS
Raynaud (maladie de)	**Pas de traitement homéopathique spécifique**
Raynaud (syndrome de)	Cf. Acrocyanose
Recto-colite hémorragique	Cf. Crohn (maladie de)
Reflux gastro-œsophagien	Cf. Reflux gastro-œsophagien chez l'enfant
Régime	Cf. Amaigrissant (traitement)
Règles (troubles des)	**Traitement de base** 3 granules 3 fois par jour selon les troubles :
• règles trop abondantes et douloureuses	*Juniperus sabina* 4 CH
• trop abondantes avec un flux augmenté par le mouvement	*Erigeron canadensis* 4 CH
• très abondantes avec violentes douleurs sacro-lombaires	*Juniperus sabina* 4 CH
• saignements très abondants ne survenant que la nuit	*Bovista gigantea* 4 CH
• douloureuses avec pesanteur vers le bas	*Sepia officinalis* 4 CH
• avec violentes douleurs s'estompant si on se plie en deux	*Colocynthis* 4 CH
• avec violentes douleurs s'estompant si on s'allonge à plat	*Dioscorea villosa* 4 CH
• avec douleurs aggravées par le mouvement	*Juniperus sabina* 4 CH
• avec douleurs s'estompant par la compression de l'abdomen	*Trillium pendulum* 4 CH
• avec douleurs insupportables	*Chamomilla vulgaris* 4 CH
• avec de fortes crampes et une sensation de froid	*Veratrum album 4* CH
• peu abondantes	*Pulsatilla* 4 CH
• trop courtes	*Sepia officinalis* 4 CH
• en pointillé (s'arrêtant puis repartant)	*Pulsatilla* 4 CH

TROUBLES / MALADIES	TRAITEMENTS
• ne survenant qu'un cycle sur deux	*Thlaspi bursa pastoris* 4 CH
• en avance et survenant toujours dans la journée	*Lilium tigrinum* 4 CH
• en avance et survenant toujours dans la nuit, avec diarrhée et vomissements	*Ammonium muriaticum* 4 CH
• en retard	*Pulsatilla* 4 CH
• absentes à la suite d'un coup de froid humide	*Dulcamara* 4 CH
• absentes après une peur	*Aconitum napellus* 4 CH
• absentes après une fatigue nerveuse générale	*Natrum muriaticum* 4 CH
• absentes après une anémie	*Manganum aceticum* 4 CH
• remplacées ou accompagnées d'une hémorragie nasale	*Senecio aureus* 4 CH
• épaisses et noires	*Magnesia muriatica* 4 CH
• fatigantes	*China officinalis* 4 CH
• survenant à la suite d'une contrariété	*Calcarea carbonica* 4 CH
• survenant après une émotion	*Calcarea carbonica* 4 CH
• saignements entre les règles après des secousses	*Hamamelis virginiana* 4 CH
Rétine (décollement de la)	**Pas de traitement homéopathique spécifique**
Rhinite	Cf. Rhume, Rhume des foins
Rhino-pharyngite	Cf. Rhino-pharyngite chez l'enfant
Rhumatismes	Cf. aussi Arthrite ; Arthrose **Traitement d'accompagnement** 3 granules 3 fois par jour selon les troubles :
• aggravés par la chaleur	*Ledum palustre 4 CH*
• améliorés par la chaleur	*Rhus toxicodendron* 4 CH
• aggravés par les changements de temps	*Rhododendron chrysanthum* 4 CH
• aggravés par le froid humide	*Antimonium crudum* 4 CH

TROUBLES / MALADIES	TRAITEMENTS
• améliorés par le froid humide	*Stellaria media* 4 CH
• aggravés par l'humidité	*Dulcamara* 4 CH + *Natrum sulfuricum* 4 CH
• aggravés par le froid sec	*Causticum* 4 CH
• améliorés par le froid sec	*Ledum palustre* 4 CH
• aggravés par le mouvement	*Bryonia alba* 4 CH
• améliorés par le mouvement	*Rhus toxicodendron* 4 CH + *Ruta graveolens* 4 CH
• améliorés si on s'étire	*Angustura* 4 CH
• avec difficultés de dérouillage le matin	*Rhus toxicodendron* 4 CH
• associés à des douleurs osseuses	*Manganum aceticum* 4 CH + *Phytolacca decandra* 4 CH + *Mezereum* 4 CH + *Hypericum perforatum* 4 CH
• associés à des névralgies	Kalmia *latifolia* 4 CH + *Magnesia phosphorica* 4 CH
• douleur déchirante des petites articulations et surtout des poignets	*Actaea spicata* 4 CH
Rhume	**Traitement de base** 3 granules 3 fois par jour selon les troubles :
• nez bouché	*Nux vomica* 5 CH
• nez qui démange	*Cina maritima* 5 CH
• éternuements	*Nux vomica* 5 CH
• écoulement nasal sans irritation	*Allium cepa* 4 CH
• écoulement nasal avec irritation	*Euphrasia officinalis* 4 CH
• écoulement jaune et épais	*Hydrastis canadensis* 4 CH
• nez très irrité	*Arum triphyllum* 4 CH
• nez sec, bouché	*Sambucus nigra* 4 CH
Rhume des foins	Cf. Allergie **Traitement de base**
• en prévention, 1 mois avant la période de floraison	*Poumon histamine* 30 CH : 1 dose tous les 5 jours
• si déclaré	*Pollens* 9 CH + *Sabadilla* 9 CH + *Naphtalinum* 9 CH : 3 granules 3 fois par jour + *Pollens de graminées* 7, 9, 15, et 30 CH : 10 gouttes au coucher

TROUBLES / MALADIES	TRAITEMENTS
Ronflement	Cf. aussi Apnée du sommeil **Pas de traitement homéopathique spécifique**
Rot et renvoi de gaz	Cf. Aérophagie
Saignement de nez	Cf. Epistaxis
Saignement des gencives	Cf. Gencives (troubles des)
Salivation excessive	Cf. Hypersialorrhée
Salpingite	**Pas de traitement homéopathique spécifique**
Sciatique	**Traitement de base ou d'accompagnement** 3 granules 3 fois par jour selon les troubles :
• si aggravation de la douleur en toussant	*Tellurium* 5 CH
• si aggravation en position debout	*Sulfur* 5 CH
• si aggravation en position assise	*Ammonium muriaticum* 5 CH
• si aggravation en bougeant	*Bryonia alba* 5 CH
• si aggravation en restant immobile	*Rhus toxicodendron* 5 CH
• si amélioration de la douleur en appuyant du côté douloureux	*Bryonia alba* 5 CH
• si amélioration en position assise	*Gnaphalium* 5 CH
• si amélioration en marchant	*Rhus toxicodendron* 5 CH
• si amélioration en se penchant en avant	*Colocynthis* 5 CH
• si amélioration en pliant les jambes	*Kalium bichromicum* 5 CH
Scoliose	Cf. Dos (mal de)
Sécheresse de la bouche	Cf. Bouche (sécheresse de la)
Seins (affections des)	**Traitement de base** 3 granules 3 fois par jour selon les troubles :
• douleur après un coup	*Arnica montana* 5 CH + *Bellis perennis* 5 CH
• douleur avant les règles	*Lac caninum* 5 CH

TROUBLES / MALADIES	TRAITEMENTS
• congestion des seins (mactose) avant les règles	Phytolacca decandra 5 CH
Septicémie	**Pas de traitement homéopathique spécifique**
Sexualité (troubles de la)	**Traitement de base ou d'accompagnement** 3 granules 3 fois par jour selon le trouble :
Chez l'homme : • manque de puissance sexuelle, pris au début	*Selenium* 5 CH
• manque de puissance sexuelle installée	*Lycopodium clavatum* 5 CH
• manque de puissance sexuelle ancienne	*Baryta carbonica* 5 CH
• excitation sexuelle permanente chez un congestif	*Cantharis vesicatoria* 5 CH
• excitation sexuelle permanente chez un nerveux	*Cannabis indica* 5 CH
• éjaculation précoce	*Selenium* 5 CH
• érection qui ne tient pas	*Argentum nitricum* 5 CH
Chez la femme : • frigidité	*Ferrum metallicum* 5 CH
• excès de désir sexuel	*Hyoscyamus niger* 5 CH
• excitation violente des organes sexuels, avec désir impératif de coït	*Murex purpurea* 5 CH
• douleurs pendant les rapports sexuels	*Lycopodium clavatum* 5 CH
Sida	**Traitement d'accompagnement à établir par le médecin**
Sinusite	**Traitement de base ou d'accompagnement** 3 granules 3 fois par jour selon les troubles :
• aiguë frontale	*Allium cepa* 5 CH + *Hepar sulfur* 5 CH
• aiguë maxillaire	*Mezereum* 5 CH + *Hepar sulfur* 5 CH
• chronique	*Silicea* 5 CH
• avec écoulement jaune et épais par le nez	*Hydrastis canadensis* 5 CH
• d'origine allergique	remèdes ci-dessus le cas échéant + *Poumon histamine* 4 CH : au coucher

TROUBLES / MALADIES	TRAITEMENTS
Sommeil (troubles du)	Cf. Insomnie ; Hypersomnie ; Somnambulisme chez l'enfant ; Somnolence
Somnambulisme	Cf. Somnambulisme chez l'enfant
Somnifères (intoxication par les somnifères)	Cf. Insomnie **Traitement de base** *Eschscholtzia californica* : 50 à 100 gouttes de teinture mère diluées dans une petite tasse d'infusion de tilleul au coucher + *Coffea cruda* 5 CH : 3 granules au coucher
Somnolence	Cf. aussi Apnée du sommeil ; Digestion difficile **Traitement de base ou d'accompagnement** 3 granules en fonction des troubles :
• permanente	*Opium* 5 CH : 3 fois par jour
• après les repas, améliorée par une petite sieste	*Nux vomica* 5 CH : avant le repas de midi
• après les repas, aggravée par une petite sieste	*Lycopodium clavatum* 5 CH : avant le repas de midi et du soir
Spasme	**Traitement de base** 3 granules 3 fois par jour selon les troubles :
• de la gorge	*Ignatia amara* 5 CH
• des paupières	*Belladonna* 5 CH
• de l'estomac	*Nux vomica* 5 CH
• des muscles (crampes)	*Cuprum metallicum* 5 CH + *Zincum metallicum* 5 CH
Spasmes de l'œsophage	Cf. Œsophage (spasmes de l')
Spasmophilie	**Traitement à établir par le médecin**
Spondylarthrite ankylosante	**Traitement d'accompagnement à établir par le médecin**
Stérilité	**Pas de traitement homéopathique spécifique**
Stomatite	**Traitement d'accompagnement à établir par le médecin**
Stress	**Traitement à établir par le médecin**
Suites de couches	Cf. Accouchement
Syncope	**Traitement de base ou d'accompagnement** 3 granules toutes les 3 minutes selon la caractéristique de la syncope :
• déclenchée par la chaleur	*Pulsatilla* 9 CH
• par la colère	*Gelsemium sempervirens* 9 CH
• par le chagrin	*Gelsemium sempervirens* 9 CH
• par une contrariété	*Ignatia amara* 9 CH

TROUBLES / MALADIES	TRAITEMENTS
• par une douleur	*Chamomilla vulgaris* 9 CH
• par la peur	*Opium* 9 CH
• par un rapport sexuel	*Moschus* 9 CH
Syndrome de Menière	Cf. Menière (maladie de)
Syndrome de Raynaud	Cf. Raynaud (maladie de)
Syndrome prémenstruel	Cf. Prémenstruel (syndrome)
Synovie (épanchement de)	Cf. Hydarthrose
Syphilis	**Traitement d'accompagnement** *Luesinum* 30 CH : 1 dose tous les mois
Tabagisme	**Traitement de base** *isothérapiques du tabac fumé* habituellement en dilution 9 CH : 3 granules à chaque envie de fumer + *Nux vomica* 4 CH : 3 granules 3 fois par jour
Tachycardie	Cf. Palpitations **Traitement de base ou d'accompagnement** *Lycopus virginicus* 4 CH : 3 granules 3 fois par jour +/ou *Crataegus oxyacantha* : 4 à 6 gélules par jour
Talalgie	Cf. Talon (douleur au)
Talon (douleur au)	**Traitement de base** *Calcarea carbonica* 9 CH : 1 dose tous les 8 jours *Rhus toxicodendron* 5 CH : 3 granules 3 fois par jour
Tendinite	**Traitement de base ou d'accompagnement** *Arnica montana* 5 CH + *Rhus toxicodendron* 5 CH : 3 granules 3 fois par jour
Tennis elbow	Cf. Épicondylite
Tension artériele	Cf. Hypertension ; Hypotension
Testicules (troubles des)	Cf. Orchite **Traitement d'accompagnement** 3 granules 3 fois par jour selon les troubles :
• douleur dans le testicule droit	*Aurum metallicum* 4 CH
• gonflement de la bourse droite	*Clematis erecta* 4 CH
• testicules gros et durs	*Conium maculatum* 4 CH
• douleurs dans le cordon	*Rhododendron chrysanthum* 4 CH
• démangeaisons des bourses	*Croton tiglium* 4 CH
Tétanie	Cf. Spasmophilie

TROUBLES / MALADIES	TRAITEMENTS
Tétanos	**Pas de traitement homéopathique spécifique**
Tête (mal de)	Cf. Céphalée ; Migraine
Thyroïde (troubles de la glande)	Cf. Basedow (maladie de) ; Myxœdème
Torticolis • dans tous les cas	**Traitement de base** *Lachnantes tinctoria* 4 CH : 3 granules toutes les 3 heures + 3 granules 3 fois par jour selon les conditions de survenue du torticolis :
• à la suite d'un froid humide	*Dulcamara* 4 CH
• à la suite d'un choc ou d'un effort	*Arnica montana* 4 CH
Tour de rein	Cf. Lumbago
Toux	**Traitement de base ou d'accompagnement** 3 granules 3 fois par jour selon les troubles :
• après une colère	*Chamomilla vulgaris* 5 CH
• après une émotion	*Ignatia amara* 5 CH
• après une infestation par des vers	*Cina maritima* 5 CH
• en avalant	*Bromum* 5 CH
• en riant	*Stannum metallicum* 5 CH
• par quintes	*Corallium rubrum* 5 CH
• rebelle	*Drosera rotundifolia* 5 CH
• suffocante	*Cuprum metallicum* 5 CH
• avec nausées	*Ipecacuanha* 5 CH
• sèche	*Belladonna* 4 CH
• d'irritation	*Bryonia alba* 4 CH
• grasse avec expectoration de crachats	*Kalium bichromicum* 4 CH
Trac	Cf. Angoisse et anxiété ; Stress
• avant un examen	**Traitement de base** *Passiflora incarnata composé* : 10 gouttes 3 fois par jour pendant les 3 jours qui précèdent l'examen + 3 granules 3 fois par jour, avant l'épreuve, selon les troubles :
• état de fébrilité, d'impatience	*Argentum nitricum* 4 CH

TROUBLES / MALADIES	TRAITEMENTS
• tremblement, avec ou sans abrutissement	*Gelsemium sempervirens* 4 CH
• boule dans la gorge	*Ignatia amara* 4 CH
• diarrhée émotive	*Argentum nitricum* 4 CH + *Gelsemium sempervirens* 4 CH
• envie constante d'uriner	*Ignatia amara* 4 CH + *Gelsemium sempervirens* 4 CH
Transpiration excessive	**Traitement de base** 3 granules 3 fois par jour selon les troubles :
• pendant la nuit	*Mercurius solubilis* 5 CH
• pendant une convalescence	*China officinalis* 5 CH
• au moindre effort	*China officinalis* 5 CH
• après les repas	*Natrum muriaticum* 5 CH
• avec de la fièvre	*Mercurius solubilis* 5 CH
• des mains et des pieds	*Silicea* 5 CH
• des aisselles	*Sepia officinalis* 5 CH
• pendant les règles	*Veratrum album* 5 CH
• à la ménopause	*Pilocarpus jaborandi* 5 CH
• sueurs froides	*Nicotiana tabacum* 5 CH
• sueurs chaudes	*Belladonna* 5 CH
• enfant transpirant de la tête	*Calcarea carbonica* 5 CH
Traumatisme	**Traitement de base ou d'accompagnement** 3 granules 3 fois par jour selon les troubles :
• choc sans possibilité de précision	*Arnica montana* 4 CH
• choc sur la tête sans perte de connaissance	*Natrum sulfuricum* 4 CH
• choc sur les seins	*Bellis perennis* 4 CH
• choc sur le coccyx	*Arnica montana* 4 CH
Triglycérides	Cf. Athérosclérose
Ulcère gastroduodénal	**Traitement d'accompagnement** 3 granules 3 fois par jour selon les troubles :
• douleurs apparaissant et disparaissant brutalement	*Cuprum* 4 CH

TROUBLES / MALADIES	TRAITEMENTS
• douleurs améliorées par la chaleur	*Magnesia phosphorica* 4 CH
• douleurs après les repas	*Nux vomica* 4 CH
Ulcère variqueux	**Traitement d'accompagnement** *Hamamelis composé* : 10 gouttes par jour + *Arsenicum album* 5 CH + *Nitricum acidum* 4 CH : 3 granules 3 fois par jour
• si douleurs	*Hypericum perforatum* 4 CH + *Kalmia latifolia* 4 CH : 3 granules 3 fois par jour
Urticaire	Cf. Allergie **Traitement de base ou d'accompagnement**
• dans tous les cas, dès la survenue de l'urticaire	*Poumon histamine* 30 CH : 1 dose + 3 granules 3 fois par jour selon le facteur déclenchant :
• viande	*Antimonium crudum* 5 CH
• beurre	*Pulsatilla* 5 CH
• choux	*Lycopodium clavatum* 5 CH
• fruits	*Veratrum album* 5 CH
• fraises	*Fragaria vesca* 5 CH
• œufs	*Sulfur* 5 CH
• vin	*Antimonium crudum* 5 CH
• contact avec de l'eau	*Urtica urens* 5 CH
Utérus (troubles de l')	**Traitement d'accompagnement** 3 granules 3 fois par jour selon les troubles :
• fibrome (dans tous les cas)	*Fraxinus americana* 5 CH
• fibrome saignant au moment des règles	*China officinalis* 5 CH
• impression de sentir l'utérus	*Helonias dioïca* 5 CH
• sensation de pesanteur de l'utérus	*Sepia officinalis* 9 CH
• prolapsus	*Sepia officinalis* 9 CH
Varice	**Traitement de base ou d'accompagnement** *Hamamelis composé* : 10 gouttes 3 fois par jour
Verrue	**Traitement de base** *Nitricum acidum* 5 CH + *Thuya occidentalis* 5 CH : 3 granules 3 fois par jour + 3 granules 3 fois par jour selon la localisation :
• sur le visage	*Causticum* 5 CH

TROUBLES / MALADIES	TRAITEMENTS
• sur le dos des mains	*Ruta graveolens* 5 CH
• sur la paume	*Anacardium orientale* 5 CH
• sur les doigts	*Causticum* 5 CH
• dans la région génitale	*Thuya occidentalis* 5 CH
• sur la plante des pieds	*Antimonium crudum* 5 CH
Vers (infestation par des)	**Traitement d'accompagnement** *Cina maritima* 4 CH : 3 granules 3 fois par jour
• si démangeaisons à l'anus	*Teucrium marum* 4 CH : 3 granules 3 fois par jour
Vertige	Cf. aussi Menière (maladie de) **Traitement de base ou d'accompagnement** 3 granules toutes les 15 minutes selon les troubles :
• après des excès alimentaires	*Nux vomica* 5 CH
• après avoir trop fumé	*Nicotiana tabacum* 5 CH
• en position couchée	*Conium maculatum* 5 CH
• en se levant	*Bryonia alba* 5 CH
• en tournant la tête	*Colocynthis* 5 CH
• en fermant les yeux	*Theridion* 5 CH
• dû à une fringale	*Iodum* 5 CH
Vésicule biliaire (douleurs de la)	Cf. Calcul de la vésicule biliaire **Traitement de base ou d'accompagnement** *Chelidonium majus* 4 CH + *Magnesia phosphorica* 4 CH : 3 granules 3 à 6 fois par jour
Vision (troubles de la)	**Pas de traitement homéopathique spécifique**
Yeux (problèmes aux)	Cf. Blépharite ; Chalazion ; Conjonctivite ; Orgelet ; Paupières (troubles des) ; Ptôsis ; Vision (troubles de la)
Zona • pendant l'éruption	**Traitement de base ou d'accompagnement** Vaccinotoxinum 15 CH : 1 dose dès que possible + *Mezereum* 5 CH + *Rhus toxicodendron* 5 CH : 3 granules 3 fois par jour + *Ranunculus bulbosus* 5 CH : 2 fois par jour
• après l'éruption, en cas de douleurs résiduelles	*Mezereum* 9 CH : 3 granules 3 fois par jour
• en cas de douleurs de type décharge électrique	*Hypericum perforatum* 9 CH : 3 granules 3 fois par jour

3

Les remèdes homéopathiques de A à Z

Depuis l'apparition de l'homéopathie, à la fin du XVIIIe siècle, des centaines de substances ont été expérimentées dans le cadre des pathogénésies, ces études décrivant l'ensemble des signes et symptômes apparaissant chez une personne saine après absorption d'une substance préparée selon les principes de Hahnemann. Ces observations ont été regroupées dans les Matières médicales homéopathiques, des recueils qu'utilisent quotidiennement les médecins homéopathes.

Vous découvrirez ici, d'une part, 16 profils homéopathiques parmi les plus caractéristiques et les plus courants, d'autre part, 211 remèdes très fréquemment employés, en particulier dans le cadre de l'automédication. Non seulement vous connaîtrez mieux les remèdes qui vous ont été prescrits mais vous pourrez également mieux choisir ceux qui vous sont conseillés, dans la deuxième partie de cet ouvrage, pour soigner des affections courantes et bénignes.

Pour chacun des remèdes décrits, qu'il soit d'origine végétale, minérale ou animale, vous trouverez :

- le nom latin
- le ou les noms communs
- les informations générales - famille, ordre ou classe, habitat, description physique et principes actifs utilisés...
- les caractéristiques des symptômes que présente le patient qui peut être traité par ce remède (facteurs d'amélioration ou d'aggravation, latéralité...)
- les principales utilisations en homéopathie
- les autres utilisations, notamment en phytothérapie et en médecine traditionnelle.

Dans le cadre des traitements proposés dans cet ouvrage ou d'une prescription médicale, il est possible qu'un remède soit indiqué pour une fonction spécifique, laquelle ne concordera pas nécessairement avec la description synthétique qui en est donnée ici. Cette divergence apparente n'est que l'expression d'une connaissance approfondie, qui relève de l'art et de la pratique du médecin homéopathe...

Les profils homéopathiques

Les portraits qui suivent ont été élaborés à chaque fois à partir d'un seul et unique remède, fréquemment prescrit dans la thérapeutique homéopathique. À celui-ci correspond un certain nombre de symptômes caractéristiques qui, regroupés, permettent de dresser un « profil ». Bien évidemment, la réalité est plus complexe ; chaque individu est unique et ne peut se réduire à des traits aussi volontairement outranciers. Néanmoins, ceux-ci ont l'avantage de mettre l'accent, de façon humoristique, sur tous les petits maux et désagréments de la vie quotidienne que l'automédication peut soulager.

ARGENTUM NITRICUM

Toujours pressé, il se voit constamment en retard !

Avant même que le réveil n'ait sonné, *Argentum nitricum* est déjà sur le pied de guerre ! Tenaillé par l'anxiété de ne pouvoir respecter son emploi du temps de la journée, il bondit hors du lit, expédie sa toilette et avale son petit déjeuner à la hâte. Il finit de s'habiller dans la rue, tout en slalomant à grandes enjambées pour éviter la foule qui se presse. Pas question d'être retardé ! L'œil rivé sur sa montre, il se rue dans son bureau, évitant l'ascenseur dont il a horreur, commence plusieurs choses à la fois, presse ses collègues... Parfois, son impression de devenir fou est si forte qu'il éprouve le besoin d'exprimer son mal-être, sa claustrophobie, sa peur des espaces vides à quelqu'un. Mais bien vite, la conversation tourne court, il y a tant d'autres affaires plus urgentes !

Souvent, il a les jambes qui flageolent, il se plaint d'une vive douleur à la gorge comme si une écharde y était plantée ou, en fin de journée, il souffre d'une migraine récurrente, qu'il soulage en serrant fortement sa tête. Pas question de céder à son goût irrésistible pour les douceurs et sucreries : des ballonnements et une diarrhée verte, abondante et fétide seraient vite là pour le rappeler à l'ordre. Quant à sa vie sexuelle, elle ne contribue pas vraiment à son épanouissement : les rapports sont plutôt rares et souvent malheureusement douloureux. Après une journée épuisante pour lui et son entourage, il sombre dans un sommeil agité, peuplé de serpents et entrecoupé de réveils anxieux...

ARNICA MONTANA

Courbatu mais toujours solide au poste !

Depuis 3 heures du matin, *Arnica montana* se retournait en tous sens, cherchant en vain une position moins inconfortable. Non sans une certaine satisfaction, il quitte enfin son lit. Mais aussitôt levé, il porte la main à son cœur, saisi par une sensation d'oppression. Tout endolori, il se dirige vers la salle de bains en maugréant, tandis que des renvois fréquents d'œufs pourris l'incitent à faire l'impasse sur son petit déjeuner. Peu volubile, il limite la conversation avec ses proches, et se rend au travail avec plaisir... mais surtout que personne ne s'avise de le déranger, de lui parler, de le toucher : il a horreur de ça, car il a toujours mal partout !

La journée terminée, il rentre dîner d'humeur morose. Si, par malheur, des amis en veine de conversation l'entraînent à boire quelques verres de vin ou d'alcool, sa nuit s'en trouve animée de gaz malodorants et de selles impératives ! Sa vie sexuelle est handicapée par des courbatures... ce qui n'est rien en regard des règles douloureuses, du calvaire de la grossesse ou de la ménopause que connaît son semblable féminin !

ARSENICUM ALBUM

Agité, angoissé, il a peur de la mort !

Il arrive qu'*Arsenicum album* aille bien le matin, mais c'est rare ! Il se réveille brusquement, après une nuit agitée, entrecoupée de cauchemars, étreint par une angoisse terrible comme s'il allait mourir. Inutile de lui présenter ses remèdes au petit déjeuner : il refuse obstinément de les prendre, convaincu que sa maladie est incurable, qu'il est condamné. Pour preuve, il n'y a qu'à voir sa peau qui s'écaille, notamment l'hiver, et dont l'état ne fait qu'empirer si par malheur il se gratte !

Le voici plongé dans son travail, tenaillé par un perfectionnisme qui ne lui vaut pas que des amitiés, à vérifier trente-six fois la même chose, à s'assurer avant tout déplacement qu'il a bien fermé le gaz, bien rangé la clef du coffre... car, n'est-ce pas, il suffirait d'un voleur et ce serait la ruine ! Hypocondriaque pour lui-même et pour les autres, il se culpabilise sans cesse.

Il a soif de petites quantités d'eau glacée, mais la vue et l'odeur des aliments l'écœurent. Une diarrhée accompagnée de vomissements est son lot, surtout quand il mange froid ou se laisse aller à boire un petit verre de vin ou d'alcool. Son semblable féminin, elle, doit affronter de surcroît des règles en avance, abondantes et irritantes, qui cèdent la place à des pertes acides, brûlantes et putrides. Heureusement, les périodes où tout va bien viennent apporter un peu de réconfort !

CALCAREA CARBONICA

Lymphatique et anxieux, il est rond et travailleur !

Tout petit, *Calcarea carbonica* s'était fait remarqué par sa grosse tête et son gros ventre, il avait marché tard et transpirait de la tête. Depuis, il a grandi, mais il continue de transpirer abondamment, se réveillant chaque matin sur un oreiller trempé de sueur. Il se lève en toussant et crachant, met du temps à faire sa toilette, avant de s'installer devant un copieux petit déjeuner, car il meurt de faim : un œuf fait son bonheur, mais gare à la moindre goutte de lait, il en serait malade !

Il travaille lentement, avec application, obstination, exécutant ce qu'il a fini par comprendre. Il est vrai que l'effort mental le fatigue et qu'il préfère se réfugier dans une activité plus manuelle.

Méfiant de nature, il craint les railleries et les moqueries, redoute de perdre sa maison, ses petites affaires, et par-dessus tout de connaître la ruine !

Gêné pour respirer par les volumineux ganglions qu'il a au niveau du cou, il préfère s'abstenir de tout effort physique. Ses dents sont mal venues, la perspective d'un bain le fait fuir, et la sexualité aggrave son cas ; chez son semblable féminin, les règles sont en avance, trop longues, trop abondantes, instables car l'eau froide les arrête.

Il ne lui reste plus qu'à se coucher, chaudement vêtu par crainte du froid. Les mains croisées derrière la tête, il est prêt pour aborder une nuit peuplée de mauvais rêves.

IGNATIA AMARA

Contradictoire et paradoxal, il est d'humeur constamment changeante !

C'est à n'y rien comprendre ! Un beau matin *Ignatia amara* se lève épuisé après avoir dormi 8 ou 9 heures d'affilée, et le lendemain, le voilà frais et dispos après avoir fait la fête jusqu'à une heure très avancée de la nuit. Lui qui se contente habituellement d'une tasse de thé au lait et de croissants décrète soudainement qu'il ne peut avaler que du chocolat et des tartines beurrées. Il meurt de faim, mais ne sait pas pourquoi !

Au travail, il se réconcilie avec un collègue, son ennemi d'hier, ignorant en revanche le salut de son meilleur ami. Alors qu'il affectionnait la zone non-fumeurs des restaurants, il attaque avec jubilation, après un copieux dessert, un havane ! À la moindre émotion, il s'étouffe, sentant un corps étranger monter de son estomac vers son larynx. Bref, c'est un être insupportable, dont la vie sexuelle est à l'aune du reste : tantôt épanouissante et volcanique, tantôt triste et desséchée !

Le soir venu, si tout va bien, un sommeil apaisant viendra couronner une bonne journée ; mais gare si tout va mal : la nuit risque d'être agitée !

LACHESIS MUTUS

Bavard sans mesure, il est jaloux sans raison !

Son sommeil est agité, peuplé de rêves de mort, et *Lachesis mutus* se sent toujours plus mal après avoir dormi ! Mais sitôt en état, il s'anime, abordant ses sujets favoris : les anges, les forces supérieures, les saints qui guident sa vie.

Le col largement ouvert, le pantalon ou la jupe tenus par des bretelles car il ne supporte rien qui puisse le serrer, il vaque à ses affaires toujours parlant et gesticulant. La gauche ne lui convient pas, elle est le lieu de tous ses troubles : mal de tête, angines, mal au ventre, mal au pied...

Après un repas, il éprouve une sensation de lourdeur, un pavé dans l'estomac ; son abdomen gonfle, l'incitant à défaire son vêtement, à ouvrir sa chemise ; différentes tentatives pour roter échouent, le poussant finalement à se présenter à la selle. En vain, son anus lui semble fermé... ce qui n'est pas totalement faux, puisqu'il est occupé par de volumineuses hémorroïdes ! Quant à son semblable féminin, elle ne connaît quelque répit que pendant et après ses règles... et seulement jusqu'à la ménopause !

Ce n'est que lorsqu'il n'a plus personne à qui parler qu'il se résout enfin à aller au lit !

LYCOPODIUM CLAVATUM

Autoritaire et grand conseilleur, sa confusion nuit à sa crédibilité !

Levé de méchante humeur comme chaque matin, *Lycopodium clavatum* se sent pris de vertige. Un petit déjeuner léger apaise sa faim vorace car il lui en faut peu pour être vite rassasié. Par malheur les ballonnements ne tardent pas à se manifester ; mal dégagé par des rots pénibles, il lui arrive assez fréquemment de vomir, mais son abdomen n'en émet pas moins des bruits indiscrets et ses nombreux gaz s'accompagnent de borborygmes.

Dans la journée, il pontifie, mais son discours véhément, souvent colérique et fréquemment émaillé de trous de mémoire, d'inversions de syllabes, de difficultés d'expression, contraste avec le sérieux et la philosophie de ses propos.

De teint jaunâtre, il ressemble à un enfant rêveur. Il a horreur des gens mais n'aime pas rester seul ! Chez lui, tous les ennuis viennent de la droite : angine, narine bouchée... et son foie le gêne ! Quant à sa vie sexuelle, elle est problématique quand il est jeune, inexistante lorsqu'il vieillit ; pourtant, ce n'est pas faute d'y penser !

MERCURIUS SOLUBILIS

Instable dans son comportement, il peut construire autant que détruire !

Mercurius solubilis quitte son lit avec joie, délivré d'un sommeil agité peuplé de rêves terrifiants. Lors de sa toilette, il lui faut porter un soin attentif à sa cavité buccale : une haleine fétide et une grosse langue chargée d'un enduit jaunâtre gardant l'empreinte de ses dents déchaussées aux gencives saignantes l'imposent... à défaut de réduire la salivation exagérée dont il est victime et qui le condamne à baver !

Au travail comme à la maison, cet être dictatorial, violent, méfiant, agressif, paranoïaque, persuadé que personne ne l'aime – et c'est souvent la vérité – est difficile à vivre ! Tantôt courageux, tantôt fainéant, il construit ou détruit au gré de son humeur immaîtrisable.

D'appétit paradoxal, il ingurgite volontiers laitages, beurre, sucreries, ce qu'il a le plus grand mal à digérer et qui le conduit à émettre des selles liquides, verdâtres ; il vit ainsi avec l'impression de n'avoir jamais vidé son intestin. Il urine peu, fréquemment mais difficilement, il transpire constamment d'une sueur visqueuse et malodorante, et sa peau le démange avec intensité. Son semblable féminin, elle, est affligée de pertes blanches continuelles, brûlantes et irritantes, source de démangeaisons intenses, que le contact de l'eau froide aggrave.

Fréquemment sujet à une certaine somnolence dans la journée, il finit par s'endormir, avec quelque difficulté, en transpirant.

NATRUM MURIATICUM

Déprimé, il ne supporte pas la consolation et se réconforte en mangeant du sel !

À 5 heures du matin, *Natrum muriaticum* se lève pour apaiser la fringale qui lui taraude l'estomac ; mais attention pas de lait, sinon la diarrhée est garantie ! De 10 à 11 heures, a lieu la séance des éternuements, en raison d'un coryza chronique ! Mis à part cela, il ne fait aucun bruit et entend bien que les autres en fassent de même. La musique l'ennuie, le bruit l'insupporte et la chaleur le fatigue. Discrètement et mélancoliquement, il vaque à ses occupations tout le long du jour. Et si quelqu'un s'avise de lui « remonter le moral », il prend la fuite, préférant plutôt ruminer son triste passé.

Peu armé pour affronter les contrariétés de la vie, les travaux de l'esprit lui sont pénibles et lui occasionnent de forts maux de tête. En dépit d'une alimentation correcte, bien relevée en sel, et d'une grande consommation d'eau froide, la constipation le guette avec des selles sèches et dures !

Le soir, un lumbago chronique le pousse à s'aliter dans une chambre fraîche car la chaleur le dérange. Il s'endort, non sans avoir au préalable vérifié qu'aucun voleur n'était caché sous le lit ou dans le placard !

NUX VOMICA

Congestif et colérique, l'hypertension le guette !

Le réveil qui vient de sonner, le jour qui filtre par les rideaux mal tirés, et voici *Nux vomica* d'humeur massacrante ! Lui qui ne supporte ni le bruit ni la lumière vive et encore moins les odeurs de parfums ne pouvait plus mal commencer la journée ! Nauséeux, il se lève en éternuant, puis se dirige vers la salle de bains pour y brosser ses gencives enflées et douloureuses ainsi que sa langue à demi recouverte d'un enduit blanc jaunâtre.

Son petit déjeuner passe mal en raison d'un estomac distendu, d'autant plus sensible que les excès destinés à compenser la fatigue et le surmenage ne manquent pas ! Hyperactif, sa carrière est souvent une réussite. Son dynamisme est apprécié, son autorité n'est pas contestée, il a un sens aigu du devoir et de la justice, il aime les situations tranchées et claires. Mais sans cesse sur la brèche, il abuse des stimulants ; congestif et souvent hypertendu, il ne supporte pas la moindre contrariété, s'emportant et brisant ceux qui le gênent !

Il en paye la rançon avec un appareil digestif fragile, une constipation chronique avec des besoins urgents et inefficaces, des hémorroïdes internes douloureuses, tandis que son semblable féminin connaît des règles en avance, peu abondantes, traînantes et irrégulières.

Et côté vie sexuelle, ce n'est pas la gloire : elle s'avère souvent bien en deçà de ses souhaits... quand elle n'est pas entravée par un lumbago lors du coït !

PHOSPHORUS

Brillant d'abord, éteint ensuite, il vit comme brûle le phosphore !

S'il ne s'est pas livré à des activités somnambuliques ou s'il ne s'est pas levé pour prendre un petit en-cas, *Phosphorus* s'éveille de bonne humeur. Il montre un excellent appétit, apprécie les aliments salés et épicés qu'il arrose de grandes quantités d'eau froide. L'estomac tenaillé par une faim vorace, il n'est pas rare de le voir s'alimenter plusieurs fois de suite à quelques heures d'intervalles, quitte à en avoir des régurgitations.

Son ascension professionnelle, brillante et rapide au début, se ralentit très vite, car sa résistance diminue et il s'épuise ! Très social, il est recherché comme collaborateur et ami. Imaginatif, il est sensible aux arts et à l'esthétique.

Doté d'un appareil respiratoire fragile, il est contraint de se prémunir contre les affections pulmonaires et, l'âge venant, de se méfier de son appareil digestif, qui se délabre !

Chaque soir, cet être anxieux et oppressé se couche du côté droit, condition *sine qua non* pour lui pour passer une bonne nuit !

PULSATILLA

Douce, timide et fleur bleue, son humeur est changeante !

Après une nuit agitée, *Pulsatilla* s'éveille péniblement, fatigué, rempli d'appréhension et de craintes. Souvent un vertige l'oblige à se recoucher un petit moment. La bouche sèche et amère, il prend son petit déjeuner froid, ne supportant ni aliments ni boissons chauds.

Au travail, tout le monde l'apprécie car il aime les contacts, parler, échanger ses impressions... Mais son activité professionnelle est parasitée par un caractère distrait, irrésolu et des idées morbides auxquels vient s'ajouter un manque de ténacité. Il est vrai qu'un rien l'effraie, un rien le console, et qu'il passe rapidement du rire aux larmes !

Du fait de sa mauvaise circulation veineuse, il supporte mal la chaleur et préfère l'air frais. À table, il affectionne les œufs, les harengs et dénigre les aliments gras, mais 1 heure après le repas, il doit desserrer ses vêtements car il est ballonné. Ses selles ne sont jamais identiques, ni en consistance ni en couleur ; son semblable féminin a des règles tardives, peu abondantes, courtes et de sang noir. Quant à sa vie sexuelle, elle est contrariée par une peur excessive du sexe opposé, qui le pousse à un célibat pas toujours volontaire !

Le soir, il s'endort rarement avant minuit car il souffre de solitude, s'imagine être abandonné du monde et craint le noir !

SEPIA OFFICINALIS

Triste et indifférent, c'est un être solitaire !

Sepia officinalis s'éveille nauséeux, mais son petit déjeuner (sans lait) le rend d'attaque. Indifférent à ses affaires et à sa famille, il fuit le monde et le monde le fuit ! Son plus grand désir : rester seul ! Si d'aventure quelqu'un fait preuve d'une quelconque marque d'intérêt à son égard, il lui répond à peine. Toutefois, si par chance extraordinaire, il parvient à s'intéresser, le voilà tout différent (même s'il refuse d'en convenir !).

Sa grande susceptibilité l'incite à se fâcher d'abord contre les autres avant de s'en prendre à lui-même ; mais comme il est rempli de contradictions, quoi qu'il en dise, il s'en veut plus qu'aux autres. C'est un être triste et malheureux, pour qui le passé est mort, le présent noir, et l'avenir inexistant ! Et comment ne pas être de son avis à voir ses cheveux tombants, ses paupières qui se ferment, ses dents qui le font souffrir, les taches jaunâtres qu'il arbore sur le dos, les épaules, le ventre, voire à cheval sur le nez...

La sensation de faim peut le tarauder même s'il a mangé, l'ingestion d'aliments entraînant alors des ballonnements, lesquels l'entraînent précipitamment vers la selle, avec la sensation d'avoir le rectum plein, tandis que la pression ressentie au niveau de la vessie induit un impérieux besoin d'uriner.

Conséquemment sa vie sexuelle s'en trouve handicapée : il développe des écoulements urétraux, tandis que son semblable féminin connaît des douleurs vaginales.

Avec le soir, il est saisi par l'angoisse et son cortège de peurs et d'inquiétudes. Insomniaque (il a somnolé dans la journée), il finit par s'endormir mais se réveille à plusieurs reprises dans la nuit en poussant des cris !

SILICEA

Déminéralisé et timide, sa ténacité compense sa fragilité !

Enfant, *Silicea* se levait fatigué en raison de ses nuits peuplées de nombreux rêves et d'activités somnambuliques. Timide, anxieux, craintif, il fuyait dès qu'on l'approchait et se cachait quand on lui parlait. Cet enfant à la silhouette maigre, qui s'était mis a marché tard, présentait souvent des signes de rachitisme et transpirait abondamment.

Devenu adulte, sa situation ne s'est guère améliorée, et s'il a réussi à s'intégrer socialement, il présente toujours une grande fatigabilité, un manque de résistance et d'énergie. Souvent hypersensible, il se protège en s'organisant une vie calme et régulière à l'abri des à-coups et des aléas. Sa discrétion et son effacement dans le travail cachent en réalité une ténacité qui lui permet de se réaliser.

La déminéralisation dont il peut être atteint se traduit souvent par des déformations osseuses au niveau des jambes, ou du thorax qui a alors la forme d'un entonnoir. Ses membres sont faibles, il est sujet aux crampes et souffre de la voûte plantaire. Victime d'une transpiration abondante des pieds, il dégage une odeur intolérable.

Il trouve consolation dans les crèmes glacées et les aliments gras, délaissant les aliments chauds et le lait, qui le fait vomir et lui donne la diarrhée. Plutôt constipé, il est sujet à des selles qui sortent et rentrent dans le rectum. Son semblable féminin, elle, subit des règles abondantes, avec une sensation de froid glacé qui se propage dans tout le corps.

Il est vrai qu'il ne supporte pas le froid ! Alors, juste avant de se coucher, il s'enveloppe chaudement la tête pour passer une bonne nuit.

STAPHYSAGRIA

Agressif et jaloux, son hypersensibilité le perdra !

Après une nuit d'insomnie peuplée de combats et de sexe, *Staphysagria* se lève épuisé ! Au petit déjeuner, il est d'humeur bourrue et maussade, et tente d'apaiser par des aliments consistants (riz sucré, viande, charcuteries), toujours arrosés d'un verre de lait froid, une faim féroce et insatiable. Il ressemble à un ogre aux dents noires et cariées, dont l'estomac n'est jamais assez rempli !

Ses rapports avec les autres ne sont pas toujours aisés : de caractère ombrageux et impulsif, il est doté d'une susceptibilité maladive et d'une jalousie extrême, qui peut être conjugale mais aussi professionnelle, sociale ou le fruit de son imagination. Il se met en colère pour un rien, ce qui ne le soulage pas mais au contraire aggrave son cas.

Atteint de démangeaisons violentes, il ne peut s'empêcher de se gratter ; s'il parvient à les calmer, il peut être certain qu'elles vont se manifester à un autre endroit du corps.

Sa vie sexuelle est riche et multiple ; il pratique, à tort, l'onanisme (masturbation), qui ne fait qu'aggraver ses troubles. Mais ces excès sexuels, qui font suite à des idées obsédantes, ne sont que le prélude d'une impuissance qui le guette !

SULFUR

Le philosophe déguenillé au pied brûlant !

Malgré une mauvaise nuit, animée vers 5 heures du matin par une diarrhée aiguë, *Sulfur* se lève à regret car il sait que le repos du matin lui serait bénéfique ! Avant tout, il commence par boire : il a en effet les lèvres sèches et un goût amer dans la bouche. Après un petit déjeuner bien sucré, il se met en route vêtu de la façon la plus fantaisiste qui soit, l'esprit bien trop occupé par de grandes théories philosophico-scientifiques. Il part changer le monde, équipé d'une chaussure noire et d'une chaussure rouge, la braguette ouverte, en ayant oublié de se brosser les dents et de se coiffer.

Excessif en tout, il est persuadé d'être le détenteur des réponses aux grands mystères, et si par malheur il doit subir un échec alors il n'est plus qu'un incapable, un moins que rien !

Sa vision du monde, en général, suit le même mouvement : tout est merveilleux ou tout est catastrophique !

Victime d'un coup de pompe à 11 heures du matin, il prend un encas. S'il affectionne les sucreries, les aliments gras, épicés, l'alcool et en particulier la bière, il déteste la viande, le pain et les fraises. Mais attention, pas question pour lui de se laisser aller à des excès de table : ses intestins, son foie et ses hémorroïdes rouges et saignantes auraient vite fait de le rappeler à l'ordre !

Ses souffrances sont alternantes, l'une succédant à l'autre. Sa peau est brûlante, et il éprouve un besoin d'air frais. Il déteste l'eau et se lave peu ! Les vertiges sont son lot quotidien. Et son sommeil est loin d'être reposant, car il lui faut trouver un endroit frais qui apaiserait les brûlures intenses qu'il ressent aux pieds. Une idée : dormir les pieds hors du lit !

Les remèdes de A à Z

Abies nigra

Nom commun : sapin noir

Autres noms : épicéa marial, *Picea nigra, Picea mariana*

Famille : Pinacées

Habitat : Amérique du Nord, dans les zones les plus élevées du centre du continent, notamment dans les forêts des régions montagneuses

Description : C'est un arbre de forme pyramidale, de 12 à 25 mètres de haut, dont les feuilles courtes et rigides sont vert foncé et les cônes, ovales, brun-rouge. On emploie les jeunes rameaux pour l'usage médical.

Usage homéopathique : troubles respiratoires, cardiaques et gastriques accompagnés d'une sensation de corps étranger dans la poitrine ou dans l'estomac.

Caractérisation des symptômes

Facteurs d'aggravation : après avoir mangé.

Abrotanum

Nom commun : armoise citronnelle

Autres noms : armoise des jardins, aurône mâle

Famille : Composées

Habitat : originaire d'Asie, s'est répandu en Europe et en Amérique

Description : C'est un semi-arbrisseau aux rameaux couverts de feuilles divisées en segments linéaires. Le sommet de la tige porte des capitules auxiliaires de couleur jaune. Toute la plante dégage un parfum agréable. On récolte pour l'usage médicinal la tige feuillée. Les parties actives sont riches en huiles essentielles, en sucs amers, en tanins et en alcaloïdes.

Usage homéopathique : amaigrissement marqué, surtout des membres inférieurs, associé à des troubles digestifs et à des rhumatismes.

Caractérisation des symptômes

Facteurs d'aggravation : la nuit ; l'air froid.

Facteurs d'amélioration : le mouvement.

Autres utilisations : La médecine populaire l'emploie pour traiter les troubles digestifs, pour stimuler l'appétit, contre les gaz, les diarrhées et les parasites intestinaux. En phytothérapie, la décoction entre dans la préparation de bains et de pansements pour engelures et plaies diverses. Les propriétés odoriférantes de l'armoise peuvent être mises à profit pour purifier l'atmosphère ; par ailleurs, la plante est également utilisée pour chasser les mites.

Acalypha indica

Nom commun : indigotier

Famille : Euphorbiacées

Habitat : Inde

Description : C'est une plante herbacée vivace à feuilles en forme de trèfle, dont la floraison, au printemps, se fait en grappes terminales bleu-violet. La plante entière est utilisée pour l'usage médicinal.

Usage homéopathique : toux sèche et violente la nuit avec parfois des crachements teintés de sang ; diarrhée liquide avec gaz et parfois un peu de sang.

Caractérisation des symptômes

Facteurs d'aggravation : le matin.

Autres utilisations : En phytothérapie, on n'utilise cette plante que sous contrôle médical, en association avec *Echinacea purpurea*, pour soigner les affections virales et les états de fatigue chronique. Par voie externe, l'indigo est employé en gargarisme contre les maux de gorge, en bain de bouche contre les stomatites, en pommade pour traiter les crevasses du sein. Par ailleurs, il est utilisé comme teinture bleue.

Aceticum acidum

Nom commun : acide acétique

Description : C'est un liquide incolore qui, à l'état naturel, se trouve dans la sève des plantes ainsi que dans le sang et la sueur.

Usage homéopathique : affaiblissement progressif associé à un œdème des pieds, une pâleur extrême du visage, des troubles respiratoires et digestifs.

Caractérisation des symptômes

Facteurs d'aggravation : couché sur le dos.

Facteurs d'amélioration : couché sur le ventre.

Achillea millefolium

Nom commun : millefeuille

Autre nom : herbe aux charpentiers

Famille : Composées

Habitat : Europe

Description : C'est une plante vivace dont la tige atteint environ 1 mètre de haut. Les feuilles sont alternes et divisées en « sous-feuilles », d'où le nom de « mille feuilles ». Les fleurs sont blanches, en capitules. La partie active de la plante est composée des fleurs et des feuilles, que l'on fait sécher avant utilisation.

Usage homéopathique : troubles de la coagulation sanguine avec tendance aux saignements rouge vif.

Caractérisation des symptômes

Facteurs d'aggravation : les efforts.

Autres utilisations : En phytothérapie, le millefeuille est utilisé en infusion, en teinture ou en gélules pour améliorer la circulation veineuse et stimuler l'état général.

Aconitum napellus

Nom commun : aconit napel

Autres noms : casque de Jupiter, char de Vénus

Famille : Renonculacées

Habitat : France et Europe centrale dans les régions montagneuses, Sibérie méridionale, Asie, dans les bois ombragés

Description : C'est une plante pérenne aux racines tubéreuses, à la tige dressée et aux feuilles palmées. À la partie supérieure de la tige se forme une grappe de fleurs bleues à la forme caractéristique de casque. Le fruit est une vésicule. Pour l'usage médicinal, on récolte les tubercules latéraux durant la belle saison.

Usage homéopathique : congestion aiguë, violente, entraînant une tension psychique, nerveuse et vasculaire, associée à une agitation physique et mentale et à une anxiété.

Caractérisation des symptômes

Facteurs d'aggravation : le soir ; vers minuit ; après exposition à un vent froid et sec ; en étant couché sur le côté douloureux ; le séjour dans une chambre chaude.

Facteurs d'amélioration : le plein air ; le repos ; après avoir transpiré.

Autres utilisations : L'aconit entre dans la composition de mélanges de plantes contre la douleur (rhumatismes, goutte, sciatique, douleur dentaire), uniquement délivrés sur prescription médicale. C'est également un remède efficace contre les douleurs et les affections provoquées par des refroidissements. À haute dose, l'aconit est un violent poison pour le système nerveux car il contient un alcaloïde toxique, l'aconitine ; les tubercules servent essentiellement à l'obtention de cet alcaloïde, utilisé par l'industrie pharmaceutique.

Actaea racemosa

Nom commun : actée à grappes

Autre nom : cohosh noir

Famille : Renonculacées

Habitat : Amérique du Nord, Canada ; cultivé en Europe

Description : C'est une plante vivace herbacée qui pousse dans les bois et les haies, dans des zones ombragées. On utilise la racine pour l'usage médicinal.

Usage homéopathique : troubles psychologiques (peur de devenir fou) avec logorrhée (parole abondante et incohérente) et, pour les femmes, règles extrêmement douloureuses.

Caractérisation des symptômes

Facteurs d'aggravation : pendant les règles (plus elles sont abondantes, plus les douleurs sont intenses) ; le froid humide ; la nuit.

Facteurs d'amélioration : la chaleur ; en mangeant.

Latéralité : gauche.

Autres utilisations : Traditionnellement utilisée par les Indiens d'Amérique pour traiter les troubles féminins (« racine de squaw »), la plante sert aujourd'hui en phytothérapie en teinture, décoction, comprimés et gélules contre les règles douloureuses, le syndrome prémenstruel et les troubles de la préménopause et de la ménopause. Son usage est déconseillé pendant l'allaitement.

Actaea spicata

Nom commun : actée en épi

Famille : Renonculacées

Habitat : Europe, Asie

Description : Plante vivace herbacée qui pousse dans les bois et les haies, de préférence dans les zones ombragées. Elle présente une floraison blanche en grappe ovoïde.

Usage homéopathique : douleurs dans les petites articulations. Névralgies de la face.

Caractérisation des symptômes

Facteurs d'aggravation : le toucher ; le mouvement ; les changements de température ; la fatigue.

Autres utilisations : En phytothérapie, cette plante est utilisée en décoction, infusion et gélules dans le traitement des arthrites, notamment au moment de la ménopause.

Aesculus hippocastanum

Nom commun : marronnier commun

Autre nom : marronnier d'Inde

Famille : Hippocastanacées

Habitat : originaire d'Asie Mineure, introduit en France au XVe siècle

Description : C'est un arbre haut au bois cassant, aux branches couvertes de feuilles palmées. Ses fleurs sont blanc jaunâtre ; les fruits, capsules épineuses, abritent les graines, ou marrons. Ce sont eux qu'on récolte principalement. Les matières actives qu'ils contiennent agissent sur la résistance des parois veineuses, augmentent la perméabilité des artères coronaires et exercent une action sur la coagulation du sang.

Usage homéopathique : troubles veineux, hémorroïdes et varices.

Caractérisation des symptômes

Facteurs d'aggravation : pendant le sommeil ; après les bains chauds ; le mouvement.

Facteurs d'amélioration : le froid ; l'exercice modéré.

Autres utilisations : La médecine populaire emploie le marron pour traiter les diarrhées persistantes et la dysenterie. En application externe, la décoction de marron d'Inde sert à laver les plaies et les engelures. Le marron entre par ailleurs dans la composition de médicaments traitant les affections cardiaques et circulatoires ; il trouve aussi son application dans les soins des varices et comme expectorant. Enfin, c'est surtout un des meilleurs médicaments antihémorroïdaire par voie générale et par voie locale.

Aethusa cynapium

Nom commun : faux persil

Autre nom : petite ciguë

Famille : Ombellifères

Habitat : France, Europe centrale et du Nord, Orient

Description : C'est une mauvaise herbe haute d'environ 50 centimètres, assez commune, qu'il ne faut pas confondre avec le cerfeuil et le persil ; ses fleurs sont des ombelles blanches, sa tige est souvent rougeâtre à la base, et une odeur désagréable se dégage de ses feuilles lorsqu'on les froisse. Ses sommités fleuries sont employées pour la préparation médicale.

Usage homéopathique : chez l'enfant, troubles digestifs accompagnés d'un abattement survenant rapidement, de vomissements et de diarrhée.

Caractérisation des symptômes

Facteurs d'aggravation : après avoir mangé ou bu ; après les vomissements ; après les selles ; de 3 à 4 h du matin ; la chaleur.

Facteurs d'amélioration : l'exposition au plein air.

Agaricus muscarius

Nom commun : amanite tue-mouches

Autre nom : fausse oronge

Classe : Basidiomycètes

Famille : Agariacées

Habitat : Europe, dans les bois, surtout près des bouleaux, en été et en automne

Description : C'est un champignon vénéneux, à l'odeur nauséabonde, qui porte un chapeau brun à reflets gris couvert de pustules blanches.

Usage homéopathique : mouvements involontaires et spasmodiques des muscles associés à une altération du système nerveux (état survenant au cours de maladies infectieuses ou d'intoxications, par l'alcool par exemple).

Caractérisation des symptômes

Facteurs d'aggravation : le travail mental ; le temps froid ; après l'orage ; l'activité sexuelle.

Facteurs d'amélioration : le soir ; la chaleur du lit.

Allium cepa

Nom commun : oignon

Famille : Liliacées

Habitat : Mésopotamie, Inde, pays méditerranéens ; introduit ensuite dans le nord de l'Europe

Description : C'est une plante vivace au bulbe brun et écailleux, aux feuilles arrondies, dont la hampe porte des fleurs blanchâtres. C'est le bulbe qui présente un intérêt thérapeutique ; il contient des huiles essentielles, des sucres, des vitamines et des minéraux, et se caractérise par sa teneur en composés organiques soufrés (antiseptique végétal) exerçant un net effet antibiotique.

Usage homéopathique : inflammation aiguë des yeux et des voies aériennes supérieures.

Caractérisation des symptômes

Facteurs d'aggravation : le soir ; le séjour dans une chambre chaude.

Facteurs d'amélioration : le plein air ; le séjour dans une chambre froide.

Autres utilisations : À l'état frais, l'oignon soulage les affections des voies respiratoires supérieures et surtout la toux, le rhume, la suppuration des bronches. L'oignon exerce également une action désinfectante sur le système digestif : il agit sur les troubles de l'estomac et des intestins, et chasse les parasites intestinaux. Il a encore des propriétés diurétiques, hypoglycémiques (faisant baisser le taux de sucre dans le sang), et traite les piqûres d'insectes. Par ailleurs, c'est un légume utilisé couramment dans de nombreux plats.

Allium sativum

Nom commun : ail

Famille : Liliacées

Habitat : Europe

Description : C'est une plante pérenne au bulbe composé de gousses, à la tige dressée. Le bulbe présente un intérêt thérapeutique ; il contient une huile essentielle et un composé soufré, l'aliine, qui se décompose sous l'effet de l'air en alliicine ; il contient également une forte proportion d'iode, de sélénium, et des vitamines A, B, C et E.

Usage homéopathique : troubles digestifs et respiratoires chroniques.

Caractérisation des symptômes

Facteurs d'aggravation : les changements de température ; le temps humide et froid ; en lisant à haute voix.

Autres utilisations : L'ail est un fluidifiant sanguin et un hypotenseur puissant ainsi qu'un désinfectant intestinal ; il a également des propriétés antiparasitaires et cholagogues (facilitant l'évacuation de la bile). Il peut par ailleurs être utilisé comme antiseptique et désinfectant en cas de troubles bronchitiques et de grippe ainsi que, localement, pour soulager les piqûres d'insectes. Par ailleurs, il est cultivé comme légume et plante aromatique.

Aloe socotrina

Nom commun : aloès

Famille : Liliacées

Habitat : Asie, Afrique, Amérique du Sud et Europe dans les zones chaudes

Description : C'est une plante grasse, aux feuilles épaisses et charnues armées de longs piquants ; à la floraison, la haute hampe centrale porte des fleurs rouges. Le remède est fait à partir du jus obtenu en pressant les feuilles.

Usage homéopathique : congestion abdominale ; troubles intestinaux.

Caractérisation des symptômes

Facteurs d'aggravation : tôt le matin ; par temps sec et chaud ; après les repas.

Facteurs d'amélioration : par temps froid ; par évacuation des gaz et des selles.

Autres utilisations : L'aloès est traditionnellement utilisé comme purgatif. En raison de son goût amer, sa teinture, appliquée sur les ongles, dissuade de se les ronger.

Alumina

Nom commun : alumine

Description : C'est un oxyde d'aluminium présent dans certaines argiles.

Usage homéopathique : sécheresse de la peau et des muqueuses ; paresse intestinale.

Caractérisation des symptômes

Facteurs d'aggravation : le froid sec.

Facteurs d'amélioration : la chaleur.

Antimonium crudum

Nom commun : antimoine cru

Autre nom : sulfure noir d'antimoine

Description : La préparation est obtenue à partir du trisulfure d'antimoine, ou stibine.

Usage homéopathique : état saburral des voies digestives ; induration de la peau.

Caractérisation des symptômes

Facteurs d'aggravation : l'humidité ; le froid ; après des excès alimentaires ; la nuit au clair de lune.

Facteurs d'amélioration : un bain chaud ; le repos.

Apis mellifica

Nom commun : abeille mellifique

Ordre : Hyménoptères

Famille : Apidés

Description : Pour l'usage médicinal, on utilise l'insecte entier.

Usage homéopathique : inflammations aiguës avec œdèmes rosés accompagnés de douleurs lancinantes et vives.

Caractérisation des symptômes

Facteurs d'aggravation : la chaleur ; le toucher ; la pression.

Facteurs d'amélioration : le plein air ; le frais et le froid.

Latéralité : droite.

Argentum nitricum

Nom commun : nitrate d'argent

Description : C'est un sel d'argent fabriqué à partir d'argent et d'acide nitrique.

Usage homéopathique : altération du système neveux (phobies, peurs) et de l'état général (faiblesse, tremblements, vertiges), associée à une irritation et une congestion des muqueuses digestives, parfois à une ulcération de ces dernières ; fréquemment, association de ces symptômes avec une douleur dans la gorge, comme si un éclat de bois y était planté.

Caractérisation des symptômes

Facteurs d'aggravation : la chaleur ; les aliments froids ; les sucreries.

Facteurs d'amélioration : l'air froid sur le visage ; les bains froids.

Arnica montana

Nom commun : arnica

Autres noms : arnique des montagnes, tabac des Vosges, herbe aux chutes, plantain des Alpes

Famille : Composées

Habitat : France, notamment région montagneuse du Centre, et zone alpestre d'Europe centrale

Description : C'est une vivace rhizomateuse formant une touffe de feuilles. En juin-juillet, de grosses fleurs jaune orangé apparaissent, au bout d'une tige de 50 centimètres de haut. Les fleurs et les rhizomes servent à l'usage médicinal, la récolte des premières s'effectuant en début de floraison, celle des rhizomes, à l'automne.

Usage homéopathique : courbatures et meurtrissures dues ou non à des contusions ; en haute dilution, pour les « contusions de l'âme » (chagrin violent, deuil brutal...).

Caractérisation des symptômes

Facteurs d'aggravation : le moindre contact ; le repos ; le mouvement.

Facteurs d'amélioration : couché tête basse.

Autres utilisations : Depuis toujours l'arnica est employé, uniquement par voie externe (c'est un toxique par voie interne même à faible dose), pour soigner les contusions sans blessure ouverte, principalement sous forme de teinture, obtenue par macération dans de l'alcool de feuilles et de rhizomes. Des pommades et gels à base d'arnica sont également disponibles dans le commerce.

Arsenicum album

Nom commun : arsenic blanc

Description : Corps simple d'apparence métallique, c'est un poison violent.

Usage homéopathique : angoisse avec agitation, douleurs brûlantes, œdèmes, sécrétions profuses et d'odeur nauséabonde ; vomissements violents avec diarrhée importante, épuisante, ulcérant l'anus.

Caractérisation des symptômes

Facteurs d'aggravation : de 1 à 3 h du matin ; le froid ; l'ingestion de quoi que ce soit.

Facteurs d'amélioration : la chaleur.

Arum triphyllum

Nom commun : gouet à trois feuilles

Autre nom : navet indien

Famille : Aracées

Habitat : Virginie (Amérique du Nord)

Description : C'est un plante herbacée vivace, dont on utilise les racines fraîches pour préparer la teinture mère.

Usage homéopathique : états aigus d'agitation et de prostration simultanés (comme au cours de fortes fièvres) avec excoriation des muqueuses nasales et labiales.

Caractérisation des symptômes

Facteurs d'aggravation : le vent d'ouest ; la chaleur.

Facteurs d'amélioration : après le repas.

Latéralité : gauche.

Baryta carbonica

Nom commun : carbonate de baryum

Description : C'est le résultat de la précipitation du chlorure ou du nitrate de baryum en solution de carbonate alcalin.

Usage homéopathique : affaiblissement physique et cérébral ; hypertension artérielle et athérosclérose ; tendance à l'hypertrophie et aux indurations glandulaires et ganglionnaires.

Caractérisation des symptômes

Facteurs d'aggravation : le frais et le froid, même léger ; après avoir mangé.

Facteurs d'amélioration : l'air frais.

Belladonna

Nom commun : belladone

Autre nom : belle-dame

Famille : Solanacées

Habitat : sud et centre de l'Europe ; cultivée pour la pharmacie un peu partout

Description : C'est une plante d'environ 1 mètre de haut, aux fleurs solitaires rouges, à la tige ramifiée ; elle forme une très grosse touffe supportée par une énorme racine conique. Toute la plante est extrêmement toxique. Récoltée à la floraison, elle est utilisée entière.

Usage homéopathique : inflammations aiguës et congestives des muqueuses avec hyperexcitation sensorielle et extrême violence de tous les symptômes.

Caractérisation des symptômes

Facteurs d'aggravation : l'après-midi et dans la soirée ; le froid.

Facteurs d'amélioration : le repos ; le chaud.

Autres utilisations : Les Anciens utilisaient la belladone comme poison, narcotique et, à très petite dose, dans la composition de certains fards pour dilater la pupille et rendre l'œil des « belles dames » (d'où son nom) plus brillants. À faible dose, la belladone est analgésique, antispasmodique et antisecrétoire, suivant les caractéristiques de son alcaloïde principal, l'atropine. Elle est utilisée en particulier pour lutter contre les douleurs des coliques néphrétiques, des coliques hépatiques, pour soigner l'asthme (feuilles sous forme de cigarettes). Enfin, elle est utilisée en ophtalmologie, en collyre (sous la forme synthétique de l'atropine) pour dilater la pupille lors de certains examens.

Bellis perennis

Nom commun : pâquerette vivace

Autre nom : petite marguerite

Famille : Astéracées

Habitat : Europe, Afrique du Nord

Description : Commune dans les prés et les champs, c'est une plante herbacée qui donne au printemps des fleurs capitulées blanches à cœur jaune. Ce sont elles qui sont récoltées et séchées pour l'usage médicinal.

Usage homéopathique : états congestifs des organes pelviens et des seins ; congestion locale consécutive à un traumatisme.

Caractérisation des symptômes

Facteurs d'aggravation : les chocs.

Facteurs d'amélioration : le repos.

Autres utilisations : La pâquerette est utilisée depuis fort longtemps comme vulnéraire (dans la guérison des blessures) pour traiter toutes sortes de traumatismes externes et leurs conséquences internes, y compris psychologiques. Traditionnellement, on recourait aux vertus astringentes et émollientes des capitules floraux contre les inflammations aiguës des muqueuses de l'appareil respiratoire et digestif (catarrhe). La phytothérapie recourt, en usage externe, au cataplasme de fleurs pilées pour traiter les contusions ; en usage interne, à une macération de plantes fraîches dans du vin blanc ou une infusion de fleurs ou une décoction de feuilles vertes pour traiter les catarrhes.

Benzoïcum acidum

Nom commun : acide benzoïque

Description : C'est un corps extrait notamment du benjoin.

Usage homéopathique : atteintes de l'appareil urinaire avec urines brunes et pestilentielles ; arthritisme.

Caractérisation des symptômes

Facteurs d'aggravation : le mouvement ; le plein air.

Facteurs d'amélioration : le repos ; la chaleur.

Berberis vulgaris

Nom commun : épine-vinette

Autre nom : vinettier

Famille : Berbéridacées

Habitat : Europe et Orient, dans les sous-bois, sur les coteaux ensoleillés

Description : C'est un arbuste, aux tiges dressées, aux feuilles ovales et dentées, pourvues d'épines, qui permet de jolies haies. Les fleurs jaunes retombent en petites grappes. Les fruits, baies ovales rouges, constituent la seule partie non vénéneuse de la plante. La préparation s'obtient à partir des racines.

Usage homéopathique : états rhumatismaux ou goutteux s'accompagnant de troubles hépatiques ou urinaires avec douleurs erratiques et irradiantes ; tendance aux coliques néphrétiques.

Caractérisation des symptômes

Facteurs d'aggravation : le mouvement ; la promenade ; les secousses ; en restant debout.

Facteurs d'amélioration : le repos.

Latéralité : gauche.

Autres utilisations : Les propriétés bénéfiques de l'épine-vinette sont traditionnellement connues, en particulier contre les troubles hépatiques. L'écorce séchée et les fruits sont utilisés en pharmacie pour faciliter la digestion. Les fruits récoltés bien mûrs en automne peuvent être consommés frais ou séchés ; ils servent également à la confection d'une boisson rafraîchissante, agréablement et naturellement acidulée.

Bismuthum

Nom commun : bismuth

Description : C'est un métal très cassant, aux reflets rouges, à partir duquel on obtient le nitrate de bismuth, qui sert en homéopathie.

Usage homéopathique : vomissements, diarrhée avec faiblesse et prostration (gastro-entérite aiguë).

Caractérisation des symptômes

Facteurs d'aggravation : en étant seul ; après avoir bu de l'eau.

Facteurs d'amélioration : en bougeant ; penché en arrière.

Borax veneta

Nom commun : borax

Autre nom : borate de soude hydraté

Description : C'est un sel qui existe à l'état naturel au Tibet sous le nom de tincal. Il peut aussi être obtenu à partir de carbonate de soude et d'acide borique.

Usage homéopathique : aphtes, stomatites, irritations de l'appareil digestif.

Caractérisation des symptômes

Facteurs d'aggravation : en se penchant ; le mouvement.

Facteurs d'amélioration : la pression.

Latéralité : droite.

Bothrops lanceolatus

Nom commun : vipère jaune

Autre nom : *Lachesis lanciolatus*

Ordre : Ophidien

Famille : Crotalidés

Description : C'est un serpent américain très venimeux, dont on utilise le venin en homéopathie.

Usage homéopathique : troubles de la coagulation du sang avec tendance aux hémorragies ou aux thromboses.

Caractérisation des symptômes

Latéralité : droite.

Bovista gigantea

Nom commun : vesse-de-loup géante

Autres noms : *Lycoperdon bovista*

Classe : Basidiomycètes

Famille : Lycoperdacées

Habitat : France et Italie, dans les prairies et pâturages

Description : C'est un champignon blanc, globuleux, comestible à l'état jeune. À maturité, il se transforme en un sac brun empli d'une poussière de spores qui crève au moindre contact. La teinture est obtenue par trituration des spores.

Usage homéopathique : hémorragies génitales (règles abondantes la nuit) ; affections de la peau humides et croûteuses comme certaines formes d'eczéma.

Caractérisation des symptômes

Facteurs d'aggravation : le matin ; le temps chaud ; la pleine lune.

Facteurs d'amélioration : penché en avant.

Bromum

Nom commun : brome

Description : C'est un métalloïde liquide très volatil, rouge sombre, d'odeur suffocante.

Usage homéopathique : états inflammatoires aigus avec prostration ; gonflements avec induration des ganglions, surtout à gauche.

Caractérisation des symptômes

Facteurs d'aggravation : après avoir pris froid ; quand il fait chaud ; en entrant dans une pièce chaude (toux).

Facteurs d'amélioration : au bord de la mer ; en promenade en voiture.

Latéralité : gauche.

Bryonia alba

Nom commun : bryone blanche

Autres noms : vigne blanche couleuvrée, navet du diable, colubrine, feu ardent, navet galant

Famille : Cucurbitacées

Habitat : Europe, Orient, Afrique du Nord

Description : C'est une plante pérenne grimpante atteignant jusqu'à 5 mètres de long, qui s'accroche en parasite sur ses voisines grâce à ses nombreuses vrilles. Ses feuilles alternes ressemblent à celles de la vigne mais portent des poils fort rugueux. Elle a de petites fleurs en étoile jaune verdâtre. Ses fruits sont des baies rouge sombre. Toute la plante est toxique. La racine, semblable à un navet et d'odeur fétide, est la seule partie qui sert à l'usage médicinal.

Usage homéopathique : atteintes aiguës des séreuses et des muqueuses ; rhinopharyngites.

Caractérisation des symptômes

Facteurs d'aggravation : le mouvement ; la chaleur ; la nuit.

Facteurs d'amélioration : le repos ; la pression.

Latéralité : droite.

Autres utilisations : La phytothérapie l'utilise en cataplasme contre les rhumatismes et, par voie interne, dans le traitement de certaines affections (maladies virales, hypertension artérielle...). Cette plante étant toxique, elle ne doit pas être utilisée sans avis médical.

Cactus grandilflorus

Nom commun : cactus à grandes fleurs

Autre nom : *Cereus grandiflorus*

Famille : Cactacées

Habitat : désert mexicain

Description : C'est un cactus cierge vivace arborescent, à la tige charnue, développant de 3 à 14 côtes. Les fleurs, grandes et très colorées, donnent des fruits ovoïdes à graines noires. Les fleurs et les jeunes branches récoltées en juillet sont réservées à l'usage médicinal.

Usage homéopathique : traitement des sensations constrictives de la poitrine, par exemple de l'angine de poitrine.

Caractérisation des symptômes

Facteurs d'aggravation : couché sur le côté gauche ; la marche ; la montée des escaliers ; la fin de matinée et d'après-midi.

Facteur d'amélioration : l'air frais.

Calcarea carbonica

Nom commun : carbonate de calcium

Description : C'est un extrait du calcaire des coquilles d'huîtres.

Usage homéopathique : altérations du tissu réticulo-endothétial, état lymphatique ; chez l'enfant, retard de croissance avec tendance à l'obésité.

Caractérisation des symptômes

Facteurs d'aggravation : le temps froid et humide ; la pleine lune.

Facteurs d'amélioration : le temps sec et chaud.

Latéralité : droite.

Calcarea fluorica

Nom commun : fluorure de calcium

Description : Ce sel qui existe à l'état naturel est l'un des composants des os et de l'émail des dents.

Usage homéopathique : altérations et déformations osseuses et ligamentaires ; faiblesse des parois veineuses ; anxiété associée à une crainte maladive de la ruine financière.

Caractérisation des symptômes

Facteurs d'aggravation : le repos ; les changements de temps ; le froid.

Facteurs d'amélioration : la chaleur ; le mouvement.

Calcarea hypophosphatica

Nom commun : hypophosphite de chaux

Description : C'est le résultat de l'action de l'acide hypophorique sur le calcium.

Usage homéopathique : troubles de la croissance de l'enfant ; dénutrition.

Calcarea phosphorica

Nom commun : phosphate de chaux

Description : Ce sel qui existe à l'état naturel est l'un des composants des os.

Usage homéopathique : troubles de la croissance avec tendance au rachitisme ; consolidation après fracture.

Caractérisation des symptômes

Facteurs d'aggravation : le temps froid et humide ; la fonte des neiges ; le vent d'ouest.

Facteurs d'amélioration : le temps chaud et sec, en été.

Calcarea sulfurica

Nom commun : sulfure de calcium

Description : C'est du plâtre, provenant du sulfate de calcium, ou du gypse.

Usage homéopathique : suppuration chronique ; plaies traînantes qui ne guérissent pas.

Caractérisation des symptômes

Facteurs d'aggravation : le changement de temps.

Facteurs d'amélioration : le plein air.

Calendula officinalis

Nom commun : souci

Autre nom : fleur de tous les mois

Famille : Composées

Habitat : Midi, lieux rocailleux du sud de l'Europe à l'Afrique du Nord

Description : Cette plante annuelle aromatique, qui fleurit de l'été à l'automne, présente de magnifiques capitules orange vif, qui se composent de fleurs stériles, aux pétales tubulés simples ou doubles, et de fleurs fertiles ligulées (de forme longue). On récolte les capitules entiers ou seulement les ligules.

Usage homéopathique : cicatrisation des plaies et prévention de leur infection.

Caractérisation des symptômes

Facteurs d'aggravation : le temps humide ; le mouvement.

Facteurs d'amélioration : le repos.

Autres utilisations : En infusion, comme régulateur des règles, stimulant hépato-digestif et antidépresseur. En raison de ses propriétés sudorifiques, il est aussi indiqué dans l'hypertension. En onguent, teinture et décoctions, il sert dans le traitement des plaies rebelles, des escarres et des ulcères.

Candida

Nom commun : candida

Classe : Hermiascomycètes

Description : Le remède est fabriqué à partir de la souche d'un champignon microscopique, le *Candida albicans*, qui fait partie des levures.

Usage homéopathique : infections par le *Candida albicans*, qui se développent souvent dans la bouche et les voies digestives (muguet).

Cantharis vesicatoria

Nom commun : mouche cantharide

Ordre : Coléoptères

Description : Insecte de couleur vert doré.

Usage homéopathique : irritations et inflammations des muqueuses digestives et urinaires (cystalgies) avec fausses envies et sensations d'évacuation incomplète.

Caractérisation des symptômes

Facteurs d'aggravation : le toucher ; en urinant et après avoir uriné.

Facteurs d'amélioration : le froid ; la friction.

Autres utilisations : La poudre de mouche cantharide a été largement utilisée aux XVIIe et XVIIIe siècles comme aphrodisiaque. Son usage est dangereux.

Capsicum annuum

Nom commun : piment des jardins

Autres noms : corail des jardins, poivre de Cayenne

Famille : Solanacées

Habitat : Amérique ; largement répandu dans le monde

Description : C'est une plante annuelle, à tige dressée, à feuilles ovales et brillantes. Les fleurs blanches cèdent la place à des baies de grosseur, de couleur et de forme variables selon les espèces. Les variétés aux longues baies rouges, de goût brûlant, sont utilisées en médecine.

Usage homéopathique : inflammations osseuses et muqueuses, avec douleurs brûlantes et déchirantes.

Caractérisation des symptômes

Facteurs d'aggravation : le froid.

Facteurs d'amélioration : la chaleur.

Autres utilisations : Le piment de Cayenne est utilisé en usage externe sous forme d'extrait, de teinture ou d'onguent dans le traitement des douleurs rhumatismales, des sciatiques et des pleurésies ; par voie interne, c'est un stimulant du péristaltisme gastro-intestinal et de la digestion. En pharmacie, on l'utilise sous forme d'extraits, teintures, onguents ou pommades en application externe pour soigner rhumatismes, entorses, bronchites, etc.

Carbo vegetabilis

Nom commun : charbon de bois

Description : C'est le résidu du bois obtenu par combustion lente à partir de bois blanc.

Usage homéopathique : altération de l'état général chez la personne très âgée, ou à la suite d'une maladie grave et traînante.

Caractérisation des symptômes

Facteurs d'aggravation : le soir avant minuit ; après le repas.

Facteurs d'amélioration : après avoir éructé ; en dormant.

Carbolicum acidum

Nom commun : acide phénique

Autre nom : phénol

Description : C'est un corps composé de couleur blanche, qui résulte de la distillation du goudron de houille.

Usage homéopathique : abattement général avec prostration et sécrétions irritantes et fétides.

Caractérisation des symptômes

Facteurs d'aggravation : le mouvement.

Facteurs d'amélioration : la pression ; le thé et le tabac.

Carduus marianus

Nom commun : chardon-Marie

Autres noms : *Silybum marianum*, chardon bénit

Famille : Composées

Habitat : régions méditerranéennes, Europe dans les montagnes, Afrique de l'Est dans les broussailles

Description : C'est une plante annuelle dont la haute et solide tige porte des feuilles alternes, larges, piquantes et tachées de blanc laiteux. Le volumineux capitule de la fleur est rouge violacé, les fruits sont des akènes plumeux. On récolte les capitules et les akènes que l'on fait sécher pour l'usage médicinal.

Usage homéopathique : altérations des fonctions hépatiques avec congestion de la veine porte (qui distribue le sang dans le foie) ; varices ; tendance aux hémorragies.

Caractérisation des symptômes

Facteurs d'aggravation : couché sur le côté gauche.

Facteurs d'amélioration : assis penché en avant.

Autres utilisations : La plante agit efficacement au niveau des cellules hépatiques, de la vésicule biliaire et de la fabrication de la bile par le foie. Traditionnellement, elle est donc utilisée dans toutes les affections du foie, en décoction, teinture ou gélules. En médecine classique, elle intervient comme draineur et régénérateur des cellules du foie. Par ailleurs, elle entre dans la composition de liqueurs amères.

Caulophyllum thalictroides

Nom commun : cohosh bleu

Famille : Berberidacées

Habitat : Amérique du Nord

Description : C'est une plante herbacée vivace aux feuilles ovales dentelées, épineuses, très voisines de celles de l'épine-vinette, avec des fleurs en forme de capuchon. La teinture mère est obtenue à partir de la racine séchée.

Usage homéopathique : tous types de troubles utérins ; douleurs rhumatismales erratiques.

Caractérisation des symptômes

Facteurs d'aggravation : la nuit.

Latéralité : gauche.

Autres utilisations : Le cohosh bleu est traditionnellement considéré par les Indiens d'Amérique du Nord comme une « plante de femme » et utilisé pour son action bénéfique sur tous les troubles gynécologiques, de l'accouchement à la ménopause. Par ailleurs, la médecine traditionnelle se sert des fruits et de l'écorce comme contraceptif et pour soigner les affections génito-urinaires des deux sexes.

Causticum

Nom commun : teinture âcre sans potasse

Autre nom : causticum de Hahnemann

Description : C'est le résultat de la distillation de la chaux et du bisulfate de potassium.

Usage homéopathique : altérations chroniques de l'état général accompagnées de troubles neurologiques et de vives douleurs ; laryngites et trachéites.

Caractérisation des symptômes

Facteurs d'aggravation : le temps sec et clair.

Facteurs d'amélioration : le temps humide et pluvieux ; l'air chaud.

Latéralité : droite.

Cedron

Nom commun : cédron

Autre nom : simaba cedron

Famille : Simarubacées

Habitat : Antilles

Description : C'est un arbre au bois blanc, aux feuilles pennées, aux fleurs en forme de disque. On emploie les graines pour l'usage médicinal.

Usage homéopathique : troubles neurologiques récurrents (migraines, névralgies) se reproduisant à intervalle fixe.

Caractérisation des symptômes

Facteurs d'aggravation : la nuit ; par mauvais temps.

Autres utilisations : L'écorce est traditionnellement utilisée pour soigner les migraines et l'excitation nerveuse chez les femmes.

Chamomilla vulgaris

Nom commun : camomille allemande

Autre nom : matricaire

Famille : Composées

Habitat : Europe ; cultivée industriellement en Hongrie

Description : C'est une plante herbacée annuelle, à tige dressée, au sommet de laquelle apparaissent des capitules jaunes aux pétales blancs. Ceux-ci sont récoltés en pleine floraison pour l'usage médical.

Usage homéopathique : irritabilité nerveuse avec intolérance à la douleur (jeunes enfants faisant leurs dents...).

Caractérisation des symptômes

Facteurs d'aggravation : la chaleur ; au début de la nuit.

Facteurs d'amélioration : en voiture.

Autres utilisations : En phytothérapie, les capitules sont utilisés sous forme d'infusions sédatives en cas de nervosité, de grippe et de troubles gastro-intestinaux. On les utilise aussi contre l'asthme et le rhume des foins.

Chelidonium majus

Nom commun : grande chélidoine

Autres noms : éclaire, herbe à hirondelle, herbe à verrues

Famille : Papavéracées

Habitat : Europe, sur les vieux murs, dans les ruines, au bord des chemins

Description : C'est une plante herbacée, vivace, à feuilles alternées découpées, qui donne à la floraison une ombelle jaune d'or. Le fruit est une petite gousse contenant des graines. Toute la plante est irritante car elle est imprégnée d'un suc toxique âcre et jaune. On récolte les sommités que l'on fait sécher pour l'usage médicinal.

Usage homéopathique : affections hépatiques (hépatites), thoraciques ou abdominales s'accompagnant d'une douleur constante sous-costale droite ou au niveau de l'épaule droite.

Caractérisation des symptômes

Facteurs d'aggravation : le mouvement ; le changement de temps ; à 4 h du matin et à 4 h de l'après-midi.

Facteurs d'amélioration : après un repas chaud.

Latéralité : droite

Autres utilisations : La chélidoine est un puissant stimulant du foie et de la fabrication de la bile. D'après certains auteurs, la plante pourrait être utilisée dans le traitement de certaines tumeurs. Le suc de la plante fraîche déposé 3 fois par jour sur les verrues, cors et durillons peut les faire disparaître en quelques jours (ne pas porter à la bouche). La chélidoine ne doit être utilisée par voie interne que sur avis médical. Elle est contre-indiquée en cas de grossesse.

China officinalis

Nom commun : quinquina

Autres noms : *Cinchona officinalis*, écorce du Pérou

Famille : Rubiacées

Habitat : Pérou

Description : C'est un grand arbre à rameaux et à feuilles opposées ovales, aiguës. Ses fleurs sont blanches, petites, formant des bouquets à l'extrémité des jeunes rameaux. Seule l'écorce est utilisée en homéopathie.

Usage homéopathique : altération de l'état général secondaire à une perte de liquides organiques (sang, vomissements, diarrhées, etc.).

Caractérisation des symptômes

Facteurs d'aggravation : le moindre contact.

Facteurs d'amélioration : une pression forte et dure.

Périodicité : 1 jour sur 2.

Autres utilisations : L'écorce de quinquina est utilisée en médecine depuis le XVIIe siècle. À la suite de la guérison des fièvres de la comtesse de Cinchon, vice-reine du Pérou, la réputation du quinquina puis de son principe actif, la quinine, est demeurée très grande jusqu'à nos jours. Le vin de quinquina était autrefois utilisé dans le traitement de la fatigue.

Chininum sulfuricum

Nom commun : sulfate de quinine

Description : Provient du quinquina.

Usage homéopathique : fièvres récurrentes.

Caractérisation des symptômes

Facteurs d'aggravation : le toucher au niveau du dos.

Facteurs d'amélioration : la pression.

Cholesterinum

Nom commun : cholestérol.

Description : Le remède homéopathique est fabriqué à partir d'une souche standard de cholestérol (préparation industrielle).

Usage homéopathique : hypercholestérolémie, cause fréquente de l'athérosclérose.

Cimicifuga racemosa

Voir Actaea racemosa

Cina maritima

Nom commun : semen-contra

Autres noms : *Artemisia maritima, Artemisia cina*, armoise maritime

Famille : Composées

Habitat : Europe et régions tempérées

Description : C'est une plante vivace buissonneuse, mauvaise herbe des jardins, à petites feuilles et à petites fleurs dont les fruits sont des akènes. Pour l'usage médicinal, on récolte la tige feuillée que l'on fait sécher.

Usage homéopathique : troubles digestifs et nerveux en rapport avec une infestation par des vers intestinaux (oxyures).

Caractérisation des symptômes

Facteurs d'aggravation : la nuit ; aux changements de lune.

Facteurs d'amélioration : en se baissant.

Autres utilisations : Le semen-contra est utilisé par voie interne comme vermifuge, en adjoignant du miel aux capitules séchés, très amers. En infusion, il sert surtout pour ses propriétés emménagogues (qui régularisent le cycle menstruel), ainsi que dans le traitement des troubles nerveux avec mouvements spasmodiques. Son usage est déconseillé pendant la grossesse et aux enfants de moins de 12 ans, sauf avis médical contraire.

Clematis erecta

Nom commun : clématite droite

Autre nom : flamme de Jupiter

Famille : Renonculacées

Habitat : Europe dans les régions chaudes et tempérées, dans les broussailles et les rochers

Description : C'est une plante herbacée pérenne à tige dressée et velue ; ses fleurs blanches en grappe donnent des akènes plumeux. La plante est toxique et son suc extrêmement irritant : il brûle la peau et provoque des plaies. Le séchage et l'ébullition des têtes de clématites atténuent son agressivité et rendent possible son utilisation médicinale.

Usage homéopathique : dermites et urétrites (blennorragie, en complément du traitement antibiotique).

Caractérisation des symptômes

Facteurs d'aggravation : la nuit ; la chaleur du lit ; l'eau froide.

Facteurs d'amélioration : le plein air.

Autres utilisations : Traditionnellement, en compresses contre les rhumatismes et les névralgies.

Coca

Nom commun : coca

Autres noms : *Erythroxylon coca*, cocaïer

Famille : Linacées

Habitat : cultivé en Amérique du Sud (Andes)

Description : C'est un arbuste cultivé, et taillé à environ 80 centimètres du sol. Les rameaux rougeâtres portent des feuilles ovales entières. Les fleurs blanches cèdent ensuite la place à une grappe rouge. Seule la feuille est récoltée pour l'usage médicinal.

Usage homéopathique : convalescence ; fatigue ; perte de l'appétit.

Caractérisation des symptômes

Facteurs d'aggravation : alcool et tabac.

Facteurs d'amélioration : l'air frais.

Autres utilisations : La feuille de coca est mastiquée par des centaines de milliers d'habitants des régions andines pour atténuer la sensation de faim et de fatigue. En allopathie, elle sert à la fabrication de la Xylocaïne (pour les anesthésies locales). Son usage illicite en tant que drogue sous forme de cocaïne est de plus en plus répandu. Depuis 1903, le Coca-Cola ne contient plus de cocaïne : celle-ci a été remplacée par la caféine.

Cocculus indicus

Nom commun : coque du Levant

Autre nom : *Anamirta cocculus*, grande liane

Famille : Menispermacées

Description : C'est une plante grimpante, ligneuse et vivace, qui prend appui sur les branches des arbres, de la même famille que la clématite.

Usage homéopathique : mal des transports, vertiges et états nauséeux de toutes origines.

Caractérisation des symptômes

Facteurs d'aggravation : le mouvement ; l'air froid.

Facteurs d'amélioration : assis ; au repos.

Coccus cacti

Nom commun : cochenille du Mexique

Autre nom : *Coccinella indica*

Ordre : Hémiptères

Famille : Coccidés

Description : Cet insecte vit en parasite du nopal, en en suçant la sève.

Usage homéopathique : états inflammatoires des voies respiratoires et urinaires ; toux évoquant celle de la coqueluche.

Caractérisation des symptômes

Facteurs d'aggravation : la chaleur.

Facteurs d'amélioration : le grand air.

Latéralité : gauche.

Autres utilisations : On fabrique à partir de la cochenille un colorant rouge carmin (le rouge cochenille).

Coffea cruda

Nom commun : caféier

Famille : Rubiacées

Habitat : Brésil, Antilles, Réunion, Mexique, Éthiopie, Afrique

Description : C'est un arbrisseau dont les feuilles ovales et opposées sont lisses et luisantes et rappellent celles du laurier ou du citronnier. Les fleurs blanches, très parfumées, donnent un fruit vert pâle, rond, en grappe, qui devient vite rouge. Chaque fruit renferme deux graines qui, torréfiées, servent à préparer le café.

Usage homéopathique : hyperexcitabilité du système nerveux central avec hypersensibilité de tous les sens et hyperactivité de l'esprit et du corps ; insomnie avec impossibilité « d'arrêter de penser ».

Caractérisation des symptômes

Facteurs d'aggravation : l'émotion ; le bruit ; la nuit ; les excitants.

Facteurs d'amélioration : la chaleur ; en étant couché.

Autres utilisations : L'action stimulante du café, tant au physique qu'au mental, est connue depuis l'Antiquité. Pendant les minutes qui suivent son absorption, il renforce l'activité mentale et le tonus musculaire. C'est un diurétique, un tonicardiaque et un stimulant respiratoire ; il contient deux alcaloïdes, la théophyline et la théobromine, utilisés en médecine pour ces indications.

Colchicum autumnale

Nom commun : colchique d'automne

Autres noms : safran des prés, tue-chien, safran bâtard

Famille : Liliacées

Habitat : Europe, prairies humides

Description : C'est une plante herbacée pérenne à bulbe, donnant naissance en automne à des fleurs en calice violettes. Toute la plante est violemment toxique. Ce sont ces bulbes et les graines qu'ils contiennent que l'on récolte et que l'on fait sécher pour l'usage médicinal, avant d'en isoler le principe actif, la colchicine.

Usage homéopathique : hyperuricémie avec goutte articulaire ; intolérance à l'odeur du poisson.

Caractérisation des symptômes

Facteurs d'aggravation : la nuit ; par temps humide et froid ; le manque de sommeil ; l'odeur des aliments.

Facteurs d'amélioration : le repos ; le sommeil ; après la selle.

Autres utilisations : Le principe actif de la plante, la colchicine, a une action anti-inflammatoire générale, et est utilisé en médecine classique et en phytothérapie dans le traitement de la goutte et des rhumatismes. Ce traitement doit être effectué sous contrôle médical car la colchicine peut être dangereuse.

Collinsonia canadensis

Nom commun : collinsonia du Canada

Autre nom : guérit-tout (*stoneroot*)

Famille : Labiées

Habitat : Amérique du Nord

Description : C'est une grande herbe vivace, à feuilles ovales et à fleurs jaune-vert. Traditionnellement, les racines et les feuilles servent à l'usage médicinal.

Usage homéopathique : congestions pelviennes et de la veine portale avec hémorroïdes provoquant une violente sensation de piqûre (comme si le rectum était rempli d'aiguilles), surtout chez les femmes ; constipation opiniâtre chronique.

Caractérisation des symptômes

Facteurs d'aggravation : le soir ; la nuit ; la moindre émotion ou excitation mentale.

Facteurs d'amélioration : le matin ; la chaleur.

Autres utilisations : En phytothérapie, la plante est utilisée sous forme d'infusion et de teinture comme diurétique et stimulant, pour favoriser l'élimination des calculs rénaux, et dans le traitement de l'hypertension artérielle, des hémorroïdes et des irritations du tube digestif.

Colocynthis

Nom commun : Coloquinte

Autres noms : *Cucumin colocynthis*, chicotin, concombre amer

Famille : Cucurbitacées

Habitat : Orient, Afrique du Nord ; cultivé en Espagne

Description : C'est une plante rampante et grimpante, munie de vrilles atteignant jusqu'à 6 mètres de long, et portant des feuilles alternes ; les fleurs sont jaunes. Les tiges ramifiées et rampantes servent à l'usage médicinal.

Usage homéopathique : douleurs abdominales comme des crampes.

Caractérisation des symptômes

Facteurs d'aggravation : la colère ; l'extension.

Facteurs d'amélioration : plié en deux ; la pression forte.

Autres utilisations : La pulpe de coloquinte est extrêmement amère, c'est un purgatif violent et toxique. Les fruits sont utilisés en ornement.

Conium maculatum

Nom commun : grande ciguë

Autres noms : ciguë tachetée, ciguë de Socrate

Famille : Ombellifères

Habitat : Europe, dans les lieux incultes et les ruines

Description : Grande plante d'au moins 1 mètre de haut, sa tige porte de très grandes feuilles vert foncé et elle est marquée dans sa partie basse de taches rouille. Ses petites fleurs blanches en ombelles dégagent une odeur nauséabonde. On utilise les sommités fleuries avant maturation des fruits.

Usage homéopathique : altérations du système nerveux central et périphérique avec paralysie progressive et vertiges.

Caractérisation des symptômes

Facteurs d'aggravation : la nuit ; après avoir mangé.

Facteurs d'amélioration : l'obscurité ; le mouvement et surtout la marche.

Autres utilisations : Très toxique, la ciguë servait aux exécutions dans la Grèce antique ; l'on faisait absorber aux condamnés à mort un broyat de graines fraîches dilué dans de l'eau. Aujourd'hui, en médecine, une préparation à base de fruits séchés de grande ciguë permet des insensibilisations sensorielles locales.

Corallium rubrum

Nom commun : corail

Ordre : Octocoralliaires gorgonaires

Description : C'est un animal arborescent vivant dans les mers chaudes, dont le squelette constitue le corail.

Usage homéopathique : névralgies faciales et toux spasmodique évoquant celle de la coqueluche.

Caractérisation des symptômes

Facteurs d'aggravation : la nuit.

Crataegus oxyacantha

Nom commun : aubépine

Autres noms : *Crataegus laevigata*, épine blanche, épine de mai

Famille : Rosacées

Habitat : Europe, Asie, Afrique du Nord, à l'état sauvage dans les bois et dans les haies

Description : C'est un arbrisseau buissonneux dont les rameaux grisâtres portent des feuilles alternes découpées et de solides épines courtes. Au printemps, la plante se pare de fleurs blanches groupées en bouquet. Les fruits, les cenelles, encore appelés poires d'oiseau, sont des baies rouges et oblongues. La partie active de la plante est située dans les fleurs et les bois, qui sont séchés avant utilisation.

Usage homéopathique : éréthisme (hyperexcitabilité) cardio-vasculaire avec faiblesse et irrégularité du cœur.

Caractérisation des symptômes

Facteurs d'aggravation : au chaud.

Facteurs d'amélioration : au frais.

Autres utilisations : L'aubépine est la « plante du cœur » ; elle augmente l'irrigation du cœur et régularise le rythme cardiaque. La phytothérapie l'utilise en tisane, en gélules, en comprimés et en extrait pour traiter l'arythmie cardiaque, les palpitations, les insuffisances cardiaques mineures, les sensations d'angoisse dans la poitrine. De nombreux médicaments classiques tonicardiaques, hypotenseurs et régulateurs du cœur sont aussi fabriqués à partir de cette plante.

Croton tiglium

Nom commun : graine des Moluques

Autres noms : *Tiglium officinale*, croton cathartique

Famille : Euphorbiacées

Habitat : Asie

Description : C'est un pseudo-cactus aux fleurs en ombelles d'environ 1,70 mètre, contenant un latex blanc. Toute la plante est toxique. Les graines pulvérisées servent à l'usage médicinal.

Usage homéopathique : irritations de l'intestin avec diarrhées abondantes ; dermatoses chroniques (eczéma).

Caractérisation des symptômes

Facteurs d'aggravation : la moindre absorption de quoi que ce soit ; assis, penché en avant.

Facteurs d'amélioration : en se tenant droit.

Autres utilisations : De la plante est extraite l'huile de croton, purgative et vésicante. Elle est également utilisée en médecine esthétique dans la fabrication des *peelings* au phénol.

Culex

Nom commun : cousin

Ordre : Diptères

Description : C'est un moustique très commun, de l'espèce Guiarti qui est utilisé en entier pour la préparation des remèdes.

Usage homéopathique : piqûres de moustique (cloques et démangeaisons).

Caractérisation des symptômes

Facteurs d'aggravation : la chaleur.

Facteurs d'amélioration : le froid.

Cuprum metallicum

Nom commun : cuivre

Description : C'est un métal malléable, de couleur rouge.

Usage homéopathique : douleurs de type crampe, survenant dans les états convulsifs.

Caractérisation des symptômes

Facteurs d'aggravation : le froid ; la nuit.

Facteurs d'amélioration : en buvant de l'eau froide.

Cyclamen europaeum

Nom commun : cyclamen d'Europe

Autre nom : pain de pourceau

Famille : Primulacées

Habitat : France (Alpes et Jura), dans les rocailles, broussailles de forêt parsemées de hêtres

Description : C'est une plante vivace, aux feuilles rondes plus ou moins pourpres, aux fleurs roses renversées portées chacune sur une hampe issue du tubercule. La racine est cueillie au printemps pour l'usage médicinal.

Usage homéopathique : dysménorrhées ; troubles de la vue ; migraines.

Caractérisation des symptômes

Facteurs d'aggravation : le plein air ; le repos.

Facteurs d'amélioration : le chaud ; la marche.

Digitalis purpurea

Nom commun : digitale pourpre

Autres noms : gant de Notre-Dame, pétereau, doigt de la Vierge

Famille : Scrofulariacées

Habitat : Europe, dans des lieux secs, sablonneux, siliceux ; cultivée pour l'usage pharmaceutique

Description : C'est une plante pérenne à tige dressée, aux grandes feuilles velues nervurées, qui donne de belles grappes de fleurs, violettes à l'extérieur et blanches tachées de violet à l'intérieur. Ce sont ses grandes feuilles que l'on fait sécher avant utilisation. Elles contiennent le principe actif, la digitaline.

Usage homéopathique : insuffisances cardiaques avec ralentissement et irrégularité du cœur.

Caractérisation des symptômes

Facteurs d'aggravation : le mouvement.

Facteurs d'amélioration : le plein air.

Autres utilisations : La digitaline est une des bases essentielles des médicaments utilisés pour traiter les maladies du cœur (défaillance cardiaque ou troubles du rythme). L'usage de médicaments à base de digitaline doit toujours être effectué sous contrôle médical.

Discorea villosa

Nom commun : igname sauvage

Autre nom : dioscorée chevelue

Famille : Dioscoracées

Habitat : Amérique du Nord

Description : C'est une plante monocotylédone à tige volubile, dont la base souterraine forme des tubercules. Ce sont eux qui servent pour l'usage médicinal.

Usage homéopathique : coliques spasmodiques violentes survenant à intervalles réguliers.

Caractérisation des symptômes

Facteurs d'aggravation : plié en deux.

Facteurs d'amélioration : en se tenant droit ou en se penchant en arrière.

Autres utilisations : En phytothérapie, l'igname sauvage est utilisé en teintures, décoctions et gélules comme antidiarrhétique, antirhumatismal et contre les douleurs gynécologiques.

Dolichos pruriens

Nom commun : gratte-herbe

Autres noms : *Mucuna pruriens, Stizolobium pruriens,* pois à gratter, pois mascate, pois velu, *Carpopagon pruriens*

Famille : Légumineuses

Habitat : Inde de l'Ouest, zones tropicales de l'Amérique du Sud

Description : C'est une plante vivace herbacée, qui comporte de nombreuses tiges très longues. Les feuilles sont alternes et distantes, ovales, lisses sur le dessus, poilues sur le dessous. Les fleurs, plutôt grandes et d'odeur désagréable, sont disposées en grappe à la base des feuilles. Le fruit est fin et entièrement recouvert de poils durs très serrés et bruns.

Usage homéopathique : démangeaisons trouvant leur origine dans un trouble du foie.

Caractérisation des symptômes

Facteurs d'aggravation : la nuit, à la chaleur du lit ; couché à droite.

Drosera rotundifolia

Nom commun : droséra

Autre nom : rossolis à feuilles rondes

Famille : Droséracées

Habitat : Europe, à l'exclusion des régions méditerranéennes ; plante des marais tourbeux

Description : C'est une plante vivace carnivore, capable de capturer et de digérer des insectes grâce à ses feuilles pourvues de poils secrétant un liquide visqueux. La souche porte des feuilles rondes aux longs pétioles velus disposés en rosette, d'où partent quelques tiges munies de petites fleurs blanches. Le fruit est une capsule. Ce sont les sommités fleuries que l'on récolte et que l'on fait sécher pour l'usage médicinal.

Usage homéopathique : antitussif (contre la toux) agissant en profondeur sur les voies respiratoires.

Caractérisation des symptômes

Facteurs d'aggravation : après minuit ; en chantant, en riant.

Facteurs d'amélioration : le plein air.

Autres utilisations : Son action antiseptique et antitussive en fait un excellent remède en infusion ou en sirop contre la toux.

Dulcamara

Nom commun : douce-amère

Autres noms : *Solanum dulcamara*, vigne de Judée, morelle grimpante, herbe à la fièvre

Famille : Solanacées

Habitat : Europe, dans les fourrés, le long des murs, dans les endroits ombragés

Description : C'est un sous-arbrisseau aux longues tiges grimpantes couvertes de feuilles lancéolées. Les fleurs violettes à cinq pétales sont groupées aux aisselles des feuilles. Les fruits sont des baies ovales de couleur rouge. La douce-amère est une plante vénéneuse. Pour l'usage médicinal, on en recueille les rameaux, que l'on coupe en tronçons et que l'on fend pour les faire sécher.

Usage homéopathique : arthritisme ; diarrhée après avoir pris froid par temps humide.

Caractérisation des symptômes

Facteurs d'aggravation : le froid humide ; la nuit ; le repos.

Facteurs d'amélioration : le temps sec ; la grande chaleur ; le mouvement.

Latéralité : gauche.

Autres utilisations : En phytothérapie, les rameaux sont utilisés par voie interne comme dépuratif (action stimulante, diurétique et purifiante) et par voie externe en cataplasme pour traiter les bronchites et les rhumatismes.

Erigeron canadensis

Nom commun : vergerette du Canada

Autres noms : érigéron du Canada, queue-de-renard

Famille : Composées

Habitat : originaire du Canada, s'est répandu en Europe ; mauvaise herbe cultivée pour l'usage médicinal

Description : C'est une plante herbacée à tige dressée, velue, couverte de nombreuses petites feuilles lancéolées. À la floraison, elle donne de nombreux capitules jaune clair. On récolte les sommités fleuries que l'on fait sécher pour l'usage médicinal.

Usage homéopathique : ménorragies (règles trop longues) et métrorragies (hémorragies génitales féminines en dehors des règles).

Caractérisation des symptômes

Facteurs d'aggravation : le temps pluvieux.

Latéralité : gauche.

Autres utilisations : La plante est utilisée en tisane et pour de nombreuses préparations surtout contre les saignements gynécologiques (fibrome, par exemple), ainsi que contre les diarrhées, les rhumatismes, et comme diurétique.

Eupatorium perfoliatum

Nom commun : herbe parfaite

Autres noms : origan des marais, herbe Sainte-Cunégonde, eupatoire chanvrine, chanvre d'eau

Famille : Composées

Habitat : Europe, endroits humides et marécageux

Description : La plante possède de hautes tiges de teinte rougeâtre. Ses feuilles en rosette à la base des tiges sont lancéolées et blanchâtres ; les fleurs rose foncé forment un bouquet durant tout l'été à l'extrémité de chaque tige. La racine est grise et fibreuse. La plante entière sert à l'usage médicinal.

Usage homéopathique : états grippaux ; courbatures généralisées ; vomissements bilieux avec soif intense.

Caractérisation des symptômes

Facteurs d'aggravation : le mouvement ; le plein air.

Facteurs d'amélioration : le repos ; la chaleur.

Autres utilisations : En phytothérapie, racines et feuilles sont employées sous forme d'infusion ou de macération pour soigner rhumes et bronchites. Cette plante exerce une action stimulante sur le système immunitaire et augmente la résistance aux agressions microbiennes et virales.

Euphrasia officinalis

Nom commun : casse-lunettes

Autres noms : euphraise, herbe à l'ophtalmie, euphraise officinale, herbe-aux-myopes

Famille : Scrofulariacées

Habitat : Europe, sur les coteaux

Description : C'est une plante annuelle à tige courte et ramifiée, portant de petites feuilles dentelées. Elle donne des fleurs blanches bilabiées. Pour l'usage médicinal, on récolte les sommités que l'on fait sécher.

Usage homéopathique : inflammations irritantes des yeux (conjonctivite) et du nez.

Caractérisation des symptômes

Facteurs d'aggravation : la chaleur ; le vent du sud.

Facteurs d'amélioration : la position couchée ; la nuit.

Autres utilisations : La phytothérapie utilise les sommités en décoction, pour des compresses et bains oculaires ; les infusions permettent d'améliorer la digestion.

Ferrum metallicum

Nom commun : fer métallique

Description : C'est un métal malléable, de couleur blanc grisâtre.

Usage homéopathique : anémie avec pâleur extrême du visage et décoloration des muqueuses.

Caractérisation des symptômes

Facteurs d'aggravation : l'hiver.

Facteurs d'amélioration : l'été.

Latéralité : droite.

Ferrum phosphoricum

Nom commun : phosphate de fer

Description : C'est le résultat de l'action de l'acide phosphorique sur le fer.

Usage homéopathique : états congestifs et inflammatoires aigus quelle qu'en soit la localisation (visage, poumons, tympans...) avec tendance aux saignements.

Caractérisation des symptômes

Facteurs d'aggravation : la nuit de 4 à 6 h ; le mouvement.

Facteurs d'amélioration : le froid.

Fluoricum acidum

Nom commun : acide fluorhydrique

Description : C'est un gaz incolore, obtenu à partir d'acide sulfurique.

Usage homéopathique : altération du système réticulo-endothélial (os, veines, peau).

Caractérisation des symptômes

Facteurs d'aggravation : la chaleur.

Facteurs d'amélioration : l'exposition au froid, à la pluie, à l'air.

Latéralité : droite.

Formica rufa

Nom commun : fourmi

Ordre : Hyménoptères

Famille : Formicidés

Description : C'est un petit insecte, dont il existe de nombreuses espèces. L'animal entier sert pour l'usage médicinal.

Usage homéopathique : douleurs piquantes de l'appareil urinaire et/ou digestif en rapport avec un état rhumatismal chronique ou goutteux ou une infection urinaire.

Caractérisation des symptômes

Facteurs d'aggravation : le froid ; un temps de neige ; le mouvement.

Facteurs d'amélioration : la chaleur ; la pression ; la friction.

F

Fragaria vesca

Nom commun : fraise des bois

Famille : Rosacées

Habitat : Europe, dans les prés, sous-bois et buissons ; cultivée en jardin potager

Description : C'est une plante vivace dont la tige souterraine donne naissance à un bouquet de feuilles aux longs pétioles, divisés en trois folioles dentées. Les fleurs blanches apparaissent au printemps et en été et donnent naissance à un fruit rouge. On utilise les feuilles pour l'usage médicinal.

Usage homéopathique : arthritisme et pléthore (état congestif dû à une alimentation trop riche et/ou trop abondante).

Autres utilisations : La phytothérapie, les jeunes feuilles et les racines sont utilisées en décoction pour faciliter l'émission d'urine et améliorer le fonctionnement du foie.

Fraxinus americana

Nom commun : frêne blanc

Famille : Oléacées

Habitat : contrées chaudes et tempérées d'Europe, est de l'Amérique du Nord

Description : C'est un grand arbre qui peut atteindre 30 mètres de haut ; sa tige droite se divise en rameaux qui portent des feuilles ovales lancéolées et des fleurs verdâtres. On utilise l'écorce pour l'usage médicinal.

Usage homéopathique : fibromes et prolapsus utérins.

Autres utilisations : La phytothérapie utilise l'écorce en décoction et les feuilles en infusion pour soigner la fatigue et la fièvre.

G

Gambogia

Nom commun : gutta-percha

Description : C'est une substance obtenue par solidification du latex de certains arbres de Malaisie, de la famille des Sapotacées.

Usage homéopathique : diarrhées explosives avec des selles jaune verdâtre, expulsées violemment en une seule fois.

Caractérisation des symptômes

Facteurs d'aggravation : la nuit.

Facteurs d'amélioration : après la selle.

Gelsemium sempervirens

Nom commun : jasmin de Caroline

Famille : Loganiacées

Habitat : sud des États-Unis, Amérique centrale

Description : C'est une plante grimpante d'environ 6 mètres, qui fleurit en trompettes jaunes groupées. Le rhizome contient des alcaloïdes très toxiques. Pour l'usage médicinal, on utilise la racine fraîche ou une trituration de racine séchée.

Usage homéopathique : faiblesse physique et mentale avec tremblements et troubles neurologiques.

Caractérisation des symptômes

Facteurs d'aggravation : le temps humide ; la chaleur, le soleil ; l'orage ; le tabac.

Facteurs d'amélioration : le plein air ; le mouvement continu ; le café ; le vin.

Autres utilisations : En médecine, le jasmin de Caroline est utilisé par voie interne et externe dans le traitement des névralgies, en particulier de la face, sur avis médical uniquement.

Glonoïnum

Nom commun : nitroglycérine

Autre nom : trinitrine

Description : C'est un ester du glycérol, qui se présente sous l'aspect d'un liquide huileux.

Usage homéopathique : états congestifs brutaux, en particulier congestions cérébrales.

Caractérisation des symptômes

Facteurs d'aggravation : la chaleur ; le mouvement.

Facteurs d'amélioration : le froid ; en se serrant la tête.

Autres utilisations : La nitroglycérine est utilisée comme explosif.

Gnaphalium dioicum

Nom commun : gnaphale dioïque

Autres noms : pied de chat, herbe blanche, œil de chien

Famille : Composées

Habitat : Europe, en altitude dans les endroits secs et déserts

Description : C'est une petite plante vivace, aux tiges dressées hautes

REMÈDES G H

de 20 centimètres environ, blanchâtres, entourées à leur pied d'une rosette de feuilles velues et cotonneuses. Les fleurs sont bisexuées, roses et blanches, et figurent le dessous d'une patte de chat. Elles sont récoltées dès leur pleine floraison et séchées pour l'usage médicinal.
Usage homéopathique : états congestifs violents d'apparition brutale.
Caractérisation des symptômes
Facteurs d'aggravation : la position couchée.
Facteurs d'amélioration : la position assise.
Autres utilisations : Les fleurs sont utilisées en infusion pour faciliter la digestion, calmer la toux et améliorer les fonctions respiratoires.

Graphites

Nom commun : graphite
Autre nom : mine de plomb
Description : C'est une variété de carbone, extrêmement dure.
Usage homéopathique : constipations chroniques ; retards de règles ; éruptions avec suintement épais et gluant (eczémas suintants).
Caractérisation des symptômes
Facteurs d'aggravation : la nuit ; pendant les règles.
Latéralité : gauche.
Autres utilisations : Le graphite entre dans la fabrication des crayons à papier.

Hamamelis virginiana

Nom commun : hamamélis de Virginie
Autre nom : noisetier de sorcière
Famille : Hamamélidacées
Habitat : États-Unis (Virginie)
Description : C'est un arbrisseau d'environ 1 à 1,5 mètre de haut ; ses feuilles ovales sont dentées, vertes, parfois rouille. Pour l'usage médicinal, on utilise les feuilles, que l'on cueille sitôt leur complète formation et que l'on fait sécher, ainsi que l'écorce.
Usage homéopathique : troubles de la coagulation et de la circulation du sang ; métrorragies ; varice ; hémorroïdes.
Caractérisation des symptômes
Facteurs d'aggravation : l'air chaud et humide.
Facteurs d'amélioration : le repos.

Autres utilisations : En phytothérapie, on utilise les feuilles, sous forme d'infusion, de gélules, d'extraits, de teinture, de distillat et de pommade pour améliorer la circulation et traiter les varices et les hémorroïdes. L'hamamélis entre aussi dans la composition de nombreux médicaments classiques, par voie interne et externe, ayant les mêmes indications.

Helonias dioïca

Nom commun : hélonias

Famille : Mélanthiacées

Habitat : Amérique du Sud, Europe du Sud

Description : C'est une plante vivace à feuilles ovales et vertes. Celles-ci sont récoltées à l'automne pour l'usage médical.

Usage homéopathique : prolapsus utérin (descente de l'utérus) avec abattement.

Caractérisation des symptômes

Facteurs d'aggravation : le mouvement ; le toucher.

Facteurs d'amélioration : les sorties ; les spectacles ; les conversations, en pensant à autre chose !

Hepar sulfur

Nom commun : sulfure de chaux

Description : Le remède homéopathique est obtenu à partir de fleur de soufre et de calcaire d'huître.

Usage homéopathique : tempéraments lymphatiques avec hypersensibilité à toutes les agressions (froid, chaud, émotions...) ; éruptions à tendance suppurative.

Caractérisation des symptômes

Facteurs d'aggravation : le froid sous toutes ses formes.

Facteurs d'amélioration : la chaleur sous toutes ses formes.

Hydrastis canadensis

Nom commun : sceau d'or

Autre nom : racine orange

Famille : Renonculacées

Habitat : Amérique du Nord (Canada, Caroline, Georgie)

Description : C'est une petite plante herbacée qui pousse dans les régions boisées et ombragées, et dont le rhizome contient des alcaloïdes (hydrastine, berbérine et canadine) qui sont les principes actifs de la plante.

Usage homéopathique : inflammations des muqueuses avec hypersécrétion, écoulements épais et altération de l'état général.

Caractérisation des symptômes

Facteurs d'aggravation : la nuit ; la chaleur ; le mouvement ; l'alcool.

Facteurs d'amélioration : le repos ; la pression.

Autres utilisations : En phytothérapie, le rhizome de la plante est utilisé pour fabriquer des préparations anti-inflammatoires (muqueuses du nez, des yeux, de l'intestin, du vagin) et désinfectantes (yeux, gorge, vagin).

Hydrocyanicum acidum

Nom commun : acide prussique

Autre nom : acide cyanhydrique

Description : C'est le produit de la combinaison de l'hydrogène avec le cyanogène.

Usage homéopathique : spasmes digestifs et convulsions.

Caractérisation des symptômes

Facteurs d'aggravation : la nuit ; le mouvement.

Facteurs d'amélioration : le plein air.

Hydrophobinum

Nom commun : hydrophobinum

Description : C'est la mœlle épinière de chien enragé

Usage homéopathique : hydrophobie et souffrances aggravées par la vue ou le bruit de l'eau courante.

Caractérisation des symptômes

Facteurs d'aggravation : la lumière brillante ; l'exposition au soleil ; en voiture.

Facteurs d'amélioration : l'air frais.

Hyoscyamus niger

Nom commun : jusquiame noire

Autre nom : renoncule scélérate (herbe aux teignes)

Famille : Solanacées

Habitat : Europe, Moyen-Orient, dans les décombres et les endroits pierreux

Description : C'est une plante herbacée annuelle à tige dressée. Ses feuilles, très découpées, ressemblent à celles du pissenlit mais sont velues et visqueuses. À leur aisselle se forment des fleurs jaune pâle à cinq pétales veinés de pourpre. Le fruit est une capsule. Toute la plante est très vénéneuse et dégage une odeur nauséabonde. Pour l'usage médicinal, on utilise de préférence les feuilles, voire la tige feuillée et les graines.

Usage homéopathique : troubles nerveux délirants, hallucinatoires.

Caractérisation des symptômes

Facteurs d'aggravation : la nuit ; le froid ; les règles.

Facteurs d'amélioration : le jour ; la chaleur.

Autres utilisations : Dans l'Antiquité, la jusquiame noire était utilisée comme plante magique hallucinatoire et anesthésiante. Aujourd'hui, les feuilles, racines et graines de la plante sont utilisées en pharmacie pour fabriquer des remèdes calmants, antalgiques et sédatifs. Antispasmodique de premier ordre, la plante est utilisée pour cette propriété dans le traitement des symptômes de la maladie de Parkinson et de la douleur accompagnant la migraines et les calculs rénaux.

Hypericum perforatum

Nom commun : millepertuis

Autres noms : herbe de la Saint-Jean, chasse diable

Famille : Hypericacées

Habitat : Europe, commun dans les lieux secs, les bois, les champs et le bord des chemins

Description : C'est une plante pérenne aux tiges droites, ramifiées, en touffe. Ses feuilles sont opposées, ovales, vert foncé sur le dessus, criblées de petits points translucides (les pertuis). Les fleurs d'un beau jaune d'or sont disposées en panicules terminaux. Le fruit est une capsule. Pour l'usage médicinal, on récolte les sommités en pleine floraison et par temps ensoleillé.

Usage homéopathique : atteintes neurologiques périphériques à la suite de traumatismes.

Caractérisation des symptômes

Facteurs d'aggravation : le noir ; le brouillard.

Facteurs d'amélioration : en penchant la tête en arrière.

Autres utilisations : La poudre des sommités de millepertuis à acquis une grande réputation d'antidépresseur végétal. Cette plante fut utilisée dès l'Antiquité pour chasser les démons, mais aussi contre les maladies de la poitrine, comme pansement, comme vulnéraire et comme cicatrisant.

Ignatia amara

Nom commun : fève de Saint-Ignace

Description : La fève de Saint-Ignace est une graine brunâtre vénéneuse, extraite du fruit de *Strychnos ignatii*. Celui-ci appartient à la famille des Loganiacées, genre mal défini d'arbres et de lianes des régions équatoriales (Asie, Philippines) dont on extrait des alcaloïdes toxiques (strychnine), poisons violents.

Usage homéopathique : anxiété ; troubles fonctionnels erratiques, changeants, paradoxaux et contradictoires.

Caractérisation des symptômes

Facteurs d'aggravation : les émotions ; le toucher ; les odeurs violentes ; le tabac ; le café ; l'alcool.

Facteurs d'amélioration : la chaleur ; la pression forte ; la promenade.

Autres utilisations : La fève de Saint-Ignace est utilisée en médecine pour fabriquer des anesthésiques.

Influenzinum

Nom commun : virus grippaux

Usage homéopathique : en prévention ou en traitement curatif contre la grippe.

Iodum

Nom commun : iode

Description : C'est un corps simple, métalloïde, présent en grande quantité dans l'eau de mer.

Usage homéopathique : cachexie et dénutrition avec gonflement des ganglions et hypertrophie des glandes ; la personne maigrit alors qu'elle mange bien.

Caractérisation des symptômes

Facteurs d'aggravation : la chaleur.

Facteurs d'amélioration : le froid.

Ipecacuanha

Nom commun : ipéca

Famille : Rubiacées

Habitat : Amérique du Sud (Brésil)

Description : C'est une petite plante d'environ 50 centimètres de haut, constituée d'une tige droite portant un bouquet de quatre à huit feuilles à son extrémité. Seule la racine sert à l'usage médicinal.

Usage homéopathique : nausées violentes et persistantes avec vomissements qui ne soulagent pas.

Caractérisation des symptômes

Facteurs d'aggravation : le mouvement ; l'hiver.

Facteurs d'amélioration : la pression.

Autres utilisations : Dès le XVIIe siècle, la plante a été utilisée comme vomitif et, à petites doses, comme expectorant. L'ipéca ne doit être utilisé que sous contrôle médical.

Iris versicolor

Nom commun : iris bigarré

Autres noms : glaïeul bleu, *Iris laevigata*

Famille : Iridacées

Habitat : États-Unis, Europe, dans les régions tempérées

Description : C'est une plante herbacée possédant un rhizome noueux et rampant, aux longues feuilles qui engainent la tige, aux fleurs alternes violettes ou blanches. Pour l'usage médicinal, on ramasse le rhizome des plantes âgées de 3 à 4 ans et on le fait sécher.

Usage homéopathique : irritations violentes du tube digestif avec vomissements, diarrhées et migraines.

Caractérisation des symptômes

Facteurs d'aggravation : le matin ; le mouvement.

Facteurs d'amélioration : penché en avant.

Autres utilisations : La phytothérapie utilise le rhizome en infusion dans le traitement des maladies respiratoires et de la vésicule. C'est aussi un dépuratif indiqué comme stimulant du foie et des reins et pour perdre du poids. Par ailleurs, sa distillation donne une essence couramment employée en parfumerie et dans l'industrie alimentaire.

J

Juniperus sabina

Nom commun : sabine

Autre nom : herbe des Sabins

Famille : Cupressacées

Habitat : Amérique du Nord, Asie, régions montagneuses et méridionales

Description : C'est un arbuste résineux persistant aux branches couvertes d'aiguilles. Il s'agit d'une plante à fleurs mâles et femelles dont les fruits sont des cônes de 4 à 5 centimètres de diamètre, globuleux, noir bleuâtre à maturité. On récolte pour l'usage médicinal les rameaux feuillés jeunes qui renferment un peu de tanin et une cire constituée par des étholites divers.

Usage homéopathique : hémorragies génitales rouge brillant accompagnées de violentes douleurs dans le bas du dos (région sacro-lombaire).

Caractérisation des symptômes

Facteurs d'aggravation : la chaleur ; le moindre mouvement.

Facteurs d'amélioration : l'air frais.

K

Kalium bichromicum

Nom commun : dichromate de potassium

Description : C'est un sel toxique obtenu par dissolution de chromate neutre par l'acide nitrique.

Usage homéopathique : irritations et inflammations des muqueuses avec hypersécrétions visqueuses.

Caractérisation des symptômes

Facteurs d'aggravation : l'hiver ; le plein air ; la consommation de bière.

Facteurs d'amélioration : l'été ; la chaleur.

Kalium bromatum

Nom commun : bromure de potasse

Description : C'est un sel résultant de l'action d'un acide contenant du brome sur de la potasse.

Usage homéopathique : altérations du système nerveux central et périphérique avec spasmes et convulsions.

Caractérisation des symptômes

Facteurs d'aggravation : la nuit ; à la nouvelle lune.

Facteurs d'amélioration : l'occupation physique et mentale.

Kalium carbonicum

Nom commun : carbonate dipotassique

Description : C'est un sel présent dans les cendres des végétaux.

Usage homéopathique : faiblesse générale et musculaire chez la personne très âgée.

Caractérisation des symptômes

Facteurs d'aggravation : le froid ; couché à gauche.

Facteurs d'amélioration : le temps chaud.

Latéralité : droite.

Kalium iodatum

Nom commun : iodure de potassium

Description : C'est un sel résultant de l'action d'un acide contenant de l'iode sur de la potasse.

Usage homéopathique : atteintes des os, du périoste, des muqueuses et des glandes.

Caractérisation des symptômes

Facteurs d'aggravation : la nuit, de 2 à 5 h ; les changements de temps ; la station en bord de mer.

Facteurs d'amélioration : le mouvement ; le plein air.

Kalium muriaticum

Nom commun : chlorure de potassium

Description : C'est un sel résultant de l'action de l'acide chlorhydrique sur de la potasse.

Usage homéopathique : irritations des muqueuses rhino-pharyngées.

Caractérisation des symptômes

Facteurs d'aggravation : les aliments gras ; les pâtisseries.

Facteurs d'amélioration : les boissons froides.

Kalium phosphoricum

Nom commun : phosphate dipotassique

Description : C'est un sel résultant de l'action de l'acide phosphorique sur de la potasse.

Usage homéopathique : épuisements nerveux après surmenage ou convalescence.

Caractérisation des symptômes

Facteurs d'aggravation : toutes les excitations nerveuses ; les rapports sexuels.

Facteurs d'amélioration : la chaleur ; l'exercice modéré.

Kalmia latifolia

Nom commun : kalmia à feuilles larges

Autre nom : laurier des montagnes

Famille : Éricacées

Habitat : Canada, Amérique, Europe, dans les lieux humides et ombragés

Description : C'est un arbuste persistant, très rustique, à croissance lente, qui peut atteindre 3 mètres de haut et 4 mètres de large. La floraison rose est spectaculaire.

Usage homéopathique : névralgies et palpitations.

Caractérisation des symptômes

Facteurs d'aggravation : le jour ; le mouvement ; penché en avant.

Facteurs d'amélioration : couché sur le dos ; le repos.

Kreosotum

Nom commun : créosote de hêtre

Description : C'est le produit résultant de la distillation du goudron de hêtre.

Usage homéopathique : atteintes des muqueuses avec tendance hémorragique.

Caractérisation des symptômes

Facteurs d'aggravation : le froid ; le repos ; les rapports sexuels.

Facteurs d'amélioration : la chaleur ; le mouvement.

Latéralité : gauche.

Lac caninum

Nom commun : lac caninum

Description : lait de chienne.

Usage homéopathique : maux de tête et autres syndromes de latéralité alternante ; troubles passant habituellement de gauche à droite et inversement ; douleurs des seins avant les règles.

Caractérisation des symptômes

Facteurs d'amélioration : le plein air.

Périodicité : 1 jour sur 2, le matin d'un jour et le soir du jour suivant.

Lachesis mutus

Nom commun : lachesis muet

Autre nom : *Lachesis trigonocephalus*

Ordre : Crotalinés

Famille : Vipéridés

Description : le lachesis muet, originaire d'Amérique du Sud, est le plus grand serpent venimeux du monde. C'est son venin qui est utilisé en homéopathie.

Usage homéopathique : excitations psychosensorielles chez une personne de tendance dépressive et souffrant de troubles de la coagulation sanguine ; angines du côté gauche.

Caractérisation des symptômes

Facteurs d'aggravation : la chaleur ; la constriction ; le matin ; avant les règles.

Facteurs d'amélioration : le plein air ; pendant les règles ; après les règles.

Latéralité : gauche.

Lachnantes tinctoria

Nom commun : racine rouge (*red-root*)

Famille : Haemodoracées

Description : On utilise la plante entière.

Usage homéopathique : troubles circulatoires et vasomoteurs associés à une logorrhée extrême (personne parlant abondamment et très rapidement).

Latrodectus mactans

Nom commun : veuve noire

Autre nom : *Latrodectus formidabilis*

Famille : Théridiidaès

Classe : Aranéidés

Habitat : régions chaudes, Amérique du Sud

Description : C'est une araignée venimeuse, dont la piqûre peut être mortelle. Pour l'usage médicinal, on utilise l'animal entier.

Usage homéopathique : douleurs ressenties dans le thorax, en avant du cœur, à gauche, très angoissantes, de type angine de poitrine.

<u>Caractérisation des symptômes</u>

Facteurs d'aggravation : le mouvement.

Ledum palustre

Nom commun : lédon des marais

Autre nom : romarin sauvage

Famille : Éricacées

Habitat : Nord de l'Europe, régions humides

Description : C'est un arbrisseau toujours vert aux feuilles rigides et linéaires, aux fleurs labiées bleutées. On utilise la plante entière pour l'usage médicinal.

Usage homéopathique : rhumatismes aigus et chroniques, plus particulièrement des pieds ; suites de petits traumatismes.

<u>Caractérisation des symptômes</u>

Facteurs d'amélioration : le froid.

Facteurs d'amélioration : la chaleur ; la nuit.

Lilium tigrum

Nom commun : lis tigré

Famille : Liliacées

Habitat : Europe et régions tempérées

Description : C'est une plante vivace, bulbeuse, à la tige droite d'environ 60 centimètres de haut, qui porte des feuilles alternes lancéolées, aiguës. Les fleurs sont grandes, orangées, tachées de brun (aspect tigré). Le fruit est une capsule contenant des graines.

Usage homéopathique : syndromes dépressifs en rapport avec des troubles des organes génitaux de type relâchement et descente d'organes.

<u>Caractérisation des symptômes</u>

Facteurs d'amélioration : la chaleur ; en fin d'après-midi.

Facteurs d'aggravation : l'air frais ; couché sur le côté gauche.

Latéralité : gauche.

Autres utilisations : Le bulbe de lis tigré, cuit dans de l'eau ou du lait, est utilisé en cataplasmes anti-inflammatoires. Les pétales, macérés dans de l'alcool, sont utilisés comme cicatrisant en cas de coupure.

Luesinum

Nom commun : luesinum

Description : pus syphilitique.

Usage homéopathique : traitement de fond des terrains dits « luétiques », avec une action en particulier sur les os, les muqueuses et le système nerveux.

Caractérisation des symptômes

Facteurs d'aggravation : la nuit ; entre 3 h du matin et 3 h de l'après-midi ; l'humidité ; le café ; les repas.

Facteurs d'amélioration : les fenêtres ouvertes.

Latéralité : gauche.

Lycopodium clavatum

Nom commun : pied-de-loup

Autres noms : mousse terrestre, lycopode officinal

Famille : Lycopodiacées

Habitat : Europe, Asie, Amérique

Description : C'est une petite plante rampante se reproduisant par des spores sexuées. Pour l'usage médicinal, on utilise les épis sporangifères et les spores.

Usage homéopathique : troubles hépatiques et digestifs avec ballonnements intestinaux, irritabilité ; tendance aux calculs de la vésicule biliaire.

Caractérisation des symptômes

Facteurs d'aggravation : tout ce qui concerne le côté droit ; le matin au réveil.

Facteurs d'amélioration : le plein air ; après la nuit ; en mangeant ou en buvant chaud.

Latéralité : droite.

Autres utilisations : En phytothérapie, la poudre de spores sert à assécher les plaies et les gerçures. On peut la prendre par voie orale, telle quelle, à raison de 3 à 9 grammes par jour en cas d'affection du foie et des voies urinaires. Par ailleurs, elle est utilisée par les artificiers pour ses qualités de combustion.

Lycopus virginicus

Nom commun : lycope de Virginie

Autres noms : patte de loup, chanvre d'Orient, marrube d'eau

Famille : Labiées

Habitat : Amérique

Description : Très proche de *Lycopus europeanus*, commune en Europe et en Asie dans les zones marécageuses, c'est une plante pérenne à tige dressée, aux feuilles dentelées. À leur aisselle, on trouve de petites fleurs violacées. Le fruit est un tétrakène. On récolte pour l'usage médical les sommités fleuries que l'on fait sécher.

Usage homéopathique : éréthisme (hyperexcitabilité) cardio-vasculaire ; douleurs ressenties dans le thorax, en avant du cœur.

Caractérisation des symptômes

Facteurs d'aggravation : le matin ; par le mouvement ; en montant un escalier.

Autres utilisations : Au Moyen Âge, on utilisait cette plante en infusion pour soigner les fièvres ; on l'a ensuite utilisée pour traiter les troubles de la glande thyroïde. Actuellement, elle entre la composition de médicaments contre les angoisses, les palpitations et les crampes.

Magnesia carbonica

Nom commun : carbonate de magnésie

Description : C'est le sel résultant de l'action de l'acide carbonique sur du magnésium.

Usage homéopathique : exacerbation de la sensibilité pychosensorielle ; diarrhée acide, verdâtre et écumeuse comme du frai de grenouille.

Caractérisation des symptômes

Facteurs d'aggravation : le repos ; le bruit.

Facteurs d'amélioration : le mouvement ; l'air chaud.

Magnesia muriatica

Nom commun : chlorure de magnésie

Description : C'est un sel présent dans l'eau de mer et dans certaines eaux minérales.

Usage homéopathique : anxiété avec migraines périodiques ; insuffisance hépatique avec constipation.

Caractérisation des symptômes

Facteurs d'aggravation : le repos ; couché à droite ou à gauche.

Facteurs d'amélioration : le mouvement.

Magnesia phosphorica

Nom commun : phosphate de magnésie

Description : C'est un sel obtenu par réaction chimique à partir d'acide phosphorique.

Usage homéopathique : spasmes et crampes d'apparition et de disparition brutales.

Caractérisation des symptômes

Facteurs d'aggravation : le froid sous toutes ses formes ; le toucher ; le mouvement.

Facteurs d'amélioration : la chaleur ; penché en avant ; plié en deux.

Latéralité : droite.

Manganum aceticum

Nom commun : acétate de manganèse

Usage homéopathique : traitement de l'état général au cours de maladies chroniques.

Caractérisation des symptômes

Facteurs d'aggravation : le froid ; l'humidité ; avant l'orage ; les changements de temps.

Facteurs d'amélioration : en étant couché au lit (que le patient refuse obstinément de quitter).

Medorrhinum

Nom commun : medorrhinum

Description : pus blennorragique.

Usage homéopathique : différentes affections chroniques profondes.

Caractérisation des symptômes

Facteurs d'aggravation : le jour et spécialement le matin ; en pensant à ses troubles.

Facteurs d'amélioration : la nuit ; l'humidité ; en mangeant.

Latéralité : gauche

La législation pharmaceutique autorise l'utilisation de ce remède.

Melilotus officinalis

Nom commun : mélilot officinal

Autres noms : trèfle de cheval, couronne royale

Famille : Papilionacées

Habitat : Europe, dans les friches, les ruines, les coteaux, les remblais

Description : C'est une plante herbacée bisannuelle, à tige droite et lisse, portant des feuilles alternes à trois folioles. Les fleurs jaunes sont en épis axillaires et dressés. Ce sont les sommités fleuries que l'on récolte et que l'on fait sécher pour l'usage médicinal. Elles contiennent de la coumarine et des tanins dont l'action fluidifiante sur le sang est connue.

Usage homéopathique : états congestifs aigus de la tête et du cou, par exemple bouffées de chaleur survenant lors de la ménopause.

Caractérisation des symptômes

Facteurs d'aggravation : avant l'orage ; les changements de temps.

Facteurs d'amélioration : les saignements.

Autres utilisations : La phytothérapie l'utilise par voie interne dans le traitement des varices, de la nervosité et des maux de tête congestifs ; par voie externe dans des pastilles fumigènes pour traiter l'asthme ; en bain, onguent, cataplasme, pommade dans le traitement des rhumatismes, de la goutte et des hémorroïdes. On l'utilise aussi en collyre anti-inflammatoire et comme additif parfumé dans l'industrie pharmaceutique et des tabacs.

Menyanthes trifoliata

Nom commun : trèfle d'eau

Autre nom : ményanthe

Familles : Ményanthacées

Habitat : Europe, nord de l'Asie, nord-ouest de l'Inde, Amérique du Nord

Description : C'est une plante aquatique vivace, à la feuille trifoliée, qui porte des grappes de fleurs blanches, aux étamines rouges et violettes. Pour l'usage médicinal, on utilise les feuilles coupées et non arrachées.

Usage homéopathique : violents maux de tête ; névralgies.

Caractérisation des symptômes

Facteurs d'aggravation : la lumière ; le bruit ; le mouvement.

Facteurs d'amélioration : le repos ; la pression forte de la région douloureuse.

Autres utilisations : En allopathie, pour stimuler l'appétit et favoriser la prise de poids

Mercurius biiodatus

Nom commun : iodure de mercure

Autre nom : iodure mercureux

Description : C'est un sel résultant de l'action d'un acide contenant de l'iode sur du mercure.

Usage homéopathique : amygdalites gauches avec ganglions.

Caractérisation des symptômes

Facteurs d'aggravation : le froid ; l'humidité ; au réveil.

Latéralité : gauche.

Mercurius corrosivus

Nom commun : chlorure mercurique

Autre nom : sublimé corrosif

Description : C'est un sel résultant de l'action de l'acide chlorhydrique sur le mercure.

Usage homéopathique : état congestif des muqueuses du pharynx, du rectum, des voies urinaires et génitales avec ulcération et brûlures s'accompagnant d'écoulement visqueux et corrosif.

Caractérisation des symptômes

Facteurs d'aggravation : la nuit.

Facteurs d'amélioration : le mouvement.

Mercurius cyanatus

Nom commun : cyanure de mercure

Description : C'est un sel résultant de l'action de l'acide cyanhydrique sur le mercure.

Usage homéopathique : brûlures et ulcérations des muqueuses digestives et du pharynx.

Caractérisation des symptômes

Facteurs d'aggravation : en mangeant ; en parlant.

Mercurius dulcis

Nom commun : chlorure mercureux

Autre nom : calomel

Description : C'est un sel résultant de l'action de l'acide chlorhydrique sur le mercure.

Usage homéopathique : états inflammatoires du nez, de la gorge et des oreilles (otite) ; état inflammatoire du tube digestif (diarrhée infantile).

Caractérisation des symptômes

Facteurs d'aggravation : la nuit ; le temps froid et humide.

Mercurius protoiodatus

Nom commun : protoiodure de mercure

Description : C'est un sel résultant de l'action d'un acide contenant de l'iode sur le mercure.

Usage homéopathique : amygdalites droites.

Caractérisation des symptômes

Facteurs d'aggravation : la nuit ; la chaleur sous toutes ses formes.

Facteurs d'amélioration : la pression forte.

Mercurius solubilis

Nom commun : mercure soluble de Hahnemann

Description : C'est une préparation de mercure, nitrate mercureux et acide nitrique dilué.

Usage homéopathique : ralentissement intellectuel, confusion mentale associés à une ulcération des muqueuses (irritation suintante des gencives, par exemple) ; diarrhées profuses ; salivation exagérée.

Caractérisation des symptômes

Facteurs d'aggravation : la nuit ; l'humidité ; la chaleur.

Facteurs d'amélioration : le repos.

Mezereum

Nom commun : bois-gentil

Autre nom : bois-joli

Famille : Thyméléacées

Habitat : Europe, Asie, Amérique du Nord

Description : Espèce protégée dans de nombreux pays, c'est un arbuste aux feuilles effilées. Ses fruits sont des baies rouges, semblables à des groseilles. Toute la plante est très toxique. L'écorce est récoltée au printemps pour l'usage médicinal.

Usage homéopathique : syndromes inflammatoires éruptifs violents cutanéo-muqueux de type zona, herpès ou certaines formes d'eczéma.

Caractérisation des symptômes

Facteurs d'aggravation : le temps froid et humide ; la chaleur du lit ; le toucher.

Facteurs d'amélioration : le plein air.

Morbillinum

Nom commun : morbillinum

Description : salive de rougeoleux.

Usage homéopathique : certaines manifestations de la rougeole.

Moschus

Nom commun : musc de chevrotain

Description : Ce sont les sécrétions des glandes sexuelles d'un cervidé, le chevrotain.

Usage homéopathique : excitation sexuelle excessive ; nausées et vomissements après le coït.

Caractérisation des symptômes

Facteurs d'aggravation : le froid ; le mouvement ; l'activité sexuelle.

Facteurs d'amélioration : le plein air.

Murex purpurea

Nom commun : murex

Ordre : Mollusques

Famille : Gastéropodes

Description : C'est un mollusque marin et carnassier de la Méditerranée.

Usage homéopathique : excitation sexuelle féminine avec sensation de pression vers le bas des organes génitaux.

Caractérisation des symptômes

Facteurs d'aggravation : la nuit ; le moindre contact.

Facteurs d'amélioration : la pression forte ; les pertes blanches.

Autres utilisations : La pourpre que l'on extrait du murex était utilisée dans l'Antiquité comme colorant rouge-violet.

Muriaticum acidum

Nom commun : acide chlorhydrique

Description : C'est un gaz incolore, corrosif et fumant.

Usage homéopathique : grave altération de l'état général avec forte fièvre.

Caractérisation des symptômes

Facteurs d'aggravation : le contact ; l'humidité ; les boissons froides.

Facteurs d'amélioration : le mouvement ; la chaleur.

Naja tripudians

Nom commun : cobra

Autres noms : naja, serpent à lunettes

Ordre : Ophidiens

Famille : Colubridés

Description : C'est un serpent venimeux dont le cou a la propriété de se dilater. Son venin seul est utilisé en homéopathie.

Usage homéopathique : insuffisance cardiaque avec précordialgies ; faiblesse extrême ; toux et suffocation.

Caractérisation des symptômes

Facteurs d'aggravation : le moindre contact ; l'humidité.

Facteurs d'amélioration : le mouvement ; la chaleur.

Naphtalinum

Nom commun : naphtaline

Autre nom : naphtalène

Description : C'est un produit résultant de la distillation du goudron.

Usage homéopathique : cataracte, quel que soit son degré d'évolution.

Autres utilisations : La naphtaline, sous forme de boules notamment, a longtemps été utilisée contre les mites.

Natrum carbonicum

Nom commun : carbonate de sodium monohydraté

Description : C'est un sel résultant de l'action de l'acide nitrique sur le carbone.

Usage homéopathique : intolérance à la chaleur et au soleil ; hyperlaxité ligamentaire ; diarrhées profuses.

Caractérisation des symptômes

Facteurs d'aggravation : le travail intellectuel ; la chaleur ; la pleine lune.

Facteurs d'amélioration : le mouvement.

Natrum muriaticum

Nom commun : chlorure de sodium

Description : C'est tout simplement le sel de mer.

Usage homéopathique : amaigrissement considérable, déminéralisation avec grand affaiblissement et état dépressif.

Caractérisation des symptômes

Facteurs d'aggravation : vers 10 ou 11 h le matin ; la chaleur ; tout exercice mental ; la pleine lune.

Facteurs d'amélioration : le plein air ; l'eau froide.

Natrum sulfuricum

Nom commun : sulfate de sodium anhydre

Description : C'est un sel présent dans la nature, dissous dans l'eau de mer et dans certaines eaux minérales.

Usage homéopathique : tendance à la rétention d'eau, aux gonflements des tissus et aux troubles respiratoires (asthme).

Caractérisation des symptômes

Facteurs d'aggravation : l'humidité sous toutes ses formes.

Facteurs d'amélioration : le temps sec et chaud.

Latéralité : gauche.

Nerium oleander

Nom commun : laurier-rose

Autres noms : rosage, laurelle

Famille : Apocynacées

Habitat : Sud de l'Europe, est du Bassin méditerranéen jusqu'à l'ouest de la Chine

Description : C'est un grand arbuste très toxique, aux feuilles lancéolées vert foncé à grisâtre. L'été, il se couvre de grosses fleurs roses, rouges ou blanches. On utilise l'écorce fraîche et les fruits séchés pour l'usage médicinal.

Usage homéopathique : dermatoses avec troubles nerveux.

Caractérisation des symptômes

Facteurs d'aggravation : les excitants ; l'humidité.

Facteurs d'amélioration : le soleil.

Autres utilisations : Les alcaloïdes cardiotonique et diurétique qui en sont extraits servent en médecine.

Nicotiana tabacum

Nom commun : tabac

Autres noms : herbe à Nicot, herbe à la reine, herbe de l'ambassadeur

Famille : Solanacées

Habitat : originaire d'Amérique du Sud ; cultivé dans le monde entier

Description : C'est une plante annuelle, d'aspect très décoratif, à tige dressée d'environ 1 mètre, à très grandes feuilles ovales, nervurées, d'un beau vert franc ; à la floraison, elle se couvre de fleurs roses ou blanches. On attribue à Jean Nicot, ambassadeur de France au Portugal, l'introduction de la plante en Europe.

Usage homéopathique : intoxication tabagique ; prostration avec nausées, vomissements, refroidissement glacé de tout le corps et sueurs froides ; mal des transports.

Caractérisation des symptômes

Facteurs d'aggravation : le moindre mouvement ; en ouvrant les yeux ; en voiture, en bateau.

Facteurs d'amélioration : l'air frais ; en se découvrant.

Autres utilisations : La plante entre dans la fabrication d'insecticides ; réduite en poudre, c'est le tabac à priser, à mâcher, à chiquer ; la feuille roulée est à la base des cigares, en brins, à la base des cigarettes.

Nitricum acidum

Nom commun : acide nitrique

Description : C'est le résultat d'une réaction chimique entre l'azotate et l'acide sulfurique.

Usage homéopathique : inflammation et ulcération des muqueuses avec altérations chronique des tissus, principalement du pharynx et de l'anus, et sensation d'une écharde de bois enfoncée dans la chair.

Caractérisation des symptômes

Facteurs d'aggravation : la nuit ; les changements de temps.

Facteurs d'amélioration : en voiture.

Latéralité : gauche.

Nux moschata

Nom commun : noix muscade

Description : C'est la graine du fruit du muscadier, un arbre exotique, sauvage ou cultivé, de la famille des Myristicacées, et qui se développe surtout en Malaisie, aux Antilles et dans différents pays tropicaux.

Usage homéopathique : troubles nerveux et cutanéo-muqueux accompagnés de flatulences et d'une très forte somnolence.

Caractérisation des symptômes

Facteurs d'aggravation : le froid sous toutes ses formes.

Facteurs d'amélioration : la chaleur.

Autres utilisations : En phytothérapie, par voie interne, la noix muscade est utilisée comme aphrodisiaque et pour soulager les ballonnements. Par voie externe, l'application de beurre de muscade soulage les douleurs rhumatismales. Par ailleurs, la graine est utilisée, râpée, comme condiment. Elle fournit de plus, par pression, le beurre de muscade et une huile aromatique.

Nux vomica

Nom commun : noix vomique

Description : C'est le fruit, extrêmement amer, du vomiquier, un arbrisseau de la famille des Logoniacées, qui pousse en Asie (Inde, Sri Lanka, Indonésie). Il contient des alcaloïdes toxiques : la strychnine, la brucine. Pour l'usage médicinal, on utilise la noix râpée.

Usage homéopathique : affections digestives avec langue chargée et hyperexcitabilité neurosensorielle.

Caractérisation des symptômes

Facteurs d'aggravation : au réveil, après avoir mangé ; les stimulants ; les alcools ; les épices.

Facteurs d'amélioration : le soir ; après une sieste.

Autres utilisations : En phytothérapie, la noix vomique est utilisée par voie externe, en pommade et en teinture, pour traiter les douleurs rhumatismales et, par voie interne, comme excitant des centres nerveux en cas d'asthénie et d'atonie.

Opium

Nom commun : suc du pavot somnifère

Description : C'est le latex blanc, qui sourd à la fracture de la tige du pavot somnifère (*Papaver somniferum*), une plante de la famille des Papavéracées. Cette herbacée annuelle, cultivée industriellement dans le Sud-Est asiatique, est totalement toxique à l'exception des graines mûres.

Usage homéopathique : troubles s'accompagnant d'une tendance comateuse ; constipation chronique ; troubles dus à des frayeurs.

Caractérisation des symptômes

Facteurs d'aggravation : le sommeil ; la chaleur ; les stimulants.

Facteurs d'amélioration : le froid.

Autres utilisations : En pharmacie, on emploie le latex séché (opium) qui contient de nombreux alcaloïdes dont la morphine (calmant la douleur), la codéine (calmant la toux) et la papavérine (calmant les spasmes). L'opium et toutes les préparations qui en sont extraites sont des stupéfiants ; leur usage est strictement réglementé.

Paeonia

Nom commun : pivoine

Autres noms : rose de Notre-Dame, herbe Sainte-Rose, herbe chaste

Famille : Renonculacées

Habitat : Bassin méditerranéen, sud de l'Europe, dans les jardins d'ornement

Description : C'est une plante vivace à racines tubéreuses, à tige dressée, d'environ 60 centimètres de haut, aux feuilles divisées. À la floraison, elle donne de grandes fleurs blanches, roses ou rouges, très parfumées. Le fruit est une capsule contenant des graines noires. On récolte les racines et les pétales des fleurs rouges pour l'usage médicinal.

Usage homéopathique : hémorroïdes et toutes affections douloureuses de l'anus.

Caractérisation des symptômes

Facteurs d'aggravation : le mouvement ; la pression ; la chaleur.

Autres utilisations : Dans l'Antiquité, la pivoine était utilisée contre l'épilepsie et pour faciliter les accouchements. Les pétales sont utilisés pour leur parfum dans des infusions complexes et des sirops. En phytothérapie, la racine est utilisée comme anti-spasmodique et calmant. Elle entre dans diverses préparations pour traiter les douleurs anales et intestinales. Elle est abortive et peut être dangereuse.

Pareira brava

Nom commun : chondrodendron

Famille : Ménispermacées

Habitat : Brésil et Pérou

Description : C'est une plante grimpante, à longues feuilles, qui fleurit en longues grappes de fleurs roses. Puissamment toxique, elle contient des alcaloïdes, dont le curare, qui paralyse les muscles. Pour l'usage médicinal, on utilise la racine séchée.

Usage homéopathique : cystites et urétrites aiguës ; lithiases rénales ; coliques néphrétiques.

Autres utilisations : La plante est utilisée dans certains médicaments pour sa propriété de relaxant musculaire.

Paris quadrifolia

Nom commun : parisette

Autres noms : herbe à Paris, raisin-de-renard, étrangle-loup

Famille : Liliacées

Habitat : Europe

Description : C'est une petite plante des sous-bois, dont la tige nue se termine par quatre feuilles au milieu desquelles une fleur unique verdâtre fait place, après la floraison, à une baie bleuâtre. Toute la plante est vénéneuse. Pour l'usage médicinal, on utilise la plante entière.

Usage homéopathique : logorrhée incohérente accompagnée d'une sensation de tiraillement des yeux vers l'arrière.

Caractérisation des symptômes

Facteurs d'aggravation : le soir ; le mouvement.

Facteurs d'amélioration : le repos.

Latéralité : gauche.

Autres utilisations : La parisette était jadis employée comme purgatif, vomitif et contre la folie.

Passiflora incarnata

Nom commun : passiflore

Autres noms : fleur de la Passion, grenadille

Famille : Passifloracées

Habitat : Europe, Amérique du Sud

Description : C'est une plante grimpante volubile pouvant atteindre 10 mètres, qui s'accroche avec ses vrilles, aux feuilles trilobées. Les grandes fleurs blanc rosé cèdent la place à des fruits comestibles jaune orangé, gros comme une pomme. La forme des organes sexuels de la plante évoque les instruments de la Passion, d'où son nom. On utilise la plante entière pour l'usage médicinal.

Usage homéopathique : insomnie et nervosité.

Autres utilisations : La phytothérapie utilise les fleurs en infusion, en gélules, en comprimés ou en teinture pour un meilleur sommeil ou contre la nervosité.

Pertussinum

Nom commun : pertussinum

Description : Le remède homéopathique est préparé à partir d'une souche du bacille de Bordet-Gengou, responsable de la coqueluche.

Usage homéopathique : troubles associés à la coqueluche, en particulier toux.

Petroleum

Nom commun : pétrole

Description : C'est une huile minérale naturelle.

Usage homéopathique : engelures ; mal des transports.

Caractérisation des symptômes

Facteurs d'aggravation : les changements atmosphériques ; l'orage ; en voiture.

Facteurs d'amélioration : le repos.

Autres utilisations : Le pétrole est utilisé comme source d'énergie.

Phellandrium aquaticum

Nom commun : fenouil d'eau

Autres noms : *Cicuta virosa*, cicutaire vénéneuse, ciguë aquatique, ciguë vireuse, persil des marais et des ruisseaux

Famille : Ombellifères

Habitat : Europe, au bord des étangs et des marais tourbeux

Description : C'est une plante dotée d'une tige élevée, épaisse et creuse, cannelée, bulbeuse à la base, cloisonnée à l'intérieur. Les feuilles sont divisées, et les fleurs blanches sont en ombelles composées. Le fruit est un diakène. La plante est violemment toxique. On récolte la racine que l'on fait sécher pour l'usage médicinal.

Usage homéopathique : inflammations chroniques des muqueuses respiratoires et digestives.

Caractérisation des symptômes

Facteurs d'aggravation : le moindre toucher ; la fumée du tabac.

Facteurs d'amélioration : en mangeant.

Autres utilisations : L'usage antispasmodique et calmant de cette plante hautement toxique doit s'effectuer sous contrôle médical strict. Par voie externe, elle est utilisée dans des préparations anti-inflammatoires.

Phosphoricum acidum

Nom commun : acide phosphorique

Description : C'est un composé du phosphore.

Usage homéopathique : altérations de l'activité cérébrale (mémoire, concentration) suite à des excès sexuels ou à un grand chagrin.

Caractérisation des symptômes

Facteurs d'aggravation : les excès sexuels ; l'exercice.

Facteurs d'amélioration : la chaleur ; un court sommeil.

Phosphorus

Nom commun : phosphore blanc

Description : C'est un métalloïde présent dans la nature et les tissus organiques, connu pour ses propriétés phosphorescentes.

Usage homéopathique : troubles hépatiques, rénaux, neurologiques et psychiques de manifestation brutale, accompagnés de prostration avec irritabilité.

Caractérisation des symptômes

Facteurs d'aggravation : le soir avant minuit ; pendant l'orage ; les changements de temps.

Facteurs d'amélioration : les aliments froids ; le sommeil.

Physostigma

Nom commun : fève de Calabar

Autres noms : *Physostigma venenoseum*, ésère

Famille : Papilionacées

Habitat : Inde

Description : C'est une plante herbacée exotique, volubile, dont les graines renferment un alcaloïde vénéneux. Pour l'usage médicinal, on utilise les graines réduites en poudre.

Usage homéopathique : affections neurosensorielles d'origine centrale avec des troubles sensitivo-moteurs et/ou de la vue.

Caractérisation des symptômes

Facteurs d'aggravation : la nuit ; l'eau froide (dont le patient a horreur).

Facteurs d'amélioration : couché sur le côté droit, yeux fermés.

Autres utilisations : De la plante est extrait, pour l'industrie pharmaceutique, l'ésérine, un alcaloïde dont l'action renforce celle du système nerveux parasympathique. On l'utilise contre certaines douleurs d'estomac.

Phytolacca decandra

Nom commun : raisin d'Amérique

Autres noms : morelle en grappe, baies pigeon, racine cancer, morelle rouge, morelle noire américaine, mauvaise herbe rouge

Famille : Chénopodiacées

Habitat : Amérique du Nord, Afrique du Nord, Chine, Europe du Sud, Açores, Îles Sandwich

Description : C'est une grande plante herbacée vivace d'environ 3 mètres de haut, dont les fleurs verdâtres donnent naissance à des baies violettes.

Usage homéopathique : irritations douloureuses des muqueuses du pharynx, des glandes mammaires et des ganglions.

Caractérisation des symptômes

Facteurs d'aggravation : le temps froid et humide ; la pluie.

Facteurs d'amélioration : le temps sec et chaud.

Autres utilisations : La plante est cultivée pour sa racine purgative. Ses fruits sont utilisés comme colorant.

Pilocarpus jaborandi

Nom commun : jaborandi

Famille : Rutacées

Habitat : Brésil, Paraguay

Description : C'est un arbuste tropical de 1,5 à 3 mètres de haut. Des feuilles lancéolées, on extrait un alcaloïde puissant, la pilocarpine, aux vertus antagonistes de celles de l'atropine (extrait de la belladone) et qui a la propriété d'augmenter les sécrétions, de ralentir le cœur et de resserrer la pupille.

Usage homéopathique : douleurs spasmodiques des voies digestives.

Platina

Nom commun : platine

Description : C'est un métal précieux, de couleur blanc grisâtre.

Usage homéopathique : hyperexcitation neurosensorielle et génitale.

Caractérisation des symptômes

Facteurs d'aggravation : le toucher ; la pression.

Facteurs d'amélioration : la marche.

Plumbum metallicum

Nom commun : plomb

Description : C'est un métal mou, de couleur gris bleuâtre.

Usage homéopathique : cachexie avec extrême faiblesse physique et mentale, paralysie progressive, parésie (engourdissement, diminution de la force musculaire) et constipation.

Caractérisation des symptômes

Facteurs d'aggravation : le mouvement.

Facteurs d'amélioration : la pression forte.

Podophyllum peltatum

Nom commun : podophyllum

Famille : Berbéridacées

Habitat : nord-est de l'Amérique du Nord, Himalaya (*Podophyllum hexandrum*) ; cultivé en Europe

Description : C'est une plante vivace d'environ 40 centimètres de haut, dont la tige se termine par deux larges feuilles opposées, palmatilobées, à fleurs blanches et à petits fruits jaune-vert. On réserve à l'usage médicinal le rhizome que l'on fait sécher.

Usage homéopathique : diarrhées en jet, épuisantes, accompagnant des troubles digestifs et hépatiques.

Caractérisation des symptômes

Facteurs d'aggravation : de 2 à 4 h du matin ; la chaleur.

Facteurs d'amélioration : couché avec une bouillotte sur le ventre.

Autres utilisations : Traditionnellement, les Indiens l'employaient comme vomitif, purgatif et vermifuge. Aujourd'hui, le podophyllum est utilisé en cataplasme, lotion ou onguent contre les verrues. Son usage est à l'étude pour lutter contre le cancer.

Pollens

Noms commun : pollens

Description : Le remède homéopathique est fabriqué à partir d'un mélange de différents pollens de fleurs, d'arbres et de graminées.

Usage homéopathique : asthme ; eczéma ; urticaire ; toutes sortes de manifestations allergiques aux pollens.

Pulsatilla

Nom commun : anémone pulsatille

Autres noms : coquelourde, coquerelle, herbe du vent

Famille : Renonculacées

Habitat : Europe, sauf régions méditerranéennes, dans les prairies sèches

Description : C'est une petite plante vivace entièrement poilue qui fleurit au printemps avec des grandes fleurs rouge-violet. Ses feuilles sont très découpées. La plante fraîche est caustique, irritante et rubéfiante (fait rougir la peau). Les parties aériennes sont seules utilisées ; on les récolte au printemps.

Usage homéopathique : variabilité extrême des symptômes avec hypersécrétion des muqueuses et congestion veineuse ; varices ; pertes blanches.

Caractérisation des symptômes

Facteurs d'aggravation : le repos ; la chaleur ; le temps orageux.

Facteurs d'amélioration : le mouvement ; le plein air ; les applications froides.

Autres utilisations : Traditionnellement, la plante servait dans le traitement de l'hyperexcitabilité nerveuse, des névralgies, de la toux spasmodique, des douleurs génitales. Actuellement on l'utilise en cataplasme sur des régions douloureuses (s'il n'y a pas d'écorchure). Son usage par voie interne dans le traitement des troubles génitaux doit être effectué sous contrôle médical.

Pyrogenium

Nom commun : pyrogénium

Description : C'est un mélange de bactéries. Le remède homéopathique est fabriqué à partir de viande de bœuf avariée.

Usage homéopathique : états septicémiques ou rechutes de maladies infectieuses (en accompagnement d'un traitement allopathique) ; abcès.

Caractérisation des symptômes

Facteurs d'aggravation : le mouvement.

Facteurs d'amélioration : la chaleur ; la pression.

La législation pharmaceutique autorise actuellement son utilisation.

Ranunculus bulbosus

Nom commun : renoncule bulbeuse

Autre nom : grenouillette

Famille : Renonculacées

Habitat : Asie Mineure, Afrique du Nord, Europe, Amérique du Nord, dans les bois, les prairies et les haies

Description : C'est une plante herbacée pérenne aux feuilles rondes, brillantes, aux longs pétioles. Les fleurs d'un jaune éclatant sont portées par de longs pédoncules et donnent des fruits akènes. Pour l'usage médicinal, on récolte les sommités fleuries que l'on fait sécher.

Usage homéopathique : douleurs névralgiques aiguës ou résiduelles.

Caractérisation des symptômes

Facteurs d'aggravation : le temps humide et orageux ; le mouvement.

Facteurs d'amélioration : la position assise.

Autres utilisations : La renoncule bulbeuse était déjà utilisée dans l'Antiquité dans le traitement des hémorroïdes et des affections cutanées. Actuellement, on l'emploie encore, en phytothérapie, contre les hémorroïdes, en onguent ou en suppositoire. Elle ne doit pas être utilisée par voie orale.

Raphanus sativus niger

Nom commun : radis noir

Famille : Crucifères

Habitat : Europe, Japon, Chine, dans les jardins

Description : C'est une plante annuelle d'environ 1 mètre de haut, possédant une racine pivotante bulbeuse et des feuilles composées.

Les fleurs, blanches ou rosées, sont groupées au sommet des tiges. On utilise la racine pour l'usage médicinal.

Usage homéopathique : troubles digestifs et nerveux ; nymphomanie.

Caractérisation des symptômes

Facteurs d'aggravation : la consommation de lait.

Autres utilisations : Le jus de radis noir est cholagogue (il facilite l'élimination de la bile) ; on l'utilise dans le traitement des troubles hépatiques. C'est par ailleurs l'un des plus anciens légumes consommés, puisqu'il était déjà connu dans l'Antiquité. La racine est utilisée en cuisine comme condiment, râpée ou coupée en tranches.

Ratanhia

Nom commun : kramerie

Autre nom : Krameria triandra

Famille : Polygalacées

Habitat : Pérou, Équateur, Bolivie, sur les versants occidentaux de la cordillère des Andes

Description : C'est un arbuste touffu d'environ 1 mètre de haut, à racines profondes, avec des grandes feuilles persistantes rouges. Seule la racine sert à l'usage médicinal.

Usage homéopathique : douleur hémorroïdaire aiguë, constrictive du rectum.

Caractérisation des symptômes

Facteurs d'aggravation : la consommation d'excitants, d'épices.

Facteurs d'amélioration : le froid ; le repos.

Autres utilisations : Traditionnellement, la racine était utilisée par les Indiens pour son action protectrice sur les dents. C'est aujourd'hui un remède des troubles gastro-intestinaux et des affections bucco-dentaires. En pommade ou en suppositoire, elle est utilisée dans le traitement des hémorroïdes.

Rhododendron chrysanthum

Nom commun : rhododendron jaune

Famille : Éricacées

Habitat : Amérique du Nord, dans les jardins d'ornement, Pyrénées

Description : C'est une plante pérenne pouvant dépasser 3 mètres de haut. Les feuilles sont lancéolées et groupées au bout des tiges qui se terminent, à la floraison, par des bouquets de fleurs de couleurs variées, du blanc au rouge profond. On utilise les feuilles pour l'usage médicinal.

Usage homéopathique : rhumatismes d'aggravation barométrique.

Caractérisation des symptômes

Facteurs d'aggravation : avant l'orage.

Facteurs d'amélioration : après l'orage.

Rhus toxicodendron

Nom commun : sumac vénéneux

Famille : Anacardiacées

Habitat : Amérique du Nord, en bordure des forêts, friches

Description : C'est un arbuste à feuilles caduques d'environ 2 mètres de haut. Il donne des fleurs vertes et rouges en ombelles auxquelles succèdent des baies rouges. On utilise les feuilles fraîches pour l'usage médicinal.

Usage homéopathique : douleurs et raideurs articulaires ; éruptions de la peau avec des petites vésicules (zona, varicelle ou herpès).

Caractérisation des symptômes

Facteurs d'aggravation : le temps humide et froid.

Facteurs d'amélioration : le temps chaud et sec ; le mouvement continu.

Autres utilisations : La racine et les baies étaient autrefois utilisées contre les rhumatismes, la paralysie et certaines éruptions cutanées.

Ruta graveolens

Nom commun : rue des jardins

Autres noms : rue odorante des jardins, rue fétide

Famille : Rutacées

Habitat : Europe méditerranéenne, dans les zones ensoleillées

Description : C'est une plante pérenne à feuilles alternes, aux inflorescences jaune-vert qui font place à un fruit en capsule contenant des graines noires. On utilise les sommités fleuries jeunes et les feuilles basales que l'on fait sécher.

Usage homéopathique : fortes courbatures à la suite de traumatismes ou d'effort ; fatigue oculaire.

Caractérisation des symptômes

Facteurs d'aggravation : le froid ; l'humidité.

Facteurs d'amélioration : le mouvement ; les applications chaudes.
Autres utilisations : Dans l'Antiquité, la plante était utilisée comme abortif et pour améliorer la vue. Elle contient entre autres la rutine, utilisée dans la fabrication de médicaments visant à améliorer la circulation capillaire et la tension artérielle. L'usage interne ne doit être pratiqué que sur prescription médicale car la plante est vénéneuse.

Sabadilla

Nom commun : cévadille
Famille : Liliacées
Habitat : Amérique centrale
Description : C'est un arbrisseau dont la tige se divise en rameaux terminés par deux bourgeons. Les feuilles, ovales et pointues, sont d'un beau vert. La floraison a lieu au printemps ; les fleurs, en grappes terminales, sont blanches et roses. Le fruit est une capsule ovoïde et pointue. Pour l'usage médicinal, on utilise les capsules et les graines qu'elles contiennent pulvérisées.

Usage homéopathique : atteintes des muqueuses rhino-pharyngées ; importants déséquilibres neurosensoriels.
Caractérisation des symptômes
Facteurs d'aggravation : le froid.
Facteurs d'amélioration : les aliments chauds.
Autres utilisations : Les graines pulvérisées donnent une poudre, la poudre de capucin, employée autrefois pour combattre la vermine dans les cheveux.

Sabal serrulata

Nom commun : palmier de Floride
Famille : Arécacées
Habitat : Amérique du Sud (Caroline du Sud, Texas), sur les dunes sableuses
Description : C'est un petit palmier d'environ 6 mètres de haut, aux feuilles vert-jaune en forme d'éventail et aux fleurs blanches. Ses fruits sont des baies brunes et vertes que l'on récolte en automne et que l'on fait sécher pour l'usage médicinal.

Usage homéopathique : mictions douloureuses et fréquentes avec troubles de la prostate ou des ovaires.

Caractérisation des symptômes

Facteurs d'aggravation : la nuit.

Autres utilisations : Traditionnellement, la plante est utilisée en infusion ou en teinture dans le traitement de la fatigue et dans celui des troubles urinaires d'origine prostatique, ainsi que pour traiter la diminution de l'activité sexuelle.

Sambucus niger

Nom commun : sureau noir

Famille : Caprifoliacées

Habitat : Europe, Asie, Afrique du Nord, dans les bois et les haies

Description : C'est un arbuste dont les branches renferment une moelle blanche, et dont les fleurs blanches et jaunes donnent des grappes de fruits en drupes noires. On récolte l'inflorescence que l'on fait sécher et l'on récupère ensuite les fleurs qui contiennent de la rutine, des huiles essentielles et des tanins.

Usage homéopathique : irritations suffocantes des muqueuses rhinopharyngées.

Caractérisation des symptômes

Facteurs d'aggravation : le repos ; après avoir mangé des fruits.

Facteurs d'amélioration : le mouvement.

Autres utilisations : C'est une des plus anciennes plantes médicinales. Les baies sont utilisées en marmelade, sirop, etc. Les infusions de fleurs sont efficaces contre la toux et les rhumes. Elles sont relaxantes et sudorifères. La plante est diurétique, et on l'utilise dans certaines préparations à usage amaigrissant.

Sanguinaria canadensis

Nom commun : sanguinaire du Canada

Famille : Papavéracées

Habitat : Amérique du Nord, en forêt ; acclimatée comme plante d'agrément en Europe

Description : C'est une plante vivace d'environ 15 centimètres de haut, à feuilles palmées et aux fleurs blanches en coupelle. Ses rhizomes, quand on les coupe, exsudent une sève rouge, d'où son nom. Récoltés en été ou en automne, ils servent à l'usage médicinal.

Usage homéopathique : congestion de la peau et des muqueuses accompagnée de douleurs brûlantes (survenant par exemple lors de bouffées de chaleur, congestion pulmonaire, migraine périodique, rhume des foins...).

Caractérisation des symptômes

Facteurs d'aggravation : le froid ; les aliments sucrés ; couché sur le côté droit.

Facteurs d'amélioration : le sommeil ; les aliments acides ; couché sur le côté gauche.

Latéralité : de la droite vers la gauche.

Autres utilisations : Les Indiens du Canada utilisaient la plante contre la fièvre, les rhumatismes et comme émétique, ainsi que comme plante magique. Actuellement, elle entre dans la composition de médicaments contre les affections des voies respiratoires, pulmonaires et rhino-pharyngées. On l'utilise aussi en gargarisme et onguent antifongique.

Sanicula

Nom commun : sanicle d'Europe

Famille : Ombellifères

Habitat : Europe, Asie dans les bois ombragés au sous-sol calcaire

Description : C'est une plante herbacée pérenne dont le rhizome donne naissance à une rosette de feuilles palmées entourant une tige d'environ 40 centimètres et terminée par une ombelle de fleurs blanc rosé. L'été, on récolte pour l'usage médicinal les parties aériennes que l'on fait sécher et que l'on réduit en poudre.

Usage homéopathique : amaigrissement progressif avec colite, constipation et selles « à ressort » (les selles rentrent et sortent au moment de la défécation).

Caractérisation des symptômes

Facteurs d'aggravation : le mouvement ; en mangeant.

Autres utilisations : La sanicle était autrefois traditionnellement utilisée pour traiter les saignements digestifs et les expectorations sanguinolentes. On l'emploie aujourd'hui par voie orale, comme draineur, en cas d'affection cutanée, et par voie externe (cataplasmes) pour soigner les blessures, engelures et hémorroïdes.

Saponaria officinalis

Nom commun : saponaire officinale

Autres noms : savonnière, herbe à foulon, herbe au savon

Famille : Caryophyllacées

Habitat : Europe, Amérique du Nord, sur les remblais et les friches, au bord des fosses et des rivières

Description : C'est une plante herbacée pérenne dont le rhizome porte une touffe de tiges dressées à feuilles lancéolées, étroites et rêches, d'environ 1 mètre de haut, se terminant par un bouquet de fleurs roses qui donnent un fruit (capsule contenant des graines). On utilise les racines des plantes ayant moins de 3 ans, et les sommités fleuries.

Usage homéopathique : affections cutanées sèches de type eczéma.

Autres utilisations : La saponaire est un puissant expectorant, utilisé pour cette propriété en décoction contre la toux, la bronchite et l'asthme, mais aussi contre les affections de la peau, l'eczéma en particulier ; elle entre dans la préparation de nombreux remèdes expectorants. Elle ne doit être utilisée que sur prescription médicale. Les feuilles et racines bouillies servaient à nettoyer les linges et les dentelles. La racine est utilisée dans l'industrie pour la fabrication des poudres à laver.

Scilla maritima

Nom commun : scille maritime

Autre nom : oignon marin

Famille : Liliacées

Habitat : sud de l'Espagne, Îles Canaries, Afrique du Sud, rives de la Méditerranée et de Bretagne

Description : C'est une plante herbacée à larges feuilles basales, ovales, possédant un rhizome souterrain d'environ 30 centimètres de haut. Les tiges se terminent par un bouquet fleuri rose et bleu. On récolte pour l'usage médicinal les feuilles et les sommités que l'on fait sécher.

Usage homéopathique : catarrhes rhino-pharyngés avec toux violente.

Caractérisation des symptômes

Facteurs d'aggravation : le mouvement.

Facteurs d'amélioration : le repos.

Autres utilisations : Traditionnellement les feuilles de cette plante étaient employées pour soigner les maladies pulmonaires et en particulier la tuberculose. On utilise aujourd'hui la plante en infusion et en décoction, par voie interne, contre les bronchites, la toux et l'encombrement pulmonaire et, par voie externe, comme désinfectant et anti-inflammatoire.

Secale cornutum

Nom commun : ergot du seigle

Autre nom : blé cornu

Habitat : Europe et régions tempérées

Description : C'est une maladie due à un champignon parasite (*Claviceps purpura*), de la classe des Pyrénomycètes, d'une extrême toxicité ; ce poison violent, surnommé mal des ardents ou encore feu de Saint-Antoine, a fait de nombreuses victimes au Moyen Âge.

Usage homéopathique : troubles de la coagulation sanguine accompagnés d'une sensation de froid glacé.

Caractérisation des symptômes

Facteurs d'aggravation : la chaleur.

Facteurs d'amélioration : le froid.

Autres utilisations : L'ergot de seigle sert à la fabrication d'un grand nombre de médicaments car il contient des substances actives agissant sur les muscles lisses qu'il fait contracter, d'où son usage en gynécologie, cardiologie et neurologie.

Selenium

Nom commun : sélénium

Description : C'est un métalloïde analogue au soufre.

Usage homéopathique : asthénie physique, psychique et sexuelle consécutive à un effort prolongé, une maladie grave...

Caractérisation des symptômes

Facteurs d'aggravation : les excès ; les excitants.

Facteurs d'amélioration : le grand air.

Senecio aureus

Nom commun : séneçon

Autre nom : herbe aux oiseaux

Famille : Composées

Habitat : Amérique du Nord, dans les marécages et les régions humides

Description : C'est une plante à tige dressée d'environ 1 mètre de haut, aux feuilles lancéolées. Ses fleurs jaunes ressemblent à des marguerites. On utilise la plante entière.

Usage homéopathique : aménorrhées avec hémorragies vicariantes (saignements qui remplacent les règles, par exemple hémorragies nasales).

Caractérisation des symptômes

Facteurs d'aggravation : la nuit.

Facteurs d'amélioration : la réapparition des règles.

Autres utilisations : Cette plante était traditionnellement utilisée par les Indiens d'Amérique pour traiter les affections gynécologiques, les douleurs de l'accouchement, ainsi qu'à la période de la préménopause pour faire revenir les règles. Actuellement, elle n'est utilisée, sur prescription médicale, qu'en usage externe (douche vaginale) pour traiter les pertes blanches. Elle est toxique par voie interne.

Senega vulgaris

Nom commun : polygale

Autre nom : herbe au lait

Famille : Polygalacées

Habitat : Amérique du Nord (Virginie), sur les terrains secs et pierreux

Description : C'est une plante vivace aux rhizomes ramifiés. La tige d'environ 40 centimètres de haut porte quelques feuilles lancéolées et se termine par une grappe de fleurs bleues qui donnent comme fruit une capsule. On récolte au printemps les sommités fleuries et à l'automne les rhizomes.

Usage homéopathique : bronchites chroniques asthmatiformes avec hypersécrétion.

Caractérisation des symptômes

Facteurs d'aggravation : le froid ; le repos ; dans une chambre chaude.

Facteurs d'amélioration : le mouvement.

Autres utilisations : En phytothérapie, la plante est utilisée comme expectorant dans l'asthme, la bronchite chronique et la coqueluche. On l'emploie aussi en décoction pour les troubles digestifs. Elle est recommandée pour favoriser l'allaitement.

Senna alexandrina

Nom commun : séné d'Alexandrie

Autre nom : séné de l'Inde

Famille : Légumineuses

Habitat : Haute-Égypte, Nubie ; cultivée sur l'ensemble du continent africain

Description : C'est un arbrisseau d'environ 1 mètre de haut, à tige dressée, dont les feuilles, petites, sont divisées en folioles lancéolées. Les fleurs jaunes en grappe donnent des fruits en gousses qui contiennent des graines. On récolte les feuilles avant ou pendant la floraison, et les gousses à l'automne.

Usage homéopathique : acétonurie (crise d'acétone chez l'enfant) ; flatulence excessive avec pets et nausées.

Caractérisation des symptômes

Facteurs d'aggravation : la moindre absorption d'aliments.

Autres utilisations : Le séné est traditionnellement utilisé comme laxatif. On l'associe généralement à d'autres plantes pour adoucir son action violente.

Sepia officinalis

Nom commun : encre de seiche

Description : C'est une substance sécrétée par la seiche, un mollusque céphalopode, pour attaquer ou se défendre.

Usage homéopathique : asthénie physique, psychique et des tissus de soutien ; insuffisance hépatique ; syndrome de congestion portale (dilatation de la veine porte, principale veine du foie, responsable de nombreux troubles tels qu'ascite, épanchement liquidien à l'intérieur du ventre ou hémorroïdes sévères).

Caractérisation des symptômes

Facteurs d'aggravation : l'air froid ; le vent d'est ; avant l'orage.

Facteurs d'amélioration : l'exercice ; la chaleur ; en s'étirant.

Autres utilisations : L'encre de seiche entre dans la préparation du colorant sépia, utilisé en peinture.

Silicea

Nom commun : silice

Description : C'est un composé du silicium.

Usage homéopathique : enfants faibles physiquement et psychiquement ; adultes souffrant d'un déséquilibre psychosensoriel ; sensation chronique de froid glacial chez des personnes présentant des transpirations abondantes et/ou des suppurations rebelles.

Caractérisation des symptômes

Facteurs d'aggravation : le froid ; la nouvelle lune.

Facteurs d'amélioration : la chaleur ; l'été.

Solidago virga aurea

Nom commun : verge d'or

Autres noms : herbe des juifs, verge de Jacob

Famille : Composées

Habitat : Europe, Asie, Amérique du Nord

Description : C'est une plante vivace à tiges dures et raides, hautes d'environ 1 mètre. Le feuillage est alterne, avec des feuilles ovales et aiguës, d'un vert vif. La verge d'or fleurit de juillet à octobre ; ses fleurs sont d'un beau jaune d'or. C'est la pointe supérieure des rameaux fleuris qui sert à l'usage médicinal.

Usage homéopathique : insuffisance fonctionnelle hépatorénale légère ; sensibilité douloureuse de la région lombaire.

Caractérisation des symptômes

Facteurs d'aggravation : la pression ; le mouvement ; les repas copieux.

Facteurs d'amélioration : le repos ; la diète ; en urinant abondamment.

Autres utilisations : La verge d'or est un antiseptique urinaire, un diurétique ; elle exerce une action astringente et elle draine le foie. On l'utilise en phytothérapie en décoction légère pour traiter les cystites avec ou sans colibacilles, les affections de la prostate et plus généralement toutes les affections urinaires.

Spigelia anthelmia

Nom commun : spigélie vermifuge

Autre nom : brinvillière

Famille : Loganaciées

Habitat : États-Unis

Description : C'est une plante vivace, aux feuilles lancéolées, qui donne à la floraison des fleurs rouge foncé. On récolte la racine en automne pour l'usage médicinal.

Usage homéopathique : névralgies, en particulier du trijumeau ; éréthisme (hyperexcitabilité) cardiaque.

Caractérisation des symptômes

Facteurs d'aggravation : le mouvement ; le froid humide ; le changement atmosphérique.

Facteurs d'amélioration : couché sur le côté droit, la tête haute.

Autres utilisations : Cette plante était traditionnellement utilisée par les Indiens en association avec le séné et le fenouil pour éliminer les vers intestinaux, notamment le ténia et les ascaris.

Spongia tosta

Nom commun : éponge calcinée

Autre nom : *Dictyoceratida*

Classe : Démospongiaées

Description : C'est un animal marin de l'embranchement des spongiaires.

Usage homéopathique : suffocations angoissantes la nuit.

Caractérisation des symptômes

Facteurs d'aggravation : avant minuit ; dans une chambre chaude ; le vent ou la fumée ; à la pleine lune.

Facteurs d'amélioration : en buvant des boissons chaudes.

Stannum metallicum

Nom commun : étain

Description : C'est un métal blanc très malléable, inaltérable à l'air.

Usage homéopathique : asthénie extrême physique et mentale ; troubles respiratoires pulmonaires avec abondantes expectorations.

Caractérisation des symptômes

Facteurs d'aggravation : en parlant ; en riant ; en chantant ; en descendant les escaliers.

Facteurs d'amélioration : en se taisant ; en toussant.

Staphysagria

Nom commun : staphisaigre

Autres noms : dauphinelle, pied d'alouette, herbe aux poux

Famille : Renonculacées

Habitat : Europe du Sud, régions méditerranéennes, Asie Mineure, Afrique du Nord

Description : C'est une plante annuelle à tiges dressées et ramifiées. Ses fleurs bleues apparaissent en juin-juillet. On la trouve en abondance dans les moissons. On récolte les semences que l'on fait sécher.

Usage homéopathique : excitations psychosensorielles avec jalousie ; hypersensibilité en rapport avec des excès sexuels, en particulier solitaires.

Caractérisation des symptômes

Facteurs d'aggravation : la colère ; l'indignation ; la vexation ; les excès sexuels ; la masturbation.

Facteurs d'amélioration : après avoir mangé ; la chaleur ; le repos.

Autres utilisations : Traditionnellement, la plante servait à faciliter la guérison des plaies et des blessures.

Stellaria media

Nom commun : mouron blanc

Autres noms : stellaire à fleurs blanches, mouron des oiseaux, morgeline

Famille : Caryophyllacées

Habitat : Europe, Asie

Description : C'est une petite plante vivace à feuilles ovales et à fleurs blanches. Pour l'usage médicinal, on utilise les feuilles fraîches.

Usage homéopathique : affections cutanées sèches et prurigineuses avec desquamation furfuracée (à l'aspect de son de blé).

Caractérisation des symptômes

Facteurs d'aggravation : la chaleur du lit.

Facteurs d'amélioration : les bains tièdes.

Autres utilisations : En jus, en cataplasme ou en onguent, le mouron blanc est utilisé pour soigner les irritations de la peau, les eczémas et les démangeaisons cutanées sévères.

Sticta pulmonaria

Nom commun : pulmonaire

Autres noms : coucou bleu, grande pulmonaire, sauge de Jérusalem

Famille : Borraginacées

Habitat : Europe et Caucase, dans les pâturages de montagnes et sous-bois clairs et humides

Description : C'est une plante vivace à tige souterraine et aérienne. La partie aérienne poilue, rigide et dressée porte de longues feuilles ovales couvertes de taches blanches. Elle fleurit d'avril à juillet, donnant de grandes fleurs rouges. La partie active se trouve dans les feuilles, que l'on récolte en juillet-août et que l'on fait sécher pour l'usage médicinal.

Usage homéopathique : irritations des muqueuses ORL.

Caractérisation des symptômes

Facteurs d'aggravation : les brusques changements de température.

Facteurs d'amélioration : après apparition de l'écoulement nasal.

Autres utilisations : Les feuilles séchées sont, en association avec le tussilage, utilisées en tisane, sur prescription médicale, pour traiter les bronchites (fluidifiant bronchique).

Stramonium

Nom commun : stramoine

Autres noms : datura stramoine, pomme du diable, herbe du diable, herbe aux sorciers, pomme épineuse

Famille : Solanacées

Habitat : Amérique, Europe, Asie, Afrique du Nord ; cultivée intensivement pour les besoins de la médecine

Description : C'est une plante vivace dont le gros bulbe blanc ou rouge donne naissance à de grandes feuilles droites lancéolées. Elle fleurit en donnant un épi de fleurs blanches. Le bulbe est arraché à l'automne et mis à sécher pour l'usage médicinal.

Usage homéopathique : agitations psychomotrices importantes avec délires violents, locacité extraordinaire ; fièvre élevée avec absence totale de douleurs.

Caractérisation des symptômes

Facteurs d'aggravation : le mouvement.

Facteurs d'amélioration : le repos.

Autres utilisations : Traditionnellement, les médecines égyptienne et grecque utilisaient le bulbe blanc de la stramoine comme diurétique, vomitif, anti-asthmatique et contre les piqûres de serpent. Au Moyen Âge, on préférait utiliser le bulbe rouge. La plante est puissamment diurétique et tonicardiaque, et favorise aussi l'évacuation des secrétions bronchiques. Elle est dangereuse et ne doit être utilisée que sur prescription médicale.

Sulfur

Nom commun : soufre

Description : C'est un métalloïde de couleur jaune clair.

Usage homéopathique : affections cutanéo-muqueuses chroniques avec asthénie et douleurs brûlantes ; troubles respiratoires avec abondantes expectorations, souvent alternantes ; remède de fond des rhumatismes.

Caractérisation des symptômes

Facteurs d'aggravation : le repos ; la nuit dans la chaleur du lit ; l'eau en se lavant.

Facteurs d'amélioration : le temps sec et chaud ; couché sur le côté droit.

Latéralité : gauche

Sulfur iodatum

Nom commun : iodure de soufre

Description : C'est le résultat d'un mélange de soufre et d'iode.

Usage homéopathique : irritations chroniques de la peau et des muqueuses respiratoires.

Caractérisation des symptômes

Facteurs d'aggravation : le matin ; en montant les escaliers.

Facteurs d'amélioration : en crachant.

Sulfuricum acidum

Nom commun : acide sulfurique

Autre nom : vitriol

Description : Extrêmement corrosif, il est fabriqué à partir de soufre.

Usage homéopathique : épuisement général avec sensation de tremblement intérieur et troubles de la coagulation sanguine.

Caractérisation des symptômes

Facteurs d'aggravation : le froid.

Facteurs d'amélioration : la chaleur.

Autres utilisations : L'acide sulfurique entre dans la fabrication des engrais et de produits chimiques divers.

Symphytum officinale

Nom commun : grande consoude

Autres noms : herbe aux coupures, oreille d'âne, langue-de-vache, herbe à la couture

Famille : Borraginacées

Habitat : Europe du Nord, Sibérie occidentale, Amérique du Sud dans les prairies humides, Asie occidentale

Description : C'est une herbe vivace à racine conique, dont la tige épaisse, haute d'environ 1 mètre, est couverte de poils raides et porte de larges feuilles alternes. À l'aisselle des feuilles supérieures se forment en mai-juin des bouquets de fleurs rose-violet retombantes. On récolte la racine que l'on fait sécher pour l'usage médicinal.

Usage homéopathique : traumatismes des os et du périoste ; asthénie physique et mentale extrême.

Caractérisation des symptômes

Facteurs d'aggravation : le toucher.

Autres utilisations : Traditionnellement, la grande consoude était utilisée pour favoriser la consolidation des fractures. Aujourd'hui, on l'emploie le plus souvent en application externe (cataplasme, macération en compresses). On peut l'utiliser aussi en infusion, en bain de bouche et en gargarisme. Enfin, les racines fraîches, râpées, peuvent être employées en enveloppement sur les articulations douloureuses.

Tarentula hispanica

Nom commun : tarentule d'Espagne

Ordre : Aranéides

Famille : Mygalomorphes

Description : C'est une grosse araignée venimeuse semblable à celles des maisons, mais bien plus grosse et robuste ; c'est son venin qui est utilisé en homéopathie.

Usage homéopathique : extrême agitation s'accompagnant d'anxiété.

Caractérisation des symptômes

Facteurs d'aggravation : le bruit ; la lumière vive.

Facteurs d'amélioration : la musique ; le grand air.

Tellurium

Nom commun : tellure

Description : C'est un corps simple, fragile et lamelleux, d'un blanc bleuâtre.

Usage homéopathique : irritations chroniques des muqueuses ORL avec écoulements fétides (sinusites frontales chroniques, otites chroniques, etc.).

Caractérisation des symptômes

Facteurs d'aggravation : la nuit ; le froid.

Teucrium marum

Nom commun : germandrée maritime

Autres noms : petit chêne, chênette maritime

Famille : Labiées

Habitat : Europe (littoral méditerranéen), Afrique du Nord, Asie occidentale

Description : C'est un arbrisseau au rejet souterrain ligneux donnant naissance à des tiges herbacées, dont les petites feuilles sont découpées comme celles du chêne, luisantes sur le dessus, légèrement velues sur le dessous. Les fleurs sont roses. On récolte les sommités fleuries que l'on fait sécher pour l'usage médicinal.

Usage homéopathique : troubles liés à l'infestation par des vers (le plus souvent oxyures ou ver solitaire).

Autres utilisations : Traditionnellement utilisée comme fébrifuge, tonique et stimulant de l'appétit, cette plante a également été prisée comme du tabac. La phytothérapie l'utilise aujourd'hui en infusion pour améliorer la digestion, stimuler le foie et donner de l'appétit.

Thallium aceticum

Nom commun : acétate de thallium

Description : C'est un sel qui résulte de l'action de l'acide acétique sur le thallium, un métal blanc bleuâtre très malléable.

Usage homéopathique : troubles hormonaux ; troubles du système nerveux.

Theridion

Nom commun : théridion

Autre nom : *Théridion curassavicum*

Ordre : Aranéides

Famille : Théridiidés

Description : C'est une araignée d'Inde (veuve noire de Curaçao) ; c'est son venin qui est utilisé en homéopathie.

Usage homéopathique : hyperexcitabilité neurosensorielle avec intolérance au moindre bruit.

Caractérisation des symptômes

Facteurs d'aggravation : le moindre bruit ; le moindre mouvement ; en voiture ; en bateau.

Facteurs d'amélioration : la chaleur ; le repos.

Thlaspi bursa pastoris

Nom commun : bourse-à-pasteur

Autres noms : boursette, capselle, molette, mille-fleurs

Famille : Cruciféracées

Habitat : Europe, Asie

Description : C'est une plante herbacée dont la rosette à minuscules feuilles donne naissance à de petites tiges feuillues, qui fleurissent en bouquet blanc en juillet-août. Les fleurs donnent des cosses (bourses) renfermant des graines. On utilise la tige et les feuilles.

Usage homéopathique : hyperuricémie (excès d'acide urique dans le sang) chronique.

Caractérisation des symptômes

Facteurs d'amélioration : plié en deux.

Périodicité : 1 mois sur 2.

Autres utilisations : Les parties aériennes séchées étaient traditionnellement utilisées en décoction contre tous les saignements (gynécologique, nez, etc.). La plante a également une action désinfectante et anti-inflammatoire.

Thuya occidentalis

Nom commun : cèdre blanc

Autres noms : thuya d'Occident, thuya du Canada

Famille : Cupressacées

Habitat : nord des États-Unis, dans les terrains humides ; cultivé en Europe

Description : C'est un arbre de haute taille (environ 10 mètres) à feuilles persistantes très petites vert-jaune. Les fleurs, des petits chatons terminaux, apparaissent en mai, puis cèdent la place à des cônes ovoïdes, les fruits. Pour l'usage médicinal, on utilise les jeunes rameaux feuillés.

Usage homéopathique : traitement de fond des terrains d'hyperexcitation neurosensorielle avec dysesthésies (sensations étranges sans rapport avec une cause organique) abdominales et tendance aux proliférations du tissu réticulo-endothélial (polypes, tumeurs...).

Caractérisation des symptômes

Facteurs d'aggravation : la nuit ; le froid humide.

Facteurs d'amélioration : en s'étirant.

Autres utilisations : Traditionnellement les Indiens d'Amérique l'utilisaient pour soigner la fièvre, les maux de tête, la toux et les douleurs rhumatismales. La phytothérapie utilise les feuilles séchées et l'huile essentielle par voie externe ou interne. Le thuya est diurétique, actif sur les inflammations urinaires, et agit contre les verrues et les polypes, en particulier ceux de l'utérus. Il est aussi utilisé comme sudorifère, expectorant, contre l'acide urique et les rhumatismes.

Trillium pendulum

Nom commun : trillie (*american beth root*)

Famille : Liliacées

Habitat : Europe et régions tempérées, dans les sous-bois

Description : De la même famille et même utilisation que *Trillium erectum*, originaire d'Amérique du Nord, c'est une plante vivace à feuilles ondulées d'odeur vireuse, qui porte des fleurs jaunâtres. On récolte les rhizomes pour l'usage médicinal.

Usage homéopathique : ménorragies et métrorragies (hémorragies pendant et en dehors des règles) abondantes de sang rouge vif.

Caractérisation des symptômes

Facteurs d'aggravation : au moindre mouvement ; en se tenant droit.

Facteurs d'amélioration : serré fortement ; penché en avant.

Autres utilisations : Traditionnellement les Indiens d'Amérique l'utilisaient pour faciliter les accouchements et traiter les troubles gynécologiques. Cette plante est fortement déconseillée en cas de grossesse.

Tuberculinum residuum

Nom commun : tuberculine de Koch

Description : Le remède homéopathique est fabriqué à partir de bacille tuberculeux atténué.

Usage homéopathique : traitement de fond des allergies en rapport avec un état tuberculinique.

Caractérisation des symptômes

Facteurs d'aggravation : le moindre exercice ; l'humidité et le froid ; dans une pièce fermée.

Facteurs d'amélioration : le repos ; le grand air frais.

Urtica urens

Nom commun : ortie brûlante

Autres noms : ortie piquante, petite ortie, ortie gringe

Famille : Urticacées

Habitat : Europe, Asie, Afrique, Amérique

Description : C'est une plante herbacée pérenne envahissante qui se plaît dans les décombres, les lieux abandonnés. Elle possède une souche ramifiée qui porte une tige dressée velue aux feuilles ovales dentelées, opposées deux à deux. Les fleurs verdâtres naissent à l'aisselle des feuilles, les fruits sont des akènes. Les poils contiennent de l'acide formique qui, introduit dans l'épiderme, provoque une douleur cuisante et des vésicules. On récolte les sommités et les feuilles que l'on fait sécher pour l'usage médicinal.

Usage homéopathique : rhumatismes goutteux, se reproduisant tous les ans à la même époque.

Caractérisation des symptômes

Facteurs d'aggravation : le froid humide ; la neige ; l'eau.

Autres utilisations : En phytothérapie, toute l'ortie est utilisée comme reminéralisant, dépuratif et diurétique. On l'emploie aussi en infusion dans le traitement des affections des voies urinaires, de l'eczéma, des rhumatismes et des allergies. La plante sert aussi dans l'industrie à la production de chlorophylle.

Ustilago maidis

Nom commun : charbon du maïs

Habitat : Nouveau-Mexique

Description : C'est une maladie du maïs due à un champignon parasite, de la famille des Ustilaginacées.

Usage homéopathique : fibromes saignants.

Caractérisation des symptômes

Facteurs d'aggravation : le mouvement ; le toucher ; la pression.

Facteurs d'amélioration : le repos.

Autres utilisations : Le charbon du maïs est traditionnellement utilisé par les Indiens Zuni du Nouveau-Mexique pour provoquer les accouchements et arrêter les hémorragies génitales.

Vaccinotoxinum

Nom commun : vaccinotoxinum

Description : C'est une toxine vaccinale, par exemple du vaccin antidiphtérique.

Usage homéopathique : troubles supposés secondaires à une vaccination (contre la diphtérie par exemple).

Veratrum album

Nom commun : vératre blanc

Autre nom : ellébore blanc

Famille : Liliacées

Habitat : centre et sud de l'Europe, France (Alpes et Pyrénées), Afrique du Nord, nord de l'Asie

Description : C'est une plante vivace rhizomateuse, à feuilles ovales et linéaires vertes, d'environ 2,5 mètres de haut. Le rhizome arraché en automne est réservé à l'usage médicinal.

Usage homéopathique : malaise généralisé grave (tendance à la syncope) au cours d'une atteinte gastro-intestinale aiguë avec vomissements et diarrhée.

Caractérisation des symptômes

Facteurs d'aggravation : le mouvement ; la marche ; le matin au réveil.

Facteurs d'amélioration : la pression.

Autres utilisations : Traditionnellement, l'ellébore blanc était utilisé pour soigner les bronchites et les douleurs rhumatismales ainsi que pour éliminer les poux. En médecine, le rhizome intervient dans la composition de certains médicaments destinés à traiter la tension artérielle et les troubles du rythme cardiaque. C'est une plante extrêmement toxique, qui n'est utilisée que sous contrôle médical.

Viscum album

Nom commun : gui

Autres noms : gillon, verguet, bois de la Sainte-Croix

Famille : Loranthacées

Habitat : Europe et Asie du Nord

Description : C'est une plante à feuilles persistantes, parasite des pommiers, des peupliers et des poiriers, plus rarement des chênes, qui donne des baies blanches gluantes. On prélève les jeunes branches feuillées en hiver pour l'usage médicinal.

Usage homéopathique : état rhumatismal accompagné de troubles nerveux, cardiaques et circulatoires.

Caractérisation des symptômes

Facteurs d'aggravation : le froid ; le temps orageux ; le mouvement.

Facteurs d'amélioration : la pression.

Autres utilisations : Pour les Gaulois, le gui était un symbole d'éternité ; traditionnellement, il est principalement utilisé comme hypotenseur et antispasmodique. Les feuilles, les branches et les baies sont mises à sécher puis absorbées en infusion ou en macération dans du vin, en décoction ou en cataplasme. L'usage principal actuel est le traitement de la tension artérielle et la régularisation du rythme cardiaque. Des recherches sont en cours pour évaluer les propriétés antimitotiques (empêchant la multiplication des cellules) du gui et sa validité dans le traitement du cancer. La plante est très toxique et ne doit être utilisée que sous contrôle médical.

Zincum metallicum

Nom commun : zinc métallique

Description : C'est un métal dur, de couleur blanc bleuâtre.

Usage homéopathique : syndromes d'épuisement nerveux et de dépression morale accompagnée d'une hyperexcitabilité du système nerveux périphérique, se traduisant par des petits mouvements incontrôlés, des tremblements et des crampes.

Caractérisation des symptômes

Facteurs d'aggravation : le vin ; l'exercice physique ou mental ; les règles.

BIBLIOGRAPHIE

Dictionnaire des plantes qui guérissent, Docteur Gérard Debuigne, éd. Larousse, 1988.

Dictionnaire homéopathique d'urgence, Louis Pommier, éd. Maloine, 1997 (15e édition).

Encyclopédie des plantes médicinales, éd. Larousse, 1997.

Études de matière médicale homéopathique, Docteur J.-A. Lathoud, éd. Martin & Ternet, 1932.

L'Homéopathie, Jean-Jacques Aulas, Éditions médicales Roland Bettex, 1985.

Organon de l'art de guérir, Docteur Samuel Hahnemann, éd. Arnold, 1824.

Pharmacognosie, phytochimie, plantes médicinales, Professeur Jean Bruneton, éd. Lavoisier, 1993 (2e édition).

Plantes médicinales, Jan Volak et Jiri Stodola, éd. Gründ, 1983.

Plantes thérapeutiques, Robert Anton et Martine Bernard, éd. Tec et Doc, 1999.

Précis de matière médicale homéopathique, Docteur Léon Vannier et Docteur Jean Poirier, éd. Doin, 1976 (9e édition).

Secrets de plantes, Michel Pierre et Michel Lis, éd. Proxima, 2000.

Nous tenons à vous rappeler que cet ouvrage, quelles que soient sa qualité et l'attention que nous avons portée à sa réalisation, ne peut en aucun cas se substituer à l'avis d'un médecin. La responsabilité de l'Éditeur ne saurait être engagée par les conséquences qui découleraient de son utilisation, ni, bien sûr, en cas d'interprétation erronée.

Conception et réalisation : GRAPH'M
Avec la collaboration d'Isabelle Deschamps, de Sylvie Gauthier
et de Brigitte Nérou

Suite du premier tirage-05
Imprimé en Chine par Imago
Dépôt légal : mars 2002